KB036732

우리 몸에 좋은 30가지

약용식물
활용법 2

우리 몸에 좋은 30가지

약용식물
활용법 2

글·사진 _ 知山 배종진

다차원
북스

저자 소개

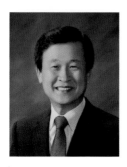

글·사진 知山 배종진 | 약학박사

학력 및 경력

2010. 02 _ 성균관대학교 약학대학원 졸업

2006. 07~2010. 06 _ (재)경기과학기술진흥원 경기의약연구센터 천연물실 수석연구원

2010. 06~2012. 12 _ 성균관대학교 약학대학 생약학연구실 연구교수

2013. 03~현재 _ 우석대학교 약학대학 한약학과 교수

2013. 03~현재 _ 한국보건의료인국가시험원 문항개발 및 한약사 국가시험 출제위원

2014. 08~현재 _ 식품의약품안전처 중앙 약사심의위원회 위원

2014. 01~현재 _ KBS 제1라디오 〈싱싱농수산〉 매주 고정 출연(〈약용식물 활용법〉 강의)

1999. 03~현재 _ 〈지산약초원〉 원장

주요 저서

《우리 몸에 좋은 30가지 약용식물 활용법 1》(다차원북스, 2018)

《누구나 손쉽게 찾아 쓸 수 있는 약초도감》(더불유출판사, 2009)

《건강을 지키는 22가지 토종약초》(H&books, 2007)

《백두대간 약초산행》(H&books, 2006)

《실생활에 유익한 토종약초 활용법》(양지사, 2005)

계간지 〈약초생활〉(총 15권 발행, 2006. 08~2009. 12)

월간지 〈포유〉 〈약용식물 효능과 활용법〉 기고(2006. 07~2008. 12)

격월지 〈양지〉에 〈약용식물 효능과 활용법〉 연재(2014. 04~현재)

주요 논문

〈미국개기장의 식물화학적 성분〉(〈생약학회지〉, 2017)

〈누리장나무 꽃의 배당체 성분〉(〈생약학회지〉, 2016)

〈누리장나무 꽃의 Flavonoid 성분〉(〈생약학회지〉, 2015)

〈노각나무 가지의 Phenol성 성분〉(〈생약학회지〉, 2015)

〈강황 지하부 부산물의 Flavonoid 성분〉(〈생약학회지〉, 2013)

〈별날개골풀의 Phenol성 성분〉(〈생약학회지〉, 2013)

〈Pd-Catalyzed Oxidative Coupling of Arene C-H Bonds with Benzylic Eters as Acyl Equivalents〉(〈The Journal of Chemistry〉, 2014)

〈Antiviral Effect of Flavonol Glycosides Isolated from the Leaf of Zanthoxylum piperitum on Influenza Virus〉(〈Journal of Microbiology〉, 2014)

〈Phytochemical constituents and biological activity of Stewartia pseudocamellia Maxim〉(박사학위논문, 2009)

〈Anti-proliferative effects of estrogen receptor-modulating compounds isolated from rheum palmatum〉(Archives of Pharmacal Research, 2008)

편집위원

곽화선 | 한약사

2011. 02 _ 원광대학교 약학대학원 졸업(한약학박사)

2011. 03~2014. 08 _ 중부대학교 보건대학 한방제약과학과 교수

1996. 06~2018. 01 _ 전북 남원시 〈하인약업사〉 대표

2018. 02~현재 _ 전북 남원시 〈본초한약국〉 대표

이청학 | 한약사

2012. 02 _ 우석대학교 약학대학원 졸업(한약학석사)

2012. 07~현재 _ 경기도 고양시 〈행복가득한 약국〉 운영

이용석 | 한약사

2016. 02 _ 우석대학교 약학대학 한약학과 졸업

2017. 03~현재 _ 경기도 안양시 〈자연담은 약국〉 운영

최봉석 | 한약사

2016. 02 _ 우석대학교 약학대학 한약학과 졸업

2016. 06~현재 _ 전북 전주시 〈구암한방병원〉 재직

단 하나라도 좋은 지식을 얻게 된다면
그것을 최고의 보람으로 생각

약용식물이란 질병의 예방과 치료를 목적으로 사용할 수 있는 식물을 총칭한다. 우리나라에는 80과 243속 4,210여 종의 식물이 있는데 이 중 850여 종이 약용식물로 분류되어 있다. 약용식물은 인간에게 필요한 풍부한 영양소를 함유한 생명력의 원천이다. 혈액을 정화하고 체내 노폐물을 배출하며, 노화를 지연시키고 질병을 치료한다. 신체의 면역력을 강화하고 생리기능을 활성화해 주는 대자연의 큰 선물이라고 말할 수 있다.

우리 눈에 보이지는 않지만 먹고 마시고 호흡하는 가운데 중금속, 농약, 매연 등 환경오염으로 인한 각종 오염물질이 자신도 모르게 체내에 쌓여 암, 백혈병, 고혈압 등 온갖 질병을 일으키는 원인이 되고 있다. 이러한 현실 속에서 우리나라에 자생하는 약용식물이야 말로 최고의 질병치료약이다.

필자는 그동안 우리 선조들이 숱한 경험과 실험 결과를 집대성한 고전문헌, 의학서적을 통해 약용식물을 공부해 오면서 실생활에 접목시키는 방법과 어떻게 하면 일반인이 쉽게 식물을 식별할 수 있는지를 연구해 왔다. 2018년 황금 개띠의 해인 무술년 새해,《우리 몸에 좋은 30가지 약용식물 활용법 1》을 출간한데 이어 2권을 발간하게 되어 정말 기쁘다.

독자의 이해를 돕기 위해 이 책의 구성을 설명하면

첫째, 탈모와 미백 등 피부질환, 폐·신장질환, 항암, 중금속해독 등 현대인의 질병 치료에 도움이 되는 식물 외에 〈천연벌꿀〉과 간질환에 도움이 되는 〈다슬기〉를 포함했다.

둘째, 약용식물의 기원, 분포, 특징, 성분 등에 대한 전반적인 설명과 함께 유사 식물, 독초구별법 등도 상세히 비교함으로써 쉽게 이해할 수 있도록 하였다.

셋째, 약용식물의 약용부위, 채취시기·방법, 질병에 따른 효능과 활용법을 명시하고, 사계절 변화무쌍한 모습의 사진 340여 장을 삽입했다.

넷째, 우리 선조들이 집대성한 고전문헌과 의학서적을 기초로 필자가 체험한 내용 및 실험결과를 바탕으로 실생활에 접목할 수 있도록 알기 쉽게 기술했다.

우리 주변에서 볼 수 있는 풀과 나무는 현대인의 질병을 치료할 수 있는 약재이지만 만병통치약은 아니다. 그 용도와 용법에 맞게 활용하지 못하면 한낱 잡초에 불과하다. 현대의학과 병행하여 약용식물을 활용하면 질병 예방과 치료에 많은 도움이 될 것이다.

필자는 산을 진정으로 사랑하고 좋아하는 산꾼으로 틈만 나면 이 땅 구석구석을 누비고 다녔다. 하나의 약용식물 특성을 정확히 이해하기 위해 수십 번 현장 답사를 하면서 연구해 왔다. 광활한 자연 속에서 배운 것을 실생활에 적용하고 그 기쁨을 이 책을 읽는 모든 분들과 같이 나누고자 한다. 이 책을 통해 단 하나라도 좋은 지식을 얻게 된다면 그것을 최고의 보람으로 생각한다.

이 책은 약용식물을 처음 접하는 초보자, 일반인에서부터 한약학, 한의학, 대체의학 등 한방관련학과 학생이나 교수 등 한약을 전문적으로 공부하는 사람에 이르기까지 많은 도움이 되었으면 하는 바람이다.

끝으로 바쁜 일정 중에서도 시간을 내어 꼼꼼히 원고 교정을 보아준 네 분의 편집위원과 남세희 님, 훌륭한 책을 만들어주겠다는 약속을 지켜준 다차원북스 황인원 사장님, 디자인을 맡아주신 지윤 실장님께도 감사를 드리며, 독자들의 건강 증진에 도움이 되기를 기원한다.

2018년 2월초
연구실에서 知山

차례

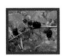

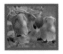

자연이 준 최고의 영약

천연벌꿀 蜂蜜

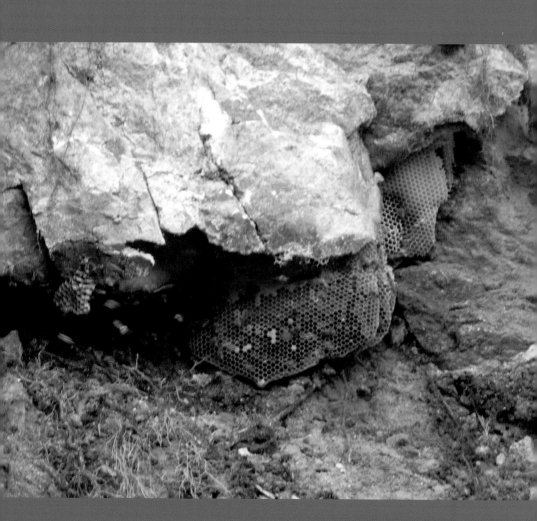

인류가 꿀벌을 이용하게 된 시기는 5,000년 전으로 거슬러 올라간다. 이집트 왕의 인주에 사용되었고, 왕의 무덤에서도 발견되었다. 우리나라는 약 2,000년 전인 고구려 동명성왕(東明聖王, 기원전 37년) 때 재래종 꿀벌을 원산지 인도로부터 중국을 거쳐 들여온 것이 시초이다. 백제 의자왕 3년(643년)에는 태자 풍(豊)이 꿀벌 4통을 가지고 일본으로 건너가 양봉(養蜂)* 기술을 전해줬다고 한다. 고려시대에는 사찰에서도 양봉을 했고, 꿀의 사용 용도가 다양화되어 유밀과(油蜜果)를 만들어 먹기도 하였다.

조선 세종 15년(1433년)에 편찬된 《향약집성방》에는 벌꿀과 밀랍*, 꿀벌의 애벌레[봉자(蜂子)]까지도 영약(靈藥)으로 기록되어 있다. 숙종 때 홍만선(洪萬選)은 《산림경제(山林經濟)》에 꿀벌을 보호하는 방법[호봉법(護蜂法)], 벌꿀을 따는 방법[할밀법(割蜜法)]이라든가 월동할 때 과다하게 채밀하면 꿀벌들이 굶어 죽게 된다는 등 비교적 자세하게 기술해 놓았다.

근대적 의미의 양봉(養蜂)은 조선시대 말 독일인 선교사들에 의하여 개량종 꿀벌이 도입되면서부터 시작되었다. 이때부터 꿀벌

---

*양봉(養蜂) : 벌꿀과 밀랍(蜜蠟)을 비롯하여 꽃가루[화분(花粉)], 프로폴리스[봉교(蜂膠)] 및 로열젤리[왕유(王乳)] 등을 얻기 위하여 꿀벌을 기르는 일을 말한다.

*밀랍(蜜蠟) : 일벌의 배 아래쪽에서 분비하는 노란색 물질이다. 일벌은 이것으로 집을 지어 꿀을 모으고, 여왕벌은 그 집에 알을 낳는다. 벌꿀을 내리고 남은 밀랍을 녹인 다음 여과기로 걸러 불순물을 제거한 뒤 가공하여 접착제, 껌, 화장품, 광택제(왁스), 양초 등을 만드는 데 쓴다.

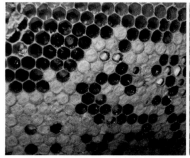
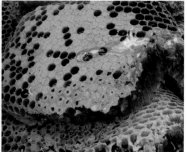

애벌레가 들어 있는 천연벌꿀집   천연벌꿀집

통, 소초(巢礎, 일벌들이 벌집을 짓는 데 기초가 되는 부분으로 밀랍과 파라핀으
로 된 육각형 꿀벌방들의 형태를 이룬 얇은 판), 원심분리기에 의한 채밀방
법 등 근대 양봉의 3대 요소가 소개된 것이다. 이후 개량종 꿀벌은
이탈리안 꿀벌(italian bee), 코카시안 꿀벌(caucasian bee) 등이 도입되
어 농가에서 기르고 있다. 벌꿀(honey)은 토종꿀벌이나 양봉꿀벌이
꽃의 단물을 빨아내어 축적한 감미료(당분)로 봉밀(蜂蜜), 석청(石淸),
석밀(石蜜)이라고도 하는데 인간이 동굴거주 시대부터 식용했던 오
랜 역사를 지닌 식품이다.

《성서(聖書)》에도 세례요한이 광야에서 메뚜기와 벌꿀로 연명을
하였고, 삼손은 사자의 사체에 집을 지은 꿀벌의 벌꿀을 먹었으며,
요나단은 벌꿀을 먹고 눈이 밝아졌다는 기록이 있다. 고대 로마인
들은 벌꿀을 '하늘의 이슬'로, 그리스인들은 '신들의 식량'으로, 이
집트에서는 사체의 방부제로 쓰거나 악령을 몰아내는 부적으로 사
용했다. 신혼여행을 뜻하는 영어 허니문(honeymoon)의 어원은 스칸
디나비아 등 북유럽에서 갓 결혼한 부부가 1개월 동안 벌꿀로 만든

술을 먹어 원기를 회복하게 했다는 말에서 기원한 것이다.

꿀벌은 꿀벌과의 곤충으로 재래종 꿀벌(토종꿀벌)과 양봉꿀벌[서양꿀벌(양봉洋蜂), 또는 양종(洋種)]을 말한다. 토종꿀벌은 양봉꿀벌보다 크기가 다소 작은 반면, 날개는 조금 더 큰 편이고 몸통에는 검정 바탕에 흰 줄이 있다. 양봉꿀벌의 몸통에는 노란 바탕에 검은색 줄이 있다.

꿀벌은 1~5만 마리가 큰 무리를 지어 사는 집단이다. 꿀벌은 생김새와 역할에 따라 여왕벌, 수벌, 일벌로 구분한다. 여왕벌은 1마리로 몸집이 가장 크고, 최고 4년까지 생존하며 평생 100만 개가 넘는 알을 낳는다.

수벌은 100여 마리로 8주 정도 사는데 오로지 여왕벌과 짝짓기만을 하다가 가을에 무리를 떠나 죽는다. 나머지는 모두 일벌인데 6주 정도 산다. 일벌은 꿀과 꽃가루를 받아오고, 꿀을 만들고, 애벌레에게 먹이를 주고, 벌집을 짓는 등 벌집의 모든 허드렛일을 도맡아 한다.

꿀벌은 겨울이 되면 집 속에서 여왕벌을 중심으로 몸을 서로 바싹 붙이고 봄을 기다린다. 추위가 누그러지고 봄기운을 느끼게 되면 서서히 기지개를 펴고 활동을 시작한다. 일벌들은 벌통 밖으로 나오자마자 오랫동안 참았던 배 속의 이물질을 시원하게 배설한 뒤 꽃의 단물과 꽃가루[화분(花粉)]를 찾아 들판으로 힘차게 날아간다. 꽃을 발견하면 머리 앞에 달려 있는 두 개의 더듬이로 꽃의 냄새를 맡아 보고, 입을 길게 뻗어 꽃의 단물을 빨아 배 속의 꿀주머

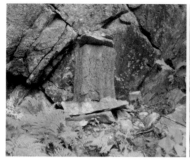
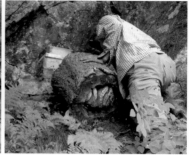

이른 봄 산에 갖다 놓은 꿀벌통 　　　　　꿀벌 통속의 벌꿀 확인

니에 저장한다. 온몸에 나 있는 짧고 보드라운 털에 꽃가루를 묻힌 다음 둥글게 뭉쳐 뒷다리에 붙인다. 머리 부분은 앞다리로, 가슴 부분은 가운뎃다리로, 배 부분은 뒷다리로 문질러 훑어 경단(瓊團)을 만든다.

일벌*은 배 속의 꿀주머니에 단물을 가득 담고 뒷다리에는 커다란 꽃가루 경단까지 매달고 의기양양하게 집으로 돌아온다. 벌통 앞에서 출입을 통제하는 감시병은 식량을 듬뿍 가져온 일벌을 환영한다. 감시병은 자기 집 식구가 아닌 꿀벌은 목숨을 걸고 막아내지만 다른 벌통의 꿀벌이라도 단물이나 꽃가루를 가져오면 들어갈 수 있도록 눈감아 준다. 일벌은 가져온 단물을 토해 어린 일벌에게 건네주고, 꽃가루 경단은 빈방에 떨어뜨려 저장한다. 이렇게 각 방

---

*일벌은 이른 아침 이슬이 마르기 전에 첫 비행을 나가, 해질 무렵에야 비행을 마치고 돌아오는데 하루에 수십 번 들락거린다. 1분에 10송이 꽃을 찾아다니며 하루에 600~1,000송이의 꽃을 찾아 이동한다.

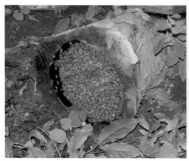
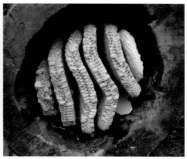

꿀벌 통속 수만 마리 꿀벌　　　　연기로 꿀벌을 쫓아버린 꿀벌 통속의 꿀벌집

속에 단물과 꽃가루가 가득 채워지면 어린 일벌들은 밀랍 뚜껑을 덮어 마무리를 한다.

꿀벌이 모아온 꽃가루(꿀벌화분)는 카로틴(carotene), 루틴(rutin), 아미노산(amino acid), 비타민 A, B, C, D, E, 칼슘, 칼륨, 마그네슘, 구리, 철분, 규소, 인 등의 성분이 함유되어 있다. 꿀벌화분은 신체의 면역력을 높여주고 체내 신진대사를 활발하게 한다. 활성산소를 제거하고 노화를 지연시켜 준다. 피부를 건강하게 해 주고 체내 필요한 영양소결핍현상을 막아준다. 기억력과 집중력을 향상하고 모세혈관을 튼튼하게 한다. 꿀벌은 1초에 230번의 날갯짓을 하고, 화분 1g을 얻기 위해 약 290㎞를 비행한다고 한다. 꿀벌화분을 복용할 때 꽃가루 알레르기 환자는 복용하지 않도록 한다.

벌꿀 중에서도 천연벌꿀[석청(石淸)]은 꿀벌이 산속 큰 나무나 바위틈에 집을 지어 모아둔 꿀을 말한다. 산삼(山蔘), 백사(白蛇), 웅담(熊膽), 영지(靈芝) 등 영약 반열에서 가장 으뜸자리를 차지한다. 만년청(萬年淸), 장수의 선약, 불로장생, 만병통치, 하느님이 내린 은

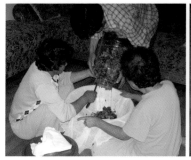
생청을 내리기 전 벌집째 으깬다.

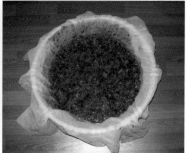
따뜻한 곳에 4시간 이상 놓으면 벌꿀이 내린다.

총의 선물 등으로 불린다.

천연벌꿀은 고대 그리스어(헬라어)*로 '멜리 아그리오스'인데, '들판에 있는 꿀*'이란 뜻이다. 야생 벌꿀 가운데 제일 품질이 우수한 것으로 알려져 있다. 천연벌꿀은 동서고금을 막론하고 신비의 영약으로 취급되어 왔다. 그러나 평생 약초를 캐는 약초꾼도 발견하지 못할 정도로 너무 희귀한 데다 설사 발견하더라도 채취하기 힘들어 그 신비한 맛을 본 사람은 많지 않다.

천연벌꿀이 우리 몸에 좋은 최고급 약재이기는 하나, 고가인 데다 너무 희귀해 일반인은 구하기가 어렵다. 효능이 같은 인위적으

---

*고대 그리스어 : 기원전 300년에서 기원후 300년까지 헬레니즘 사회가 구축되어 헬레니즘 권역에서 널리 쓰인 헬라어 또는 헬라스어를 말하는데 희랍어(希臘語)라고도 한다.

*벌꿀은 벌집의 위치에 따라 석청(石淸, 바위 속에 있는 것), 목청(木淸, 나무 속에 있는 것), 토청(土淸, 땅속에 있는 것)으로 구분하거나 벌꿀을 내리는 방법에 따라 소청(巢淸, 벌집 채로 그냥 먹는 벌꿀), 생청(生淸, 자연상태로 벌집을 으깨어 내린 벌꿀) 화청(火淸, 50도 정도의 중탕으로 가열하여 내린 벌꿀)으로 나누어 부른다.

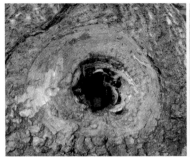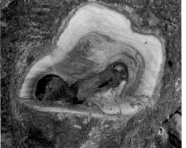

오동나무에 집을 지은 꿀벌집   느티나무에 집을 지은 꿀벌집

로 만든 벌꿀을 써도 된다. 인위적인 벌꿀이란 꿀벌을 키우는 사람들이 큰 고목나무나 바위틈에 구멍을 파 놓고 꿀을 넣어 여왕벌을 유인해 꿀벌이 집을 짓도록 만들거나 이른 봄 빈 벌통을 깊은 산속에 놓아 꿀벌이 들어오도록 한다. 꿀벌이 들어와 집을 짓고 벌꿀을 저장해 놓으면 그해 늦여름부터 가을까지 채취한 것을 말한다. 천연 또는 인위적인 벌꿀이 없으면 설탕을 최대한 적게 사용한 사양벌꿀을 쓰면 된다.

벌꿀에는 반드시 여왕벌의 먹이인 로열젤리(royal jelly)가 들어 있다. 로열젤리는 젊은 일벌의 머리 부분에 있는 인두선(咽頭腺)에서 나오는 분비물로 꿀벌 유충의 영양 섭취에 사용된다. 왕벌 젖 또는

---

*진짜와 가짜 꿀 구별 방법 : 숟가락으로 떠서 떨어뜨려 실처럼 가늘게 흐르던지 성냥불을 붙이면 파란 불꽃을 낸다거나 오래 두어도 굳어지지 않는 것이 진짜 꿀이라고 하는데, 효소측정법을 활용하지 않는 한 정확하게 구별할 수 없다. 가장 쉬운 방법은 진짜 꿀을 손바닥에 한 방울 떨어뜨려 비벼 보면 끈적끈적한 느낌이 적고, 물을 한두 방울 떨어뜨려 비비면 금세 끈적임이 없어지나 가짜 꿀은 번쩍번쩍 윤이 나며 끈적거림이 없어지지를 않는다.

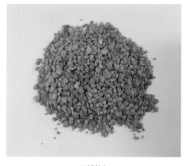
벌화분

왕유(王乳)라고도 하는데 일벌이 될 애벌레를 포함한 집단 내 모든 애벌레에게 먹인다. 여왕벌이 될 애벌레나 여왕벌만이 로열젤리를 먹는 것이 아니다.

일벌이 될 애벌레는 단 2~3일만 먹고, 여왕으로 선택된 애벌레는 그보다 오랫동안 먹는다. 여왕벌은 평생 로열젤리만 먹고 산다. 로열젤리는 매우 쓴맛을 가지고 있고, 수분 67%, 단백질(royalactin) 12.5%, 당류 11%, 비타민 B, C, 미네랄, 아미노산 등의 영양소를 함유하고 있다. 우리나라에서는 2010년 식품의약품안전처(당시 식약청)에서 건강의 효능은 없다고 하여 건강기능식품 원료에서 제외시켰다.

요즘에는 꿀벌의 침을 응용한 봉침 요법으로 관절염을 치료하기도 한다. 천연벌꿀은 예로부터 만병통치약으로 사용되어 왔는데 벌꿀 하나만으로도 약효가 좋지만 인삼, 백수오, 오미자, 도라지, 복령, 복분자 등 여러 가지 약재와 함께 재어 먹으면 더 좋은 효과를 볼 수 있다.

《동의보감》에는 벌꿀에 대해 "성질이 평하고 맛은 달며 독이 없다. 오장을 편안하게 하고, 기를 돋우며 중초(中焦)를 보하고 아픈 것을 멎게 한다. 여러 가지 병을 낫게 하고 온갖 약을 조화시키며 비기(脾氣)를 보한다. 또한 장벽(腸癖, 이질로 대변에 피가 섞여 나오는 증상)을 멎게 하고 입이 헌 것을 치료하며 귀와 눈을 밝게 한다."라고 쓰여 있다. 《본초강목》에는 "산속의 바위틈이나 나무통 안에서 2~3년 묵은 것이라야 성질과

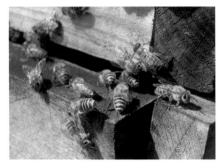
토종꿀벌

냄새, 맛이 좋다."라고 기록되어 있다.

벌꿀에는 과당(fructose)과 포도당(glucose)이 약 70%, 소량의 자당(sucrose), 맥아당(maltose), 덱스트린(dextrin), 유기산(organic acid), 수지(gum), 정유(essential oils), 밀랍(wax), 니코틴산(nicotinic acid), 판토텐산(pantothenic acid), 엽산(folic acid), 단백질(protein), 펩톤(peptone), 아미노산(amino acid), 구연산(citric acid), 말산(malic acid), 비타민 A, B_2, B_6, C, D, 마그네슘, 칼슘, 카드륨, 나트륨, 인, 유황, 철, 망간, 동, 크롬 등의 성분이 함유되어 있다.

벌꿀은 우리 몸의 열을 내려 주고 소화기관을 따뜻하게 한다. 진액을 생성해 주고 마른 것을 윤택하게 한다. 통증을 완화하고 갈증을 멈추어 준다. 약물이나 식물 중독을 해독해 주고 원기를 북돋워 준다.

한방에서는 토종꿀벌이나 양봉꿀벌의 벌꿀[(봉밀蜂蜜)]을 약재로 쓰고, 우리 몸의 부족한 것을 보태주고 자양하는 보익약(補益藥) 중 원기를 회복시켜 주는 보기약(補氣藥)으로 분류한다. 맛은 달고 성

질은 평하다. 우리 몸의 비장과 대장, 폐를 이롭게 하는 약재이다. 꿀벌의 벌꿀 외에 꿀벌집*, 꽃가루[화분(花粉)], 프로폴리스*, 밀랍도 약재로 쓸 수 있다.

꿀벌은 버릴 것이 하나도 없는 훌륭한 약재이다. 꿀벌집째 1~2 숟가락씩 떠먹거나 생청 또는 화청을 만들어 1일 10~30g을 먹는다. 단백질이 풍부한 애벌레는 기름에 살짝 볶아 먹기도 하는데, 고소하고 담백한 맛이 난다. 벌꿀을 내린 꿀벌집은 감초 몇 조각을 넣고 끓여 먹거나 35도 술에 담가 3개월이 지난 뒤 건더기를 버리면 벌꿀주가 된다. 꽃가루는 벌꿀에 재어 먹어도 되고 그대로 한 숟가락을 먹고 물을 마시면 된다.

과거 미국 올림픽 출전 육상선수 관리위원회에서는 선수들에게 출전 전 벌꿀을 복용시켜 기록이 단축되는 결과를 얻기도 했다. 세계적으로 장수한 고령자들은 일상생활에서 벌꿀을 상복한 것으로 알려져 있기도 하다. 벌꿀은 꿀벌이 미리 소화를 시킨 것이기 때문에 흡수가 잘되고 다른 당분과는 달리 신장이나 위의 내벽을 자극하지도 않아 육체와 정신을 진정시키는 효과가 높다. 벌꿀에는 비

---

*벌집은 연조(年條)에 따라 색깔을 달리하는 데 갓 만들어진 것은 흰색이지만 시간이 지날수록 연한 노란 빛깔을 띠며 1년 된 것은 짙은 황금색을, 2년부터는 거무스름한 색깔로 변하는데 오래된 것일수록 약효가 뛰어나다.

*프로폴리스(propolis) : 꿀벌이 나무의 싹이나 수액 등 식물로부터 수집하는 수지질(樹脂質)의 혼합물이다. 살균, 항산화, 항염증, 항종양작용이 있으며, 벌집의 작은 틈을 메우는데 사용하거나 유해한 미생물로부터 자신들을 보호한다. 이집트에서는 상처 및 염증 치료제나 미라를 만들 때 방부목적으로 프로폴리스를 사용하였다.

타민, 토코페롤, 칼슘, 아미노산 등 인체에 필요한 필수 영양물질 70여 종이 풍부하게 함유되어 있다.

　2000년대 중반 이후 꿀벌의 개체수가 상당히 감소되고 있는 실정이다. 우리나라에서는 낭충봉아부패병과 미국부저병 등으로 꿀벌이 집단 폐사하기도 하였다. 꿀과 꽃가루를 채집하러 나간 일벌들이 꿀벌집으로 돌아오지 않아 꿀벌집에 남은 여왕벌과 유충, 그리고 미성숙한 꿀벌들까지 떼로 죽어 버린다. 이는 꿀벌 기생충을 매개로 한 바이러스, 곰팡이, 꿀벌 자체의 면역력 약화, 살충제 등이 주요 원인으로 추정되고 있다. 2013년 농촌진흥청 국립농업과학원은 '장원벌'이라는 품종을 개발해 일반 양봉 농가에 보급하고 있는데, 일반 양봉꿀벌에 비해 채밀 능력이 뛰어나다. 이러한 품종을 기르는 것도 좋은 방법일 것이다.

　옛날 중국 황제들이 벌꿀과 마늘*을 이용하여 보약으로 즐겨 먹었던 천로(天露, 하늘의 이슬) 만드는 방법을 소개한다. 껍질을 깐 생마늘 1kg을 찜통에 넣고 10~20분간 찌는데 약간 물러지면 꺼내

*마늘은 백합과의 여러해살이풀로 전 세계적으로 식용과 약용으로 활용해 왔던 자양강장식품이다. 마늘에는 불로장수의 근원이 되는 게르마늄(germanium), 활성산소의 생성을 차단하여 노화를 억제하는 캡사이신(capsaicin), 암세포의 발육을 억제하는 스코르디닌(scordinin), 혈중 콜레스테롤 수치를 떨어뜨리는 피라진(pyrazine) 등의 성분이 함유되어 있다. 마늘은 생으로 먹거나 찌거나 삶아 먹어도 효능은 변하지 않는다.

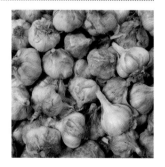

주걱으로 으깬다. 으깬 마늘을 프라이팬에 올려놓고 벌꿀을 가미하는데 취향에 따라 5~10숟가락을 넣는다. 약한 불로 데워 벌꿀이 마늘에 잘 스며들도록 저어준다. 벌꿀과 마늘이 잘 혼합되면 꺼내 유리병에 넣어 냉장고에 보관해 두었다가 1일 1~2숟가락을 복용한다. 이렇게 만든 천로는 신체의 면역력을 놓여주는 자양강장식품이다.

■ 천연벌꿀로 질병 치료하기

벌꿀에 각종 약재를 섞어 치료하는 방법

벌꿀에 여러 가지 약재를 재어 복용할 수 있다. 숙취해소나 감기 초기에는 칡뿌리 가루 낸 것을, 오래된 기침과 천식에는 오미자덩굴 열매가루를, 간염이나 간장질환에는 감초가루를, 변에 피가 섞여 나올 때는 회화나무 꽃[괴화(槐花)]을 말려 가루 내어 꿀과 함께 재어 복용한다. 체내 노폐물을 제거하고자 할 때는 벌꿀 2~3숟가락을

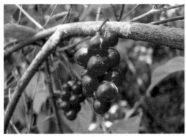
오미자덩굴

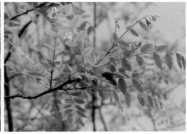
회화나무

온수에 타서 먹은 뒤 흠뻑 땀을 낸다.

암의 예방과 치료 및 노화 방지

벌꿀을 상복하면 노화를 방지하고 수명을 연장하여 장수한다는 연구결과가 있다. 구소련에서 110~120세 고령자를 대상으로 평소 먹는 식품과 주변 환경을 조사했더니 대부분 꿀벌을 기르는 집안에서 자랐거나 벌꿀을 습관적으로 먹고 있었다. 꿀벌집에 들어 있는 프로폴리스(propolis) 성분이 강력한 항암작용을 하고 신체의 면역력을 강화시켜 준다. 1일 벌꿀 10~30g을 온수에 타서 상복하거나 인삼이나 바위솔 등을 가루 내어 벌꿀에 재어 함께 복용하면 더 좋다.

정력 강화 및 발기부전 치료

벌꿀 속에 함유된 로열젤리는 성기능 부전, 갱년기 장애, 피로회복에 좋다. 1일 벌꿀 10~30g을 온수에 타서 복용한다.

이질, 설사 및 변비 해소

벌꿀에는 살균작용이 탁월하여 박테리아가 살 수 없고, 상복하면 새살을 나게 하고 염증을 해소한다. 종기나 편도선염, 중이염, 인후염, 관절염, 이질, 설사, 습관성 변비에 좋다. 1일 벌꿀 10~40g을 온수에 타서 복용한다.

근육통 등 통증완화 및 식욕부진

벌꿀은 진통작용이 강하고 육체와 정신을 진정시키는 효과가 크므로 뼈마디가 쑤시고 아프거나 피로할 때, 가슴이 답답하고 소화가되지 않을 때, 신경통, 견비통에 좋다. 1일 벌꿀 10~30g을 온수에 타서 음용한다.

어린이 정서불안 및 불면증

벌꿀은 안신작용이 탁월해 평소 성질이 날카롭고 화를 잘 내는 정서불안의 어린이, 손톱을 씹거나 손가락을 빠는 버릇이 있는 어린이, 깜짝깜짝 잘 놀라거나 불면증으로 잠 못 이루는 사람, 가슴앓이, 스트레스를 많이 받는 사람, 야뇨증 환자에 좋다. 1일 벌꿀 10~30g을 온수에 타서 상복한다.

피부 미용 및 트러블 제거

벌꿀에는 다량의 비타민이 함유되어 있어 피부를 촉촉하게 가꾸어 주면서도 탄력 있게 해 준다. 수분을 끌어들이고 보유하는 능력이 뛰어나므로 윤택하고 부드러운 피부를 원하는 여성은 화장품 대신 벌꿀을 취침 전이나 목욕 후 얼굴이나 피부에 발라보면 그 효과를 실감할 수 있다.

벌꿀은 당도가 높고 살균력이 뛰어나 작은 염증이나 뽀루지, 여드름 같은 트러블이 있는 피부에도 효과적이다. 기원전 1세기 이집트를 지배했던 클레오파트라는 욕조에 항상 꿀물을 부어 목욕을 했을 정도로 벌꿀은 오래전부터 여성들의 미용재료로 이용되어 왔다.

기타
벌꿀은 소아단독(小兒丹毒, 피부가 벌겋게 되고 화끈거리면서 열이 나는 증상), 복부 및 손발냉증, 해수, 천식 등에 좋다.

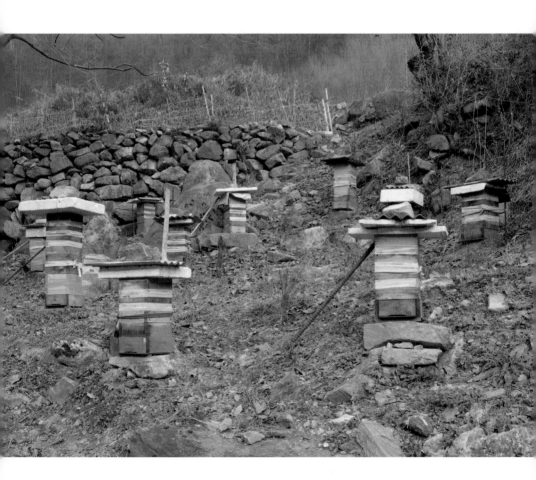

02

하얀 머리카락을
검게 만들어 주는

은조롱 白首烏

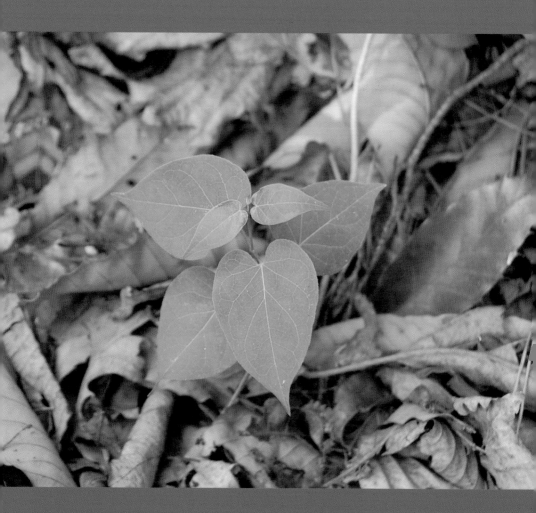

옛날 중국 사천성에 하공(何公)이라는 사람이 살고 있었다. 마음씨는 매우 착했지만 태어날 때부터 약골에 잦은 병치레를 하다 보니 얼굴이 창백하고 신체는 삐쩍 말라 볼품이 없었다. 그러다 보니 시집오겠다는 처녀마저 없어 외딴집에 혼자 살면서 산에 올라 땔감을 구하고 약초를 캐서 근근이 생활하고 있었다. 어느덧 세월이 흘러 60고개가 가까워지고 머리카락은 하얗게 변했지만 언제나 변함없이 산에 올랐다.

하루는 산에 올라 잠깐 졸고 있는데 꿈속에서 산신령이 나타나 "너의 마음씨가 착해 가르쳐 준다."면서 "네 옆에 있는 풀의 뿌리를 캐서 먹도록 하라."는 말을 남기고 사라진다. 깜짝 놀란 하공이 꿈을 깨어 보니 나무를 칭칭 감고 올라간 식물이 있었다. 혹시나 해서 그 뿌리를 캐서 집으로 가져와 열심히 달여 먹었다. 그랬더니 서서히 원기가 왕성해지고 살이 찌면서 흰 머리카락도 까맣게 변하는 것이었다. 마을 사람들은 전혀 다른 사람으로 변한 하공에게 그 풀의 이름이 무엇이냐고 물었지만 알 수 없었다. 그래서 하공(何公)의 머리[수(首)]가 까마귀[오(烏)]처럼 새까맣게 변했다고 해서 하수오(何首烏)라고 부르게 되었다. 이 일화에 등장하는 식물이 바로 은조롱[백수오(白首烏)]이다.

은조롱은 2015년 일부 건강보조식품 제조업자들이 중국산 이엽우피소(異葉牛皮消)로 만든 것을 은조롱으로 만든 제품인양 판매했다가 가짜로 판명되어 큰 파문이 일기도 했다. 우리나라에는 하수오로 부르는 식물이 4종류가 있다. 하수오는 마디풀과의 여러해살

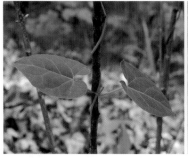
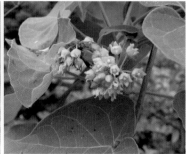

은조롱 잎   은조롱 꽃

이 초본식물로, 뿌리가 고구마처럼 생겼는데 붉은색이다 보니 적하수오라고도 부른다. 은조롱 뿌리는 흰색이어서 백하수오 또는 백수오라고 부르고, 나도은조롱은 나도하수오, 1992년 한중수교 이후 중국에서 반입된 이엽우피소는 박주가리과 식물로 덩이뿌리를 백하수오 또는 하수오라고 부르다 보니 혼동을 할 수밖에 없다. 중국, 한국 등 동양의 모든 나라 공정서(公定書, 약품의 기준과 품질을 규정한 국민 의약품집)에는 하수오만을 진품으로 인정한다.

우리나라와 북한에서는 은조롱 뿌리를 백수오, 중국에서는 이엽우피소(異葉牛皮消)와 대근우피소(大根牛皮消) 뿌리를 백수오, 은조롱 뿌리는 격산소(隔山消) 또는 비래학(飛來鶴)으로 부르고 있다. 중국 일부 문헌에서는 문제가 되었던 이엽우피소를 은조롱과 동일한 효능이 있는 것으로 언급하고 있고, 대만과 함께 이엽우피소를 식품원료로 사용하고 있다.

그렇지만 이엽우피소는 주요성분이 다를 뿐만 아니라 장복하면 간독성, 신경쇠약, 체중감소 등의 부작용을 유발할 수 있다. 또한

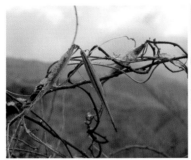
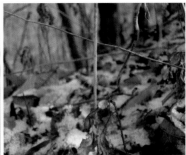

은조롱 열매(겨울)   은조롱 줄기(겨울)

우리나라 식품의약품안전처와 미국 식품의약국(FDA, U.S. Food and Drug Administration)에서도 식품사용을 금지하고 있다. 은조롱의 뿌리인 백수오는 보혈강장작용이 하수오와 비슷하기 때문에 대용품으로 활용해도 된다. 하지만 이엽우피소는 소화기능을 촉진하는 효능이 강하므로 하수오 대용품을 쓰는 데는 무리가 있다.

은조롱과 이엽우피소 뿌리는 겉껍질을 벗겨 건조해 놓거나 분말을 해 놓으면 전문가도 쉽게 구별하기 힘들다. 은조롱 잎은 작고 잎이나 줄기를 자르면 흰 즙이 나온다. 이엽우피소 잎은 크고 잎맥이 뚜렷하며 잎이나 줄기를 자르면 흰 즙이 나오지 않는다. 은조롱 뿌리는 생으로 먹을 수 있고 잘라도 흰 즙이 나오지 않지만, 이엽우피소 뿌리는 생으로 먹을 수 없고 자르면 흰즙이 나온다. 가장 손쉽게 구별하는 방법은 두 식물의 뿌리를 곱게 갈아 냉수나 온수에 타서 젓게 되면 은조롱은 물에 엉기지 않으나 이엽우피소는 물에 엉겨 잘 풀어지지 않는다. 또한 은조롱에만 콘두리톨 F(conduritol F) 성분이 함유되어 있다.

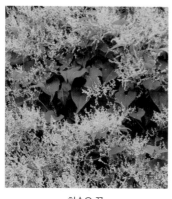
하수오 꽃

은조롱은 파종한 뒤 3~5년 정도 되어야 상품화가 가능하나 이엽우피소는 1년이면 수확이 가능하다. 은조롱 뿌리는 2년 정도 되면 두더지나 들쥐가 파먹어버려 상품성이 떨어지는데 이엽우피소는 그렇지가 않다. 그러다 보니 은조롱에 비해 이엽우피소의 가격이 1/3 정도 밖에 되지 않는다. 이엽우피소는 재배 기간이 짧고, 수확량이 많은 데다 가격이 저렴할 수밖에 없다.

은조롱은 박주가리과의 여러해살이 초본식물로 중국, 일본 등 전 세계적으로 2,000여 종이 분포한다. 우리나라는 각처의 들이나 산에서 볼 수 있는 박주가리, 백미꽃, 산해박, 제주도와 전남 해안가에 자생하는 나도은조롱, 중부 이남의 산에 자생하는 은조롱 등 13종이 자생한다.

잎은 마주나는데 심장형으로 가장자리가 밋밋하다. 줄기는 1~3m로 길게 뻗어 주변의 식물을 칭칭 감고 올라가는데 잎과 줄기를 자르면 하얀 즙이 나온다. 7~8월에 연한 황록색 꽃이 피고 지면 9~10월에 방추형의 열매가 달리고 그 속에는 하얀 솜털이 달린 씨앗 수십 개가 들어 있다.

열매가 익으면 벌어져 씨앗에 달린 솜털에 의해 멀리 날아가 번식을 한다. 뿌리는 길쭉한 형태로 땅속으로 깊게 내리거나 가느다란 줄기에 공처럼 생긴 구경(球莖)이 연이어 달린다.

은조롱은 열매가 옛날 어린아이들이 액막이로 주머니 끈이나 옷끈에 차는 조롱과 닮아 붙여진 이름으로 추정된다. 열매가 큰 조롱이라 하여 큰조롱, 뿌리가 흰 하수오라 하여 백하수오 또는 백수오, 줄기와 잎이 새박덩굴과 비슷하여 새박풀 또는 새박 등 다양한 이름으로 불린다.

《동의보감》에는 은조롱에 대해 "기혈을 보하고 힘줄과 뼈를 튼튼하게 하며, 정수(精髓)를 보충하고 머리털을 검게 한다. 얼굴빛을 좋게 하고 늙지 않게 하여 오래 살게 한다."라고 기록되어 있다. 《본초》에는 "뿌리를 생으로 먹어도 되고 쪄서 햇볕에 말려 환약을 만들거나 가루 내어 먹는다."라고 적혀 있다. 《입문》에는 "기혈과 음을 보(補)하고 양을 튼튼하게 하는데 오랫동안 먹는 것이 좋다."라고 쓰여 있다.

은조롱에는 콘두리톨 F(conduritol F), 콜린(choline), 아미드(amide), 이노시톨(inositol), 가가미닌(gagaminine), 시난콜(cynanchol), 레시틴(lecithin), 아미노산 등의 성분이 함유되어 있다.

은조롱은 혈을 보충해 주고 자양, 강장작용을 한다. 간장과 신장을 보(補)해 머리카락과 수염이 일찍 희어 지는 것을 막아준다. 한방에서는 인삼보다 온보지력(溫補之力, 성질이 따뜻한 약물로 허한을 치료하는 힘)이 우수하여 인삼대용품으로 사용하기도 한다.

한방에서는 은조롱 뿌리[백수오(白首烏)]를 약재로 쓰고, 우리 몸의 부족한 것을 보태주고 자양하는 보익약(補益藥) 중 혈액순환을

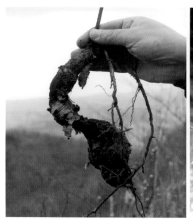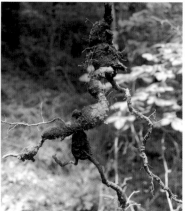

은조롱 뿌리

잘되게 하고 부족한 혈액을 보충해 주는 보혈약(補血藥)으로 분류
한다. 맛은 달고 쓰며 성질은 따뜻하다. 우리 몸의 비장과 간장, 신
장을 이롭게 하는 약재이다. 은조롱은 뿌리 외에 잎과 줄기, 열매도
약재로 쓸 수 있다. 어린잎과 줄기는 말려 달여 먹는다. 열매는 익
기 전에 따서 살짝 쪄서 말려 달여 마신다.

　뿌리는 가을부터 이듬해 봄에 캐서 겉껍질을 벗겨내고 잘게 썰
어 말려 달여 음용하거나 가루 내어 환을 지어 먹는다. 뿌리를 곱게
가루 내어 은조롱비누를 만들거나 진하게 달인 물로 샴푸를 만들
어 쓰면 좋다. 뿌리를 비스듬히 썰어 꿀에 재어 두었다가 차처럼 달
여 먹어도 된다. 35도 술에 담가 은조롱주를 만들어도 되고 설탕과
1 : 1 비율로 재어 발효액을 만들어 마신다. 은조롱은 설사를 하거
나 소화불량자는 다량을 장복하지 않도록 유의한다.

　은조롱은 내한성이 강해 전국 어디서나 재배가 가능하다. 햇볕이

잘 드는 양지바르고 배수가 잘되는 점질 토양이 적지이다. 은조롱은 한 번 뿌리를 내리면 바위틈이든 척박한 곳이든 적응을 잘 하는 식물이다. 묵은 씨앗은 발아율이 저조하므로 햇씨앗이나 종묘상에서 어린 묘목을 사다가 심는다.

은조롱은 다른 식물에 비해 새순이 늦게 올라오는데 덩굴식물이므로 지지대를 세워 덩굴손이 타고 올라가도록 유인재배를 한다. 뿌리가 비대생장((肥大生長, 식물 세포의 증식이나 신장에 의하여 줄기나 뿌리가 옆으로 부피가 커지는 생장)하는 2년차부터 두더지나 들쥐가 뿌리를 갉아 먹지 않도록 유의한다.

■ 은조롱으로 질병 치료하기

머리카락이나 수염이 일찍 희어 질 때
은조롱은 간장과 신장을 보(補)해 정혈이 빠져 나가지 않게 하고 원기를 북돋워 줄 뿐만 아니라 혈액순환을 활발하게 하여 모세혈관까지 영양분이 잘 공급되도록 도와준다. 나이에 비해 머리카락이나 수염이 일찍 희어 지거나 오래된 병으로 인한 신체허약에 좋다. 1일 뿌리 6~16g을 달여 먹는다. 환을 지어 1일 3회 30~40알을 복용한다.

발기부전 등 성기능 강화
은조롱은 자양강장효과가 탁월하여 남성이 나이가 많지 않은데 발기가 잘되지 않거나 신장기능이 떨어져 무의식중에 정액이 스스로 흘러나오는 유정(遺精)에 좋다. 1일 뿌리 6~16g을 달여 먹는다. 환을 지어 1일 3회 30~40알을 상복한다. 은조롱주를 잠자기 전에 소주잔으로 한잔씩 마신다.

무릎이 시리고 아프거나 팔다리를 잘 움직이지 못할 때

은조롱은 신장과 간장을 자양해 근육과 뼈를 튼튼하게 한다. 무릎과 허리가 시리고 아프거나 팔다리를 잘 움직이지 못할 때 좋다. 1일 뿌리 6~16g을 달여 먹거나 환을 지어 1일 3회 30~40알을 복용한다.

오래된 병으로 인한 신경쇠약

은조롱은 오장(肝, 心, 脾, 肺, 腎)의 기능과 신기(腎氣)를 북돋워 주고 원기를 회복시켜 주며, 마음을 안정시켜 피로회복을 촉진한다. 오랜 병을 앓고 난 뒤 신체가 허약해지거나 신경쇠약에 좋다. 1일 뿌리 6~16g을 달여 먹거나 환을 지어 1일 3회 30~40알을 복용한다.

비허(脾虛)로 복부가 그득하고 소화가 잘되지 않을 때

은조롱은 비장의 운화기능(運化機能, 음식물을 소화시키고 영양 물질과 수분을 흡수하여 온몸에 운반하는 기능)을 정상적으로 돌아오도록 한다. 비허(脾虛)로 습사(濕邪)가 쌓이고 수분이 정체된 것을 풀어 비기(脾氣)의 순환을 도와준다. 음식을 조금만 먹어도 소화가 잘되지 않고 가스가 차고 배가 더부룩하고 그득한 증상, 비위(脾胃)허약으로 어린이가 빼빼 마를 때 좋다. 1일 뿌리 6~16g을 달여 먹는다.

산모가 산후에 젖이 적게 나올 때

은조롱은 허한 것을 보(補)해 주고 기의 순환을 잘 돌게 하므로 산
모가 산후에 유량이 적을 때 좋다. 1일 뿌리 6~16g을 달여 먹거나
환을 지어 1일 3회 30~40알을 복용한다.

기타

은조롱은 고혈압이나 동맥경화증, 여성의 생리불순, 노인성 변비,
토사곽란 등에 좋다.

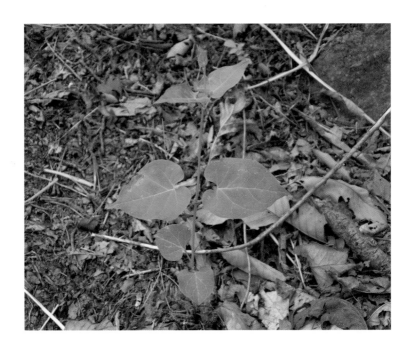

03

미백효과가 뛰어나고
발모를 촉진하는

뽕나무 桑白皮

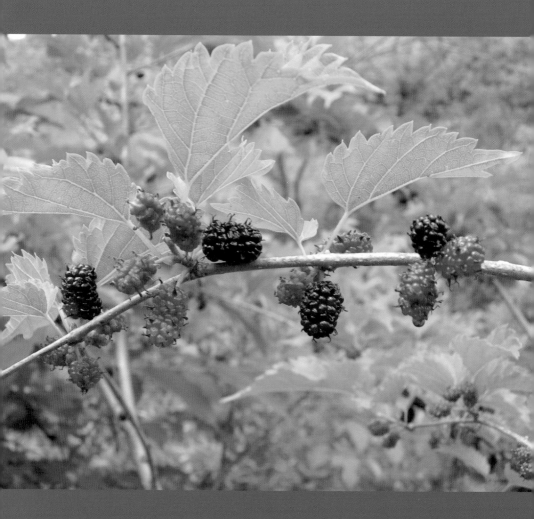

옛날 어느 바닷가 마을에 오랫동안 병석에 누워 있는 아버지를 모시고 사는 아들이 있었다. 백방으로 수소문하여 이름난 의원에 게 진찰을 받아보고 또 좋은 약을 다 써 봐도 소용이 없었다. 고민 을 하고 있던 차에 천년 된 거북이를 고아 먹으면 아버지 병이 나을 수 있다는 소문을 듣게 된다. 이 아들은 모든 재산을 털어 천년 된 거북이 한 마리를 구해 지게에 짊어지고 집으로 되돌아오다가 커 다란 뽕나무 그늘 밑에서 잠시 쉬면서 거북이와 뽕나무가 대화하 는 것을 엿듣게 된다.

거북이가 "나는 천년을 산 영험한 거북이라서 가마솥에 넣고 끓 여도 절대 죽지 않는다."라고 자랑했다. 이에 뽕나무가 "아무리 영 험해도 뽕나무 장작으로 불을 지피면 화력이 강해 당장 죽는다."라 며 자신이 더 강하다고 뽐냈다.

아들이 집에 와서 가마솥에 거북이를 넣고 장작으로 불을 활활 지 폈는 데도 죽지 않는 것이다. 아들이 거북이와 뽕나무의 대화를 기 억하고 낮에 보았던 뽕나무를 베어다 불을 때자 거북이가 죽어 버 렸다. 아들은 거북이를 아버지에게 끓여 드려 병을 낫게 했다. 이 일 화에 등장하는 거북이와 뽕나무는 결국 둘 다 죽게 되었는데, 쓸데 없는 말을 함부로 하지 말라는 교훈으로 받아들이면 좋을 것 같다.

뽕나무는 오랜 세월 우리 민족과 함께 숨 쉬며 살아온 정겨운 나 무이다. 뽕나무 하면 제일 먼저 생각나는 것이 누에치기이다. 누에 치기는 기원전 2640년경 중국 황제의 비였던 서릉씨(西陵氏)가 양 잠을 처음 시작했다고 한다. 중국에서는 서릉씨를 잠신(蠶神)으로

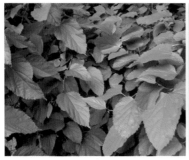
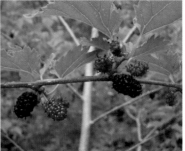

뽕나무 잎   뽕나무 열매

받들고 제사를 지내는 풍속이 내려온다. 현존하는 중국의 가장 오
래된 농학서《제민요술(齊民要術)》에 "열매가 소갈(消渴)를 멈춘다."
라고 기록되어 있다. 우리나라는 신라를 세운 박혁거세가 백성들
에게 뽕나무를 심도록 독려했고, 고구려, 백제에도 심었다는 기록
이 있다. 조선 숙종 때 홍만선(洪萬選, 1643~1715)의《산림경제(山林經
濟)》와 순조 18년(1818년) 정약용(丁若鏞, 1762~1836)의《목민심서(牧
民心書)》에도 뽕나무 재배기술에 관한 내용이 수록되어 있다.

　뽕나무는 우리와 얼마나 밀접한 관계인지는 사자성어와 속담, 영
화나 시 등 문학 작품에도 많이 등장한다. 세상일이 덧없이 심하게
변천한다는 상전벽해(桑田碧海), 창해상전(滄海桑田), 창상지변(滄桑
之變)이라는 사자성어가 있다. 마음이 흡족하여 어쩔 줄 모를 때 "뽕
냄새 맡은 누에 같다."라고 한다. 가장 많이 쓰는 속담은 두 가지 효
과를 동시에 얻는 "임도 보고 뽕도 딴다."라는 속담일 것이다.

　남녀가 유별하던 시절, 청춘 남녀가 데이트하는 장소로 뽕나무 밭
을 많이 선택해서 붙여진 말이다. 뽕잎을 따러 간다는 핑계도 되고

무성하게 자란 뽕나무 밭은 남의 이목을 피해 연모의 정을 나누는 최적의 장소였을 터이다. 뽕나무는 1970년대 만해도 누에를 키우기 위해 대대적으로 심고 가꾸었지만, 요즘은 열매가 크고 많이 달리는 열매 수확용으로 많이 재배한다.

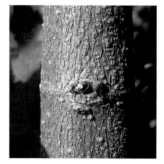

뽕나무 수피

  뽕나무는 뽕나무과 뽕나무속 여러해살이 낙엽교목이다. 북반구와 온대, 난대 등 전 세계적으로 10여 종이 분포한다. 우리나라에는 산에서 자라고 열매가 아주 작은 산뽕나무, 타원형의 잎이 다섯 갈래로 깊게 갈라진 가새뽕나무, 잎이 날카로운 돌뽕나무, 누에를 키우기 위해 심었던 뽕나무 등 5종이 자생한다. 5~10m 정도로 자라며 잎은 긴 타원상의 난형인데 가장자리에 둔한 톱니가 있다. 4~6월에 꽃이 피고 지면 6~7월에 검은 열매가 달린다. 뿌리는 땅속으로 깊게 뻗는다.

  뽕나무는 열매를 먹게 되면 소화가 잘되어 뽕뽕뽕 방귀를 잘 뀌게 된다고 해서 붙여진 이름이다. 뽕나무 상(桑)은 나무 위에 열매가 많이 달린 뽕나무 모양을 그림으로 그린 상형문자이다. 뽕나무는 열매가 많이 달리는 나무라 하여 상수(桑樹)라고 하는데, 약용부위별로 이름이 다르다. 잎은 상엽(桑葉), 쇠로 만든 부채 같다하여 철선자(鐵扇子), 어린 가지는 상지(桑枝) 또는 상조(桑條), 열매는 상심자(桑椹子), 상실(桑實), 까마귀처럼 까맣게 생겨 오심(烏椹), 또는

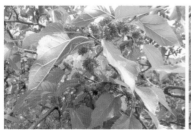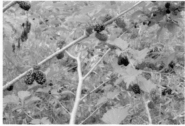

뽕나무 열매

흑심(黑椹), 오디, 오돌개, 뿌리껍질은 상백피(桑白皮) 또는 상근백피 (桑根白皮) 등 다양한 이름으로 불린다.

《동의보감》에는 상엽에 대해 "각기(脚氣, 신체 내에 비타민 B₁ 결핍으로 발생되는 질환인데 다리가 붓고 마비증상이 나타남)와 수종(水腫, 부종)을 낫게 하고 대장과 소장을 잘 통하게 하며, 기를 내리고 풍으로 오는 통증을 멎게 한다."라고 쓰여 있다. 상지는 "모든 풍증(風症), 각기, 수기, 기침 등을 낫게 하고 먹은 것을 삭이며, 오줌을 잘 나가게 한다."라고 적혀 있다. 상심자는 "소갈증을 낫게 하고 오장을 편안하게 한다. 오래 먹으면 배가 고프지 않게 된다."라고 기록되어 있다. 상근피는 "숨이 차고 가슴이 그득한 것, 부종을 낫게 하고 담을 삭이며 갈증을 멎게 한다. 배 속의 벌레를 죽이고 쇠붙이에 다친 것을 아물게 한다."라고 기술되어 있다.

뽕나무에는 물베로푸란(mulberrofuran), 모라세닌(moracenin), 모란(moran), 안토시아닌(anthocyanin), 물베로사이드(mulberroside), 옥시레스베라트롤(oxyresberatrol), 폴리페놀(polyphenol), 쿠드라플라본(cudraflavone), 콜린(choline), 모랄바논(moralbanone), 쿠와논

(kuwanone), 리놀산(linolic acid), 카로틴(carotene), 비타민 A, B, C, 구리, 아연 등의 성분이 함유되어 있다.

뽕나무는 암세포의 활성을 억제하고 사멸한다. 혈당과 혈압을 떨어뜨리고 항염 및 항균작용을 한다. 잎과 뿌리는 피부의 멜라닌 생성을 저해하여 피부를 곱게 하는 미백작용을 한다. 뽕나무 가지는 모공에 영양을 공급하고 모발을 튼튼하게 하여 발모를 촉진한다. 체내의 열을 내려 주고 진해 및 거담작용을 한다.

한방에서는 뽕나무를 부위별로 다르게 활용한다. 상엽(桑葉)은 우리 몸의 기표(肌表, 근육과 피부)에 침입한 사기(邪氣)로 열이 나거나 두통, 오한 등을 치료 하는 해표약(解表藥) 중 발산풍열약(發散風熱藥)으로 분류한다. 맛은 맵고 달며 성질은 차다. 우리 몸의 간장과 폐를 이롭게 하는 약재이다.

상지(桑枝)는 우리 몸의 풍사(風邪)와 습사(濕邪)를 제거해주는 거풍습약(祛風濕藥) 중 서근활락약(舒筋活絡藥)으로 분류한다. 맛은 쓰고 성질은 평하다. 우리 몸의 간장을 이롭게 하는 약재이다. 상심자(桑椹子)는 우리 몸의 부족한 것을 보태주고 자양하는 보익약(補益藥) 중 보음약(補陰藥)으로 분류한다. 맛은 달고 시며 성질은 평하다. 우리 몸의 심장과 간장, 신장을 이롭게 하는 약재이다. 상백피(桑白皮)는 기침과 가래를 삭이고 숨이 차는 것을 없애주는 화담지해평천약(化痰止咳平喘藥) 중 지해평천약(止咳平喘藥)으로 분류한다. 맛은 달고 성질은 차다. 우리 몸의 폐를 이롭게 하는 약재이다.

뽕나무는 잎, 가지, 열매, 뿌리 등 전체를 약재로 쓸 수 있다. 어린

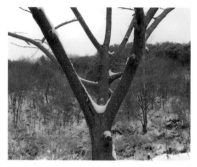
뽕나무(겨울)

잎은 살짝 덖어 차로 우려내어 마시거나 장아찌를 담가 먹는다. 어린잎을 쪄서 말려 가루 내어 환을 지어 먹어도 된다. 가지는 잘게 썰어 말려 달여 마신다. 열매는 말려 가루 내어 환을 지어 먹거나 설탕과 1 : 1 비율로 재어 발효액 또는 35도 술에 담가 마신다. 설탕이나 꿀에 재어 차로 마셔도 되고 잼을 만들어 먹어도 좋다. 뿌리껍질은 가을부터 이듬해 봄에 채취하여 잘게 썰어 물에 달여 음용하거나 식혜, 조청을 만들어 복용한다. 상엽은 풍한사(風寒邪)로 인한 기침환자, 상지는 신체허약자, 상심자는 비위허한(脾胃虛寒)으로 인한 설사와 소화불량자, 상백피는 이뇨작용이 있어 소변을 자주 보는 사람은 다량을 장복하지 않도록 유의한다.

뽕나무는 내한성이 강하고 기후나 토양에 적응을 잘해 전국적으로 재배가 가능하다. 햇볕이 잘 드는 양지바른 곳으로 배수가 잘되고 부식질이 풍부한 사질 양토가 적지이다. 6~7월에 잘 익은 열매를 채종했다가 과육을 벗긴 뒤 가을 또는 이듬해 봄에 파종하면 새순이 올라온다. 접목은 봄에 열매가 크고 많이 달리는 품종을 구해 접을 붙인다. 꺾꽂이는 지난해 자란 가지를 20~30cm 정도로 잘라 발근촉진제를 발라서 심는다. 뽕나무는 종자, 접목, 꺾꽂이 등 어떤 방식으로든 번식이 잘된다.

뽕나무는 열매를 활용한 다양한 건강기능식품과 화장품, 제약회사 등의 업계에서도 많이 소비를 하고 있다. 농촌진흥청 국립농업과학원을 비롯한 각 지자체에서 열매 생산용으로 육성된 여러 품종의 뽕나무를 농가에 보급하고 있다. 열매가 크고 당도가 높으며, 결실이 빠르고 열매의 색깔도 검정색 또는 적색 등 다양한 품종이 있을 뿐만 아니라 열매 수확을 쉽게 하도록 뽕나무 높이를 아주 낮게 또는 중간 등 다양한 재배방법을 연구해서 보급 중에 있다. 지자체나 재배농가로부터 기술 전수를 받아 신품종을 심으면 된다.

■ 뽕나무로 질병 치료하기

피부 미백 및 발모촉진

뽕나무는 잎에 함유되어 있는 물베로사이드(mulberoside) 성분이 멜라닌 생성을 억제하여 미백효과를 나타낸다. 가지의 폴리페놀(polyphenol) 성분은 모공을 확대하여 풍부한 영양을 공급하고 발모를 촉진한다. 1일 잎 5~9g 또는 가지 9~15g을 달여 마신다. 잎과 가지를 곱게 가루 내어 비누나 샴푸, 크림 등을 만들거나 꿀과 함께 버무려 팩을 만들어 쓴다.

머리카락이나 수염이 일찍 희어 질 때

뽕나무는 우리 몸의 음액(陰液)을 생성해 준다. 음액이 부족하면 오장의 기능이 떨어져 어지럽거나 눈이 침침해지고 귀에서 소리가 들린다. 또한 머리카락이나 수염이 일찍 희어 진다. 열매로 환을 지어 1일 3회 30~40알을 복용하거나 발효액을 꾸준히 음용한다.

팔다리가 뻣뻣한 각기병 및 견비통

뽕나무에는 신경과 근육활동에 필요한 비타민 B₁(티아민, thiamin)이 풍부하게 함유되어 있다. 우리 몸의 풍사(風邪)와 습사(濕邪)를 없애주고 경락을 잘 통하게 할 뿐만 아니라 관절을 튼튼하게 하고 통증을 완화한다. 다리가 뻣뻣하고 잘 움직이지 못하는 마비증상의 각기병, 통증을 동반한 견비통에 좋다. 1일 가지 9~15g을 달여 먹는다.

당뇨병

뽕나무는 우리 몸의 진액을 생성하는 작용이 우수하기 때문에 입이 자주 마른다거나 당뇨병으로 물을 자주 들이키는 사람에게 좋다. 열매로 환을 지어 1일 3회 30~40알을 복용하거나 1일 뿌리껍질 6~12g을 달여 음용한다.

가래, 해수, 천식

뽕나무는 폐의 진액을 보충하여 폐열(肺熱)을 내리고 폐기(肺氣)가 잘 순환되도록 도와준다. 기침을 삭이고 천식을 가라앉히는 효능이 탁월하다. 폐열이나 진액 부족으로 끈적끈적한 가래가 나온다거나 기침, 천식, 객혈, 토혈, 혈뇨, 각혈에 좋다. 1일 잎 5~9g을 달여 복용하거나 환을 지어 1일 3회 30~40알을 먹는다. 1일 뿌리껍질 6~12g을 달여 음용한다.

간열(肝熱)로 눈이 침침하거나 붉게 충혈될 때

뽕나무는 간담(肝膽)의 열을 식혀 주는 효능이 우수하다. 간이 열을 받게 되면 눈이 침침하고 어지러울 뿐만 아니라 눈이 붉게 충혈 되는 등 눈병이 자주 발생한다. 1일 잎 5~9g을 달여 복용하거나 환을 지어 1일 3회 30~40알을 먹는다.

기타

뽕나무는 고혈압, 고지혈증 등 혈관질환, 고열을 동반한 두통, 감기 몸살, 소변불리, 부종 등에 좋다.

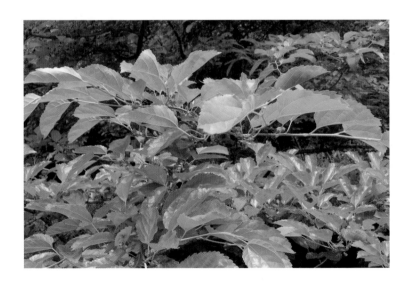

피부에 영양을 공급하여
고운 살결을 만들어 주는

약모밀 魚腥草

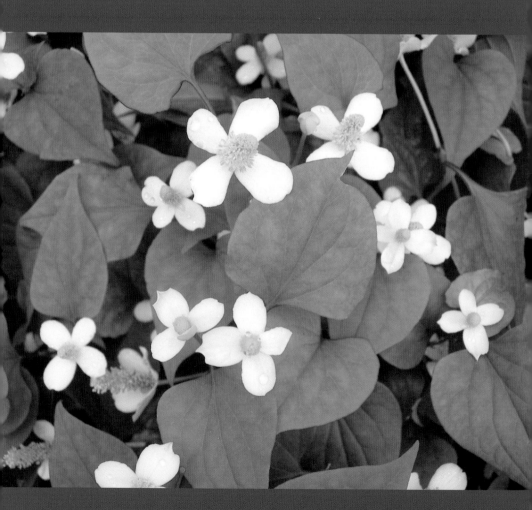

오랜 옛날 제주도에 불의 신인 화산(火山)에게는 건장한 아들이 있었고, 바다의 왕인 수(水)에게는 예쁜 공주가 있었다. 두 사람은 서로 열렬히 사모하여 결혼을 약속했다. 그러자 한라산 산신할머니가 불과 물은 상극이기 때문에 결혼을 하게 되면 큰 화를 불러온다면서 적극 반대했다. 두 사람은 산신할머니의 만류에도 아랑곳하지 않고 매일 달콤한 사랑을 나누었고 공주는 임신을 하였다. 그러나 달콤한 행복도 잠시, 공주가 출산 중에 사망을 하는 안타까운 일이 벌어진다.

화산의 아들은 비운의 죽음을 맞이한 공주를 바다가 한눈에 내려다보이는 양지바른 곳에 고이 묻어 주었다. 이듬해 공주의 무덤 주변에는 잎과 줄기에서 심한 물고기 비린내가 나는 이름 모를 식물이 자라났는데, 사람들은 이 풀을 공주가 죽어서 환생한 것으로 여겼다고 한다. 이 일화에 등장한 식물이 바로 약모밀[어성초(魚腥草)]이다.

1945년 제2차 세계대전 당시 일본 히로시마와 나가사키에 원자폭탄이 투하되어 잿더미가 되었다. 이듬해 두 가지 식물이 싹을 틔우고 올라왔는데 쑥과 약모밀이다. 약모밀은 지상부가 불에 타 없어도 뿌리 일부가 살아 있으면 다시 싹을 틔울 정도로 강인한 생명력을 갖고 있다.

약모밀은 끈질긴 생명력을 가진 식물로 이름이 높을 뿐만 아니라 오래전부터 피부를 매끄럽게 하고 고운 살결을 만들어 주는 피부미용제로도 잘 알려져 있다. 중국 송(宋)나라 진원정(陳元靚)의 《사림광기(事林廣記)》에 피부외용제인 옥녀도화분(玉女桃花粉)의 처방

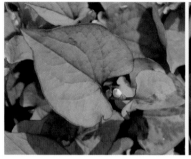
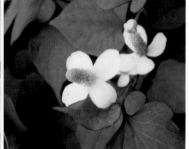

약모밀 잎   약모밀 꽃

이 실려 있는데 핵심 약재가 바로 약모밀이다. 당(唐)나라 최초의
여황제인 측천무후(則天武后)는 약모밀로 피부 관리를 한 덕분에 80
세까지 아름다운 용모를 유지할 수 있었다고 한다.

　약모밀은 삼백초과 약모밀속 여러해살이 초본식물로 전 세계적
으로 동아시아에 1종이 분포한다. 우리나라는 이 식물이 오래전에
귀화하여 토착화된 것인데 울릉도, 제주도, 남부 지방의 응달지고
습한 곳에 자생한다. 요즘은 전국적으로 재배를 많이 하다 보니 내
륙에서도 흔히 볼 수 있다.

　약모밀은 20~50cm 정도로 자란다. 잎은 어긋나고 넓은 달걀 모
양의 심장형으로 줄기에 달리는데 끝이 뾰족하고 가장자리는 밋밋
하다. 턱잎이 잎자루 밑부분에 붙어 있다. 고구마 잎과 줄기를 닮았
다. 5~6월에 꽃줄기 끝에 흰 꽃이 피고 지면 8~9월에 연한 갈색의
열매가 달린다. 뿌리줄기는 흰색으로 옆으로 뻗어나가는데 잔뿌리
가 많이 달린다. 손으로 잎과 줄기를 만지면 심한 비린내가 가시지
않으므로 채취할 때는 장갑을 낀다.

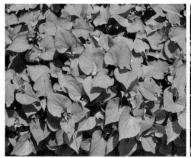
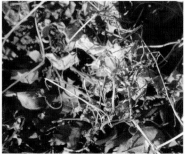

약모밀(여름)　　　　　　　　　　약모밀(겨울)

　약모밀은 메밀과 닮았는데 약으로 쓰여 약메밀로 부르다가 약모밀이 되었다. 잎과 줄기를 만지거나 자르면 물고기 비린내가 진하게 나서 어성초(魚腥草), 효능이 좋은 중요한 약이라 하여 중약(重藥), 잎이 자주색으로 물들어 있고 비린내가 나서 자배어성초(紫背魚腥草), 전초에서 돼지우리에서 나는 냄새가 난다 하여 취저소(臭猪巢), 일본에서는 10가지 질병을 치료하는 약이라 하여 십약(十藥)이라고 부르는데, 민간에서 쓰는 제1의 약용식물이다. 중국에서는 즙채(蕺菜)라고 한다. 진(秦)나라 시절에 어성초를 저자(葅子) 즉 젓갈과 같은 냄새가 나서 저(葅)라는 단어를 썼는데 즙(蕺)과 음이 비슷하다 보니 즙채(蕺菜)로 부르게 되었다.

　《동의보감》에는 약모밀에 대해 "오줌독으로 생긴 헌 데를 치료한다."라고 쓰여 있다. 《본초》에는 "사람들이 생것으로 먹기 좋아하나 많이 먹으면 양기(陽氣)를 상한다."라고 적혀 있다. 《본초강목》에는 "열독과 옹종, 치질, 탈항을 치료한다."라고 기록되어 있다.

　약모밀에는 데카노일아세트알데하이드(decanoylacetaldehyde), 메

틸엔노닐케톤(methyl-N-nonylketone), 퀘르세틴(quercetin), 퀘르시트린(quercitrin), 폴리페놀(polyphenol), 아리스토락탐 A,B(aristolactam A,B), 스프렌디딘(splendidine), 루틴(rutin), 마이르센(myrcene), 라우리알데히드(lauryaldehyde), 카프릭엑시드(capric acid) 등의 성분이 함유되어 있다.

약모밀은 우리 몸의 열을 내려 주고 해독작용을 한다. 혈액순환을 활발하게 하고 모세혈관을 튼튼하게 한다. 피부사상균에 대한 항균, 항바이러스 및 항염증작용을 한다. 암세포주에 대한 세포독성 등 항암 및 이뇨작용이 우수하다.

한방에서는 약모밀의 잎과 줄기 등 지상부[어성초(魚腥草)]를 약재로 쓰고, 우리 몸의 열을 내려주는 청열약(清熱藥) 중 청열해독약(清熱解毒藥)으로 분류한다. 맛은 맵고 성질은 차다. 우리 몸의 폐를 이롭게 하는 약재이다.

약모밀은 지상부 외에 뿌리도 약재로 쓸 수 있다. 어린잎은 생으로 쌈을 싸서 먹거나 생즙을 내어 마실 수 있으나 비린내는 감수해야 한다. 잎을 덖어 차로 우려내어 음용한다. 잎과 줄기를 말려 물에 달여 마시거나 가루 내어 환을 지어 먹는다. 잎과 줄기를 말리거나 덖으면 비린내가 거의 나지 않는다. 줄기와 잎을 설탕과 1 : 1 비율로 재어 발효액을 만들어 복용해도 된다. 잎은 앞뒤가 진한 자주색일수록 약효가 더 좋다.

뿌리는 가을부터 이듬해 봄에 채취해서 말려 달여 먹는다. 35도 술에 담가 마셔도 된다. 지상부와 뿌리 등 전초를 말려 가루 내어

비누나 팩을 만들어 써도 된
다. 약모밀은 찬 성질로 평소
속이 냉하고 소화력이 약하
거나 식욕이 없는 사람이 다
량을 장복하면 체력이 더 떨
어진다거나 설사를 할 수 있
다. 오래 달이게 되면 정유성

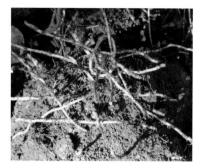
약모밀 뿌리

분이 날아가 버려 약효가 떨어지므로 20~30분 정도 달여서 쓴다.

 몇 년 전 언론에 약모밀과 자소엽, 녹차잎 등 3가지 약초를 이용
하여 탈모를 예방하고 치료할 수 있다고 보도된 적이 있다. 약모밀
은 피부사상균에 대한 항균작용, 항바이러스작용, 모세혈관 확장작
용, 항산화작용을 한다. 피부에 생긴 각종 세균의 증식을 억제하고
모공을 확장하여 충분한 영양을 공급해 주기 때문에 탈모 예방 보
조제로써 역할을 하는 것이지 발모촉진제는 아니다.

 약모밀은 내한성이 강해 전국 어디서나 재배가 가능하다. 직사
광선이 내리쬐지 않는 반 음지로 통풍이 잘되고 보습력과 부식질
이 풍부한 사질 양토가 적지이다. 약간 그늘진 정원 모퉁이나 자투
리땅에 심으면 좋다. 가을에 열매를 채종했다가 이듬해 봄에 흐르
는 물에 1~2일 정도 담갔다가 파종을 한다. 줄기나누기는 여름에
왕성하게 자랐을 때 20cm 정도로 잘라 물속에 담가 놓으면 뿌리가
내리는데, 이때 옮겨 심거나 흙속에 묻어 두면 발근이 되면서 새순
이 올라온다. 뿌리나누기는 가을이나 이듬해 봄에 10~15cm 길이

로 잘라 흙속에 3~5cm 깊이로 눕혀 묻는다. 약모밀은 뿌리나누기로 번식을 하면 쉽게 대량 번식을 할 수 있다.

　약모밀은 잎과 줄기에서 강한 비린내가 나기 때문에 병해충이 발생하지 않고, 비료를 줄 필요도 없을 정도로 토양에 잘 적응한다. 번식력이 왕성하여 몇 포기만 심어 놓아도 몇 년이 지나면 약모밀 밭이 될 정도로 군락을 이룬다. 약모밀은 천연항생제로 흑염소, 돼지, 닭 농장 주변에 심어 자연스럽게 뜯어 먹도록 하거나 가루 내어 동물 사료와 함께 섞어 먹이면 면역력 강화에 많은 도움이 된다.

■약모밀로 질병 치료하기

피부트러블 해소 등 피부 미용

약모밀은 혈액순환을 활발하게 하여 모세혈관을 튼튼하게 하고 피부에 영양을 충분히 공급해 줄뿐만 아니라 피부사상균에 대한 항균작용을 한다. 피부를 매끄럽고 윤택하게 하여 피부미용에 좋다. 사춘기 여드름, 뾰루지, 피부트러블로 고생하는 사람에게 좋다. 1일

---

*약모밀 비누와 팩 만드는 방법 : 비누는 비누베이스 500g을 녹인 다음 티스푼 1~2 숟가락의 약모밀 가루를 잘 섞어 틀에 넣어 식히면 된다. 여기에 글리세린과 아카시나 로즈마리 오일, 비타민 E 등을 첨가하면 더 좋다. 팩은 물 300㎖에 약모밀 30g을 넣고 끓여 반절로 줄어들면 꿀과 율무가루 30g을 혼합하면 된다. 이것을 여드름이나 피부 트러블이 생긴 곳에 발라주는데 민감성 피부질환자는 직접 바르지 말고 거즈를 덮은 뒤 그 위에 바른다.

잎과 줄기 12~20g을 달여 음용한다. 전초를 가루 내어 비누나 팩*을 만들어 쓴다. 생즙 또는 진하게 달인 물을 환부에 바르거나 욕조에 붓고 전신욕을 한다. 줄기와 잎을 35도 술에

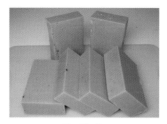

약모밀 비누

담가 15일 정도 지난 다음 고운 천에 걸려 화장수로 써도 된다.

고혈압, 고지혈증 등 혈관질환

약모밀은 일시적으로 혈관을 수축했다가 곧바로 확장하여 혈압을 떨어뜨린다. 고혈압, 고지혈증, 동맥경화 등 혈관질환에 좋다. 1일 잎과 줄기 12~20g을 달여 꾸준히 음용한다.

폐렴, 기관지염 등 폐질환

약모밀은 폐열(肺熱)을 내려주고 열독(熱毒)을 풀어주는 효능이 탁월할 뿐만 아니라 염증을 삭이고 고름을 배출하는 작용이 우수하다. 대·소엽성폐렴, 소아폐렴, 급성기관지염, 폐옹(肺癰)*, 흡인성폐렴이나 기관지 확장증, 폐암 등으로 생긴 폐농양, 괴사성폐렴, 가슴고름집 등에 좋다. 1일 잎과 줄기 12~20g을 달여 꾸준히 음용한다.

---

*폐옹(肺癰, 폐농양) : 풍열(風熱) 등이 체내에 침입하여 폐부(肺部)에 옹양(癰瘍, 종기)이 발생한 질환이다. 기침이 나면서 가슴이 아프고 입안이 마르거나 역한 냄새가 나는 가래가 나온다. 심한 경우에는 피고름을 뱉기도 한다.

지상부와 뿌리를 곱게 가루 내어 환을 지어 1일 3회 30~40알을 복용한다.

담열(痰熱)로 인한 객혈(喀血)

약모밀은 몸 안의 열사(熱邪)와 담(痰, 인체의 기혈이 순조롭게 운행되지 않아서 장부의 진액이 일정 부위에 몰려 걸쭉하고 탁하게 된 것)이 쌓여 생긴 담열(痰熱)을 없애준다. 얼굴이 붉고 고열과 함께 기침이 나고 숨이 차면서 가래 끓는 소리가 나거나 피를 토할 때 좋다. 1일 잎과 줄기 12~20g을 달여 음용하거나 생즙을 내어 1일 3회 소주잔으로 한 잔씩 마신다. 지상부와 뿌리를 곱게 가루 내어 환을 지어 1일 3회 30~40알을 복용한다.

폐암 등 암의 예방과 치료

약모밀은 신체의 면역력을 높여주고 폐암세포의 증식을 억제하므로 폐암 등 암의 예방과 치료에 좋다. 1일 잎과 줄기 12~20g을 달여 꾸준히 음용한다. 지상부와 뿌리를 곱게 가루 내어 환을 지어 1일 3회 30~40알을 복용한다.

소변이 잘 나오지 않거나 온몸이 붓는 부종

약모밀은 우리 몸의 열을 내려 주고 체내의 습한 기운이나 불순물 등을 소변으로 배출하는 해독작용이 강하다. 오줌을 눌 때 열이 나고 통증이 있다거나 소변 줄기가 시원치 않고 방울방울 떨어지는 증상, 온몸이 붓는 부종에 좋다. 1일 잎과 줄기 12~20g을 달여 꾸준히 음용한다.

기타

약모밀은 변비, 복통설사, 축농증, 화농성관절염, 소화불량, 독충에 쏘였거나 독사한테 물렸을 때, 치질 등에 좋다.

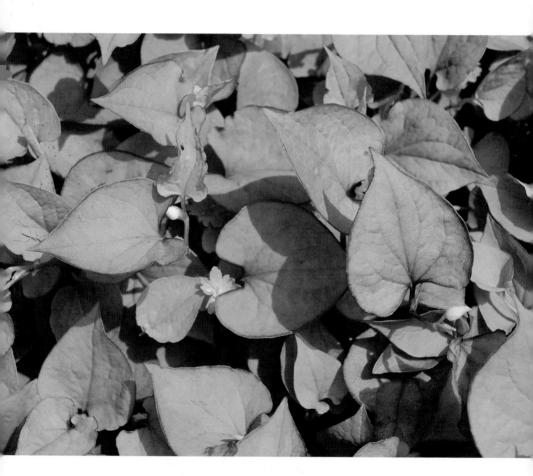

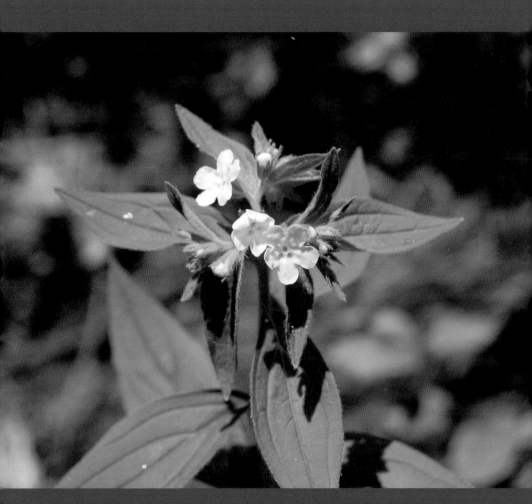

05

피부질환에
뛰어난 효능을 발휘하는

지치 紫根

옛날 어떤 사람이 산에 올라 팔뚝만한 식물 뿌리를 캐 먹고 혼수상태에 빠졌다가 3일 만에 깨어나 집으로 무사히 돌아왔다고 한다. 또 어떤 수도자는 이 식물 뿌리를 캐 먹고 잠이 들었다가 이틀 만에 깨어났더니 고질병인 두통, 축농증, 만성 장염이 깨끗하게 나았다고 한다. 더 재미있는 것은 이 수도자의 제자가 스승이 먹다 남은 뿌리 절반을 먹었는데, 이 제자도 쓰러졌다가 하루 만에 깨어났고 이후 허약한 몸이 매우 튼튼해졌다고 한다.

또한 하늘과 땅의 음한(陰寒) 기운을 받은 식물, 산삼에 버금가는 신비의 식물, 신선이 먹었던 식물, 오래 묵은 뿌리에는 물이 가득 들어 있는데 이 물은 만병통치약, 한겨울 눈이 쌓이면 주변 눈을 빨갛게 물들이는 식물 등 이 식물에 얽힌 일화나 수식어가 많은데 이것이 바로 지치이다.

하지만 아무리 오래 묵은 지치라 하더라도 팔뚝만한 뿌리가 있을 리 만무하다. 지치는 뿌리 구조가 물이 고일 수 없는 형태이고 목질화 되어서 생으로는 먹을 수도 없다. 또한 지치에는 유독성분이 없고, 사람을 2~3일간 정신을 잃게 하는 성분도 없다. 이러한 일화나 수식어는 지치가 그만큼 보기 드문 약용식물이기 때문이다.

지치는 반 양지식물로 주변에 키가 큰 식물이 없어야 하는데 요즘처럼 산불이 나지 않고 수림이 우거진 환경에서는 번식이 잘되지 않는다. 오래전부터 산삼에 버금가는 신비의 약초로 유명세를 타는 바람에 무분별하게 채취되어 자생지가 많이 훼손되었다. 우리 선조들은 지치를 자색염료로 활용하거나 설, 추석 등 명절 음식

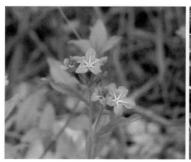
반디지치

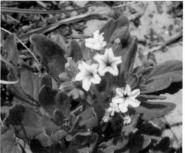
모래지치

에 아름다운 색을 낼 때, 결혼식을 올리는 신부의 얼굴에 바르는 연지곤지 등 우리 겨레와 친숙한 식물이다. 요즘은 여성들의 립스틱 등 화장품 원료나 전남 진도 특산주인 홍주(紅酒)를 만들 때 쓴다.

한방에서 지치는, 자운고(紫雲膏)*라는 화상 및 피부질환 치료 연고제의 중요한 약재로 사용된다. 자운고는 중국 명(明)나라 시대 외과 전문서인《외과정종(外科正宗)》에 윤기고(潤肌膏)라 하여 피부를 자윤(滋潤)하고, 건선으로 인한 가려움증 등에 사용하는 고약으로 소개되어 있다. 지금은 윤기고 처방에 다양한 약재를 첨가하거나 대

---

*자운고 만드는 방법 : 밀랍 200g(겨울에는 175g), 해바라기씨 등 식물성 기름 500㎖, 지치와 당귀 각 50g의 약재를 준비한다. 식물성기름을 비커나 냄비에 넣고 열을 가한다. 기포가 올라오면 밀랍을 넣고 용해시킨다. 완전히 용해되면 당귀를 넣고 저어주는데 당귀가 마르면서 겉이 약간 검은색으로 변하면 건져낸다. 마지막으로 지치를 넣으면 용액이 선명한 적자색으로 변하는데 지치도 겉이 마르면서 약간 검은색으로 변하면 건져낸다. 이 용액을 고운 철체로 걸러 용기에 부어 서늘한 곳에 놓으면 응고된다.

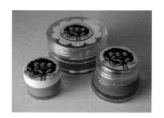

체하여 자운고라는 피부질환 연고제를 만들어 널리 상용하고 있다.

자운고는 피부의 염증을 삭이고, 통증을 줄이며, 새살을 돋게 하는 탁월한 효능이 있다. 가정상비약으로 자운고를 만들어 놓으면 화상, 동상, 겨울철 입술이 틀 때, 아토피성피부염 등 피부질환에 다양하게 쓸 수 있다. 한방에서는 고초법(枯焦法, 약재를 말려 겉이 약간 까맣게 되도록 만드는 방법)을 활용하여 자운고를 만든다.

지치는 지치과의 여러해살이 초본식물로 중국, 러시아 등 전 세계적으로 2,000여 종이 분포한다. 우리나라에는 중부 이북의 산지에 나는 당개지치, 해변가 모래땅에서 자라는 모래지치, 산이나 양지바른 풀밭에서 볼 수 있는 반디지치, 전국의 높은 산에 나는 지치 등 22종이 자생한다. 30~70cm 정도로 자란다. 잎은 잎자루가 없이 어긋나게 달리고 가장자리는 밋밋하다. 줄기는 곧게 서고 중간에 가지를 치는데 흰 털이 많이 달려 있다. 5~6월에 흰 꽃이 피고 지면 8~9월에 열매가 달린다. 뿌리는 땅속으로 깊게 들어가거나 옆으로 뻗어나가는데 다른 식물과 달리 뿌리 겉면에 자색의 색소가 묻어 있어 손으로 만지기만 해도 물이 든다. 겉껍질 대신에 자색 색소가 진하게 묻어 있는 것이다.

지치는 뿌리가 자색인 풀이어서 자초(紫草)로 부르다가 지치로 변한 것이다. 자색 뿌리를 약재로 써서 자초근(紫草根), 자근(紫根), 뿌리가 붉은 자색이어서 홍자초(紅紫草) 또는 자단(紫丹), 땅속뿌리에 붉은 피가 묻은 것처럼 보여 지혈(地血), 뿌리는 자색이고 줄기에 솜털이 달려 자초용(紫草茸), 신비의 영약이라 해서 지초(芝草), 지추

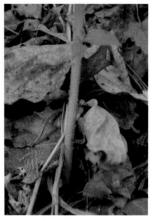
솜털이 달려 있는 지치 줄기

등 다양한 이름으로 불린다.

《동의보감》에는 지치에 대해 "오달(五疸)*을 낫게 하고, 오줌을 잘 나가게 하며 배가 붓거나 그득한 것을 내린다. 악창(惡瘡, 악성 종기나 부스럼), 와창(蝸瘡, 손가락이나 발가락 사이에 뾰루지가 나서 몹시 가렵고 아픈 질환), 버짐, 면사(面皶, 얼굴 여드름), 어린이 홍역과 마마를 낫게 한다."라고 기록되어 있다. 《본초》에는 "산과 들에서 자라는데 자줏빛으로 물들이는데 쓴다. 음력 3월에 뿌리를 캐어 그늘에 말려 술에 씻어 쓴다."라고 쓰여 있다.

지치에는 붉은색 색소 성분인 시코닌(shikonin), 알칸닌(alkannin), 아세틸시코닌(acetylshikonin), 이소부티릴(isobutyryl), 알란토인(allantoin), 리토스페르만(lithosperman), 루틴(rutin) 등의 성분이 함유되어 있다.

지치는 표피암세포의 사멸을 촉진하고 면역력을 증강한다. 혈액 순환을 활발하게 하여 혈압을 떨어뜨린다. 심장을 튼튼하게 하고

----

* 오달(五疸) : 담즙(膽汁) 색소(色素)가 혈액(血液) 속으로 들어가 온몸과 눈, 소변이 누렇게 되는 황달(黃疸), 음식 조절을 잘못하여 체했거나 습열사(濕熱邪)가 중초(中焦)에 몰려 몸과 눈이 노래지면서 가슴이 답답하고 그득한 곡달(穀疸), 술을 지나치게 마셔 생긴 주달(酒疸), 지나친 성생활 또는 피로누적으로 발생한 여로달[女勞疸, 또는 색달(色疸)], 누런 땀이 나서 옷이 물드는 황한(黃汗) 등 5가지 황달을 말한다.

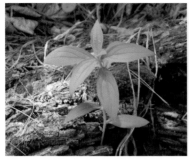
지치 어린잎

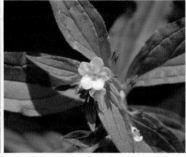
지치 꽃

혈당을 낮춘다. 우리 몸의 열을 내리고 항진균, 항바이러스 등의 효능이 있다.

한방에서는 지치 뿌리[紫根(자근)]를 약재로 쓰고, 우리 몸의 열을 내려주는 청열약(淸熱藥) 중 청열양혈약(淸熱凉血藥)으로 분류한다. 맛은 달고 짜며 성질은 차다. 우리 몸의 심장과 간장을 이롭게 하는 약재이다.

지치는 뿌리 외에 잎이나 줄기, 꽃도 약재로 쓸 수 있다. 어린잎과 줄기는 그대로 채취하여 물에 달여 마신다. 뿌리는 가을부터 이듬해 봄까지 채취하여 겉에 묻은 흙을 솔이나 칫솔로 살살 문질러 털어 내거나 살짝 물을 묻혀 이물질을 씻어낸다. 지치의 뿌리 겉 부분은 자주색 색소로 덮여 있어 손으로 살짝 만지기만 해도 붉게 물이 들기 때문에 손질 시 1회용 비닐장갑을 사용하면 좋다.

35도 술에 잎과 줄기와 뿌리를 담그면 금세 자주색의 물이 우러나오다가 6개월 정도 지나면 새까맣게 변한다. 뿌리를 달여 차처럼 마실 수도 있고 그 물로 물김치, 떡, 전을 만들면 아름다운 자주색

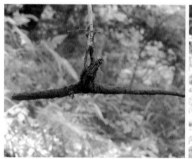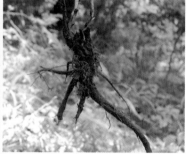

지치 뿌리

으로 음식을 물들일 수 있다. 옷감을 염색할 때 천연염색 재료로 쓴다. 지치는 적당량을 사용하면 강심작용을 하지만, 과량을 쓰면 오히려 억제작용을 한다. 찬 성질을 가지고 있으므로 비장이 허약하여 무른 변을 보는 사람은 복용량을 초과하지 않도록 한다.

과거에는 지치 재배가 매우 어려웠으나 요즘은 몇몇 지자체에서 인공 재배에 성공하여 농가에 재배기술을 전수하고 있고, 충북 제천과 전남 진도에서 재배를 하고 있다. 지치 씨앗은 9월경에 열매를 채종하는데, 자연에서는 채종이 어렵기 때문에 지자체 농업기술센터나 재배 농가에서 지원을 받는다. 묵은 씨앗은 발아율이 저조하므로 햇씨앗을 구해 물에 담가 위로 뜨는 것은 건져내고 물속에 가라앉는 것을 종자로 쓴다.

씨앗을 그대로 직파하면 발아가 잘되지 않고 설사 발아가 되더라도 뿌리썩음병으로 고사하는 경우가 많다. 씨앗은 파종 전에 흐르는 물에 2~3일 정도 담가 두었다가 꺼내 수분이 마르지 않도록 물을 묻힌 수건이나 천을 덮어 하루 정도 따뜻한 곳에 두면 씨눈이 벌

어지는데 이것을 파종한
다. 파종은 봄 파종과 여름
파종 두 가지 방법이 있는
데, 파종하기 전 비닐하우
스 안에 40cm 정도의 두
둑을 만들고 10~20cm 간
격으로 2~3알을 2cm 깊

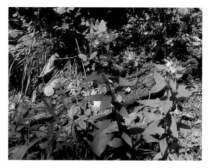
지치

이로 묻고 흙을 덮어 주되 한 줄부터 세 줄까지 줄뿌림을 한다.

봄 파종은 4월 상순부터 5월 상순 사이에 씨눈이 벌어진 씨앗을
파종한다. 지치는 더위와 습기, 농약 등 환경에 아주 민감한 식물이
다. 여름 장마철에 뿌리썩음병이 발생하지 않도록 차광막을 설치
해 주면 생존율을 높일 수 있다. 여름 파종은 고온다습한 여름 장마
가 끝난 7월 중순에 파종을 해서 그해 겨울을 넘기면 뿌리썩음병을
크게 줄일 수 있다. 발아하여 줄기가 5~6cm 되었을 때 솎아내고
비바람에 어린잎의 뒷면에 흙이 붙지 않도록 유의한다.

지치의 자생지를 보면 고도가 높은 산 능선 아래 약간 그늘진 곳
으로, 배수가 잘되는 양토*나 돌밭이다. 지치는 평지나 기온이 높은
곳은 싫어하고 밤에 서늘한 공기가 유입되는 곳을 좋아하여 북서
쪽 산간지방의 약산성 양토나 식양토에서 많이 볼 수 있다.

＊양토 : 적당량의 모래와 점토가 함유된 것으로 토성이 좋아 모든 작물에 적합하다. 식
양토는 점토량이 37.5~50% 정도 포함된 것을 말한다.

지치는 시비량이 많으면 뿌리 생장이 빠르나 2년째 되는 해부터 생존율이나 품질이 떨어진다. 질소 비료를 너무 과다하게 주면 뿌리가 튼튼하지 않고 지상부만 웃자란다. 비닐하우스 재배 시 지치는 생장 속도가 빨라 곧게 자란 줄기가 넘어질 수 있으므로 고추재배하듯이 중간에 두 줄 정도로 묶어 주면 넘어지는 것을 막을 수 있다.

지치는 파종 후 3년째 되는 가을이나 4년째 되는 봄에 수확을 하는데 가을 수확은 지상부가 고사하고 땅이 얼기 전에 수확한다. 지치 재배에 성공하려면 장마철 고온다습한 환경에 장기간 노출되지 않도록 차광막과 배수 관리를 철저히 하고, 최대한 자연 상태와 유사한 조건을 만들어 주는 것이 중요하다.

지치는 우리 선조들이 오래전부터 식용이나 약용으로 애용해 왔던 식물로 음료나 술뿐만 아니라 건강기능식품으로도 개발가치가 높다. 무턱대고 재배를 하기 보다는 일부 지자체에서 실시하는 기술교육을 이수하거나 재배 농가로부터 지원을 받아 재배하면 좋을 것이다.

■ 지치로 질병 치료하기

아토피성피부염 등 피부질환
지치는 항균 및 항바이러스작용을 한다. 화상이나 동상, 피부에 생긴 버짐, 아토피성피부염, 습진, 백전풍, 남녀 생식기 가려움증 등 피부질환에 좋다. 1일 뿌리 5~9g을 달여 복용한다. 자운고를 만들어 환부에 바르면 더 좋다.

피부암 등 암의 예방과 치료
지치는 면역력을 강화하고 암세포의 사멸을 촉진한다. 피부암, 자궁암, 갑상선암, 간암 등 암의 예방과 치료에 좋다. 1일 뿌리 5~9g을 달여 꾸준히 음용한다.

알코올 및 중금속 해독
지치는 해독작용이 우수하여 농약, 약물, 항생제, 중금속, 알코올 중독을 해소해 준다. 1일 뿌리 5~9g을 달여 꾸준히 복용한다. 1일 청미래덩굴 뿌리 20~40g을 함께 달여 복용하면 더 좋다.

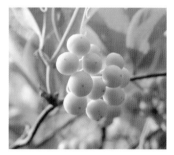
청미래덩굴

고혈압, 관상동맥경화증 등 혈관질환
지치는 혈액순환을 활발하게 하고 혈중 콜레스테롤 수치를 낮추며 심장기능을 튼튼하게 한다. 고혈압, 고지혈증, 관상동맥경화증, 부정맥 등 혈관질환에 좋다. 1일 뿌리 5~9g을 달여 복용한다.

당뇨병

지치는 췌장기능을 강화하여 인슐린 분비를 촉진하므로 당뇨병에 좋다. 1일 뿌리 5~9g을 달여 상복한다.

대변과 소변이 잘 나오지 않을 때

지치는 장을 윤택하게 하고 이뇨작용이 탁월하여 대변과 소변 등의 배변활동을 원활하게 한다. 1일 뿌리 5~9g을 달여 꾸준히 복용한다.

기타

자초는 간염 등 염증성질환, 비만, 여성의 냉대하, 빈혈, 소화불량, 코피 등 출혈성질환 등에 좋다.

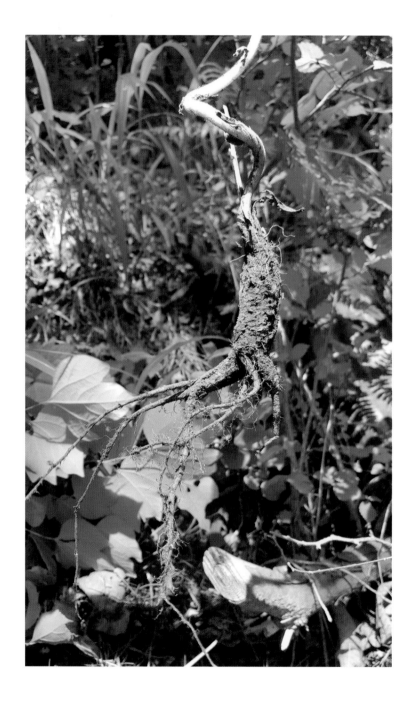

06

폐의 진액을 생성하여
기침을 멈추게 하는

더덕 羊乳根

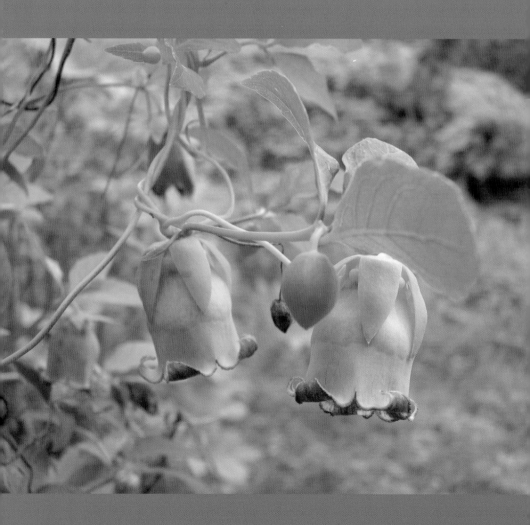

우리나라는 봄, 여름, 가을, 겨울 등 4계절이 뚜렷하다 보니 예로부터 제철 음식에 맞는 요리가 발전해 왔다. 새싹이 움트고 꽃이 피는 봄에는 주로 나물을, 한여름에는 무더위를 이기고 입맛을 돋우기 위해 시원한 냉채 음식을, 오곡백과가 무르익은 가을에는 햇곡식으로, 겨울에는 한 해 농사를 마무리 짓고 수확한 것으로 제철에 맞는 음식을 해 먹었다. 우리 땅에서 나는 제철 음식 재료는 기름진 땅에서 자라 영양이 풍부하고 우리 몸에 맞는 최고의 건강식품이다.

우리 선조들이 즐겨 먹었던 제철 음식 재료가 많은데 그중 하나인 더덕은 향이 진하고 영양분이 풍부한 약용식물이다. 더덕은 서민에서부터 임금님의 수라상에 이르기까지 자주 올랐던 식재료이다. 고려 인종 1년(1123년) 송(宋)나라 사절로 왔던 서긍(徐兢)은 귀국 후 《고려도경(高麗圖經)》이라는 책을 저술했는데, "궁에서 매일 내놓는 나물 중에 더덕이 있었다. 약으로 쓰지 않고 음식으로 내 놓는데 그 모양이 크고 살이 부드러워 맛이 있었다."라고 기술했다. 당시 중국은 더덕을 약용으로만 써 왔으나 고려 사람들은 약용 외에 음식으로 만들어 먹는다고 기록한 것이다. 조선 세종 때 편찬(1431년)된 《향약채취월령(鄕藥採取月令)》, 숙종 시절(1674~1720년) 홍만선의 《산림경제(山林經濟)》 등 많은 책에 더덕의 약효와 재배법 등이 등장한 것으로 보아 더덕은 오래전부터 우리 민족으로부터 사랑을 받았다.

더덕은 초롱꽃과의 여러해살이 덩굴성 초본식물로 중국, 인도 등 동아시아에 40여 종이 분포한다. 우리나라에는 더덕과 비슷하나 꽃부리 안쪽에 갈자색 반점이 없는 푸른더덕, 줄기와 잎은 더덕을

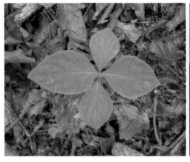
더덕 어린잎

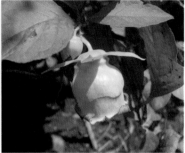
더덕 꽃

닮았는데 뿌리가 도라지처럼 생긴 만삼, 뿌리가 공처럼 동그란 소경불알 등 4종이 자생한다.

더덕은 숲속 양지바른 곳, 부식질이 풍부하고 주변 습도가 높지만 중간키 정도의 숲이 우거진 곳에서 볼 수 있다. 더덕의 새순은 1~2월부터 땅속에서 솟아나오기 시작하여 추위가 채 가시기도 전에 땅위로 뻗어 올라온다. 잎은 어긋나고 줄기에 4개의 잎이 돌아가면서 달린다.

줄기는 2~5m 정도로 길게 뻗는데 덩굴손이 있어 주변의 나무나 식물을 칭칭 감고 자란다. 7~8월에 초롱 모양의 꽃이 땅을 향해 피고 지면 10~11월에 열매가 달린다. 뿌리는 굵고 하얀 실뿌리가 많이 달려 있는데 땅속으로 깊게 내린다. 줄기나 뿌리, 잎을 꺾으면 하얀 진액이 흘러나오고 식물 전체에서 은은하고 매혹적인 향이 난다. 더덕은 줄기나 잎을 살짝만 건드려도 진한 향이 물씬 풍길 뿐만 아니라 산속을 거닐다 바람을 타고 온 더덕 향을 맡게 되면 발걸음을 멈추고 주변을 살피게 된다.

더덕이라는 명칭은 뿌리 전체에 달려 있는 혹의 모양이 마치 두꺼비 등처럼 덕지덕지 붙어 있다 하여 더덕으로 불리게 되었다고 한다. 옛 의서에는 더덕을 가덕(加德)이라고 표기했는데 더할

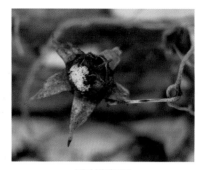

더덕 열매(겨울)

가(加)와 덕(德)을 합해 더덕으로 읽게 되었다는 설도 있다.

더덕의 잎과 줄기, 뿌리를 자르면 양의 젖처럼 액즙이 흘러나와 양유근(羊乳根), 액즙이 소의 젖 같다하여 우내자(牛奶子), 줄기에 잎이 4장씩 붙어 있는데 뿌리가 인삼처럼 생겨 사엽삼(四葉參), 땅속의 뿌리가 만삼과 비슷하여 토당삼(土黨參), 땅속에서 자라는데 겉껍질이 황색이라서 지황(地黃), 산에서 자생하는데 겉껍질이 바다의 소라껍질처럼 생겨 산해라(山海螺), 백하거(白河車) 등 다양한 이름으로 불린다.

더덕을 사삼(沙參)으로 표기하고 일부는 그대로 유통되기도 하나 이것은 잘못된 것이다. 사삼은 잔대뿌리를 말하는 것인데《동의보감》〈탕액편(湯液篇)〉에 더덕을 사삼으로 표기해 놓은 부분이 있다. 이 말은 더덕이 잔대뿌리와 형태가 흡사하고 효과가 비슷하여 사삼의 대용품으로 쓸 수 있다는 의미이다. 더덕은 양유근으로 불러야 맞는 말이다.

더덕에는 사포닌(saponin), 이눌린(inulin), 니아신(niacin), 비타민

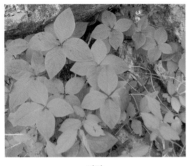
더덕

B₃, 수분, 단백질, 당질, 섬유질, 회분, 칼슘, 인, 철 등의 성분이 함유되어 있다. 더덕은 자양강장 효과가 있어 피로회복이나 성 기능을 향상한다. 우리 몸의 열을 내려주고 해독작용을 한다. 진액을 생성하여 폐를 윤택하게 하고 기침을 멈추게 한다. 동물실험에서 혈액의 적혈구 및 헤모글로빈 수치를 증가시킬 뿐만 아니라 콜레스테롤 수치를 낮춰 혈압을 떨어뜨리는 것이 확인되었다.

《명의별록》에는 더덕에 대해 "현기증이나 두통을 다스리고 원기를 북돋워 준다. 근육을 튼튼하게 한다."라고 기록되어 있다. 《중약대사전》에는 "부기를 가라앉히고 해독하며 고름을 뽑고 담(痰)을 없애준다. 산모의 젖 분비를 촉진한다."라고 적혀 있다.

한방에서는 더덕뿌리[양유근(羊乳根)]를 약재로 쓰고, 우리 몸의 부족한 것을 보태주고 자양해 주는 보익약(補益藥) 중 보음약(補陰藥)으로 분류한다. 맛은 맵고 달며 성질은 평하다. 우리 몸의 간장, 대장, 폐를 이롭게 하는 약재이다. 더덕은 뿌리 외에 잎과 줄기, 꽃도 약재로 쓸 수 있다. 어린잎은 생으로 먹어도 되고 줄기가 10~20cm 정도 올라왔을 때 채취하여 나물로 무쳐 먹거나 국을 끓여 먹는다. 줄기가 2m 이상 되면 질겨서 먹을 수 없으므로 말려서 달여 마신다. 꽃은 봉오리가 맺혔을 때 따서 덖어서 차로 우려 마시면 향이 일품이다.

　뿌리는 가을부터 이듬해 봄까지 채취하여 깨끗이 씻어 잘게 썰어 말려 달여 먹거나 35도 술에 담가 마시면 더덕주가 된다. 설탕과 1 : 1로 재어 발효액을 만들거나 설탕물에 담가 정과를 만들어 먹는다. 우리 선조들은 더덕을 생채, 자반, 구이, 누름적, 정과, 장아찌 등 다양한 방법으로 애용해 왔다. 음식점이나 관광지 등에 가면 고추장을 발라 구어 먹는 고추장 더덕구이는 일미 중의 일미다.

　더덕은 독성이 없어 안심하고 쓸 수 있는데 약재로 쓸 때는 1일 건조한 뿌리 15~60g이 적당하고, 식품으로 사용할 때는 그 이상을 써도 무방하다. 더덕 뿌리를 식용으로 쓸 때 껍질이 잘 벗겨지지 않기 때문에 돌이나 방방이로 두드려 껍질을 벗기는데 쉬운 방법을 소개한다. 더덕을 깨끗이 씻어 팔팔 끓는 물에 10~30초 정도 담갔다가 꺼내 가로 결 무늬대로 벗기면 손쉽게 겉껍질을 벗길 수 있다.

　더덕은 우리나라 전역에서 재배가 가능할 뿐만 아니라 한방이나 재래시장에서 수요가 많다 보니 전국적으로 많은 농가에서 재배하고 있다. 음지보다는 비교적 서늘한 곳의 양지를 좋아하기 때문에 일교차가 큰 해발 250m 이상이 적지이다. 섬이나 해안지대의 해풍이 심한 곳은 발육이 잘되지 않고 높은 산간지는 일조량이 부족하여 좋은 품질의 더덕을 생산할 수 없다. 더덕을 재배하고 싶으면 10월에 씨앗을 채종하여 그대로 파종하거나 이듬해 봄에 흐르는 물에 1일 정도 담갔다가 파종하면 15~20일 전후로 새순이 올라온다.

　더덕은 뿌리가 직근성으로 곧게 내리기 때문에 토심이 깊고 습도

유지가 잘되면서 배수가 잘 되는 부식질이 풍부한 모래 참흙이 적지이다. 덩굴식물이다 보니 유인재배를 해야 되는데 새순이 올라와서 칭칭 감고 올라갈 수 있도록 주변에 지주나 끈 등 지지대를 만들어 주면 된다.

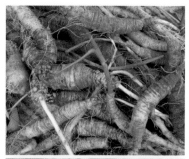
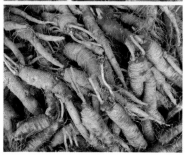

자연산 더덕(위)과 재배 더덕(아래)

예로부터 더덕은 섬유질이 풍부하고 씹히는 맛과 향이 좋아 산에서 나는 고기에 비유되기도 했다. 한겨울에 채취한 자연산 더덕은 산삼에 버금갈 정도로 효능이 높다고 했다. 자연산 더덕과 재배 더덕은 맛과 향에서 비교할 수 없을 정도로 차이가 난다. 약재시장이나 재래시장에 가면 재배 더덕을 자연산으로 둔갑시켜 판매하기도 하는데 구별 방법을 소개한다.

재배 더덕은 노두 부분이 뭉뚝하나 자연산은 끝이 뾰족한 형태이다. 재배 더덕은 2년이 지나면 노두에 여러 개의 줄기가 나오는데 반해, 자연산 더덕은 대부분 한 개이며, 10년 이상 오래되어야만 여러 개의 줄기가 나온다. 시장에서는 줄기를 제거한 뒤 판매를 하므로 노두 부분이 뾰족한지 여부만 보면 쉽게 구별할 수 있다.

■더덕으로 질병 치료하기

폐조(肺燥, 폐가 건조한 증상)로 인한 오래된 마른기침 등 폐질환

더덕은 폐음(肺陰)을 자양하고 진액을 생성하여 폐를 윤택하게 한
다. 폐조(肺燥)로 마른기침이 오래 지속된다거나 목이 쉬고 입이 마
를 때 좋다. 1일 뿌리 15~60g을 달여 먹거나 발효액을 만들어 음용
한다. 도라지 뿌리를 같은 양으로 달여 먹거나 오미자덩굴 열매로
환을 지어 1일 3회 30~40알을 복용하면 더 좋다.

산후(産後)에 젖이 잘 나오지 않거나 적게 나올 때

더덕은 여성이 산후에 장부가 허손(虛損)되어 기혈(氣血)의 순환이
제대로 되지 않고 원기가 부족하여 젖이 잘 나오지 않거나 적게 나
올 때 좋다. 1일 뿌리 15~60g을 달여 먹는다.

폐옹(肺癰, 폐농양) 등 신체 내 종기나 부스럼

더덕은 가래를 삭이고 신체에 생긴 농(膿, 고름)을 배출하는 효능이
탁월하다. 폐나 여성의 유방, 대장이나 소장에 생긴 각종 옹(癰, 고름
이나 염증)에 좋다. 1일 뿌리 15~60g을 달여 먹거나 발효액을 만들
어 음용한다.

고혈압, 고지혈증 등 혈관질환

더덕은 혈액순환을 좋게 하고 콜레스테롤 수치를 떨어뜨리는 작용

이 우수하여 고혈압, 고지혈증에 좋다. 1일 뿌리 15~60g을 달여 먹거나 발효액을 만들어 음용한다. 혈액순환을 좋게 하는 산사나무 열매나 한삼덩굴 전초 10~20g을 같은 양으로 달여 복용하면 더 좋다.

편도선염, 유선염 등 염증성질환

더덕은 항염증작용이 있어 만성기관지염, 편도선염, 유선염 등 염증성질환에 좋다. 1일 뿌리 15~60g을 달여 먹거나 발효액을 만들어 음용한다.

독사나 독충한테 물렸을 때

더덕은 우리 몸의 열을 내려주고 해독작용이 우수하다. 독사나 독충한테 물렸을 때는 더덕을 짓찧어 환부에 붙여주고 1일 15~60g을 달여 복용한다.

기타

더덕은 몸의 정기가 부족하여 생긴 저항력 저하, 성기능 쇠약, 병후 쇠약, 신체허약, 감기 몸살 등에 좋다.

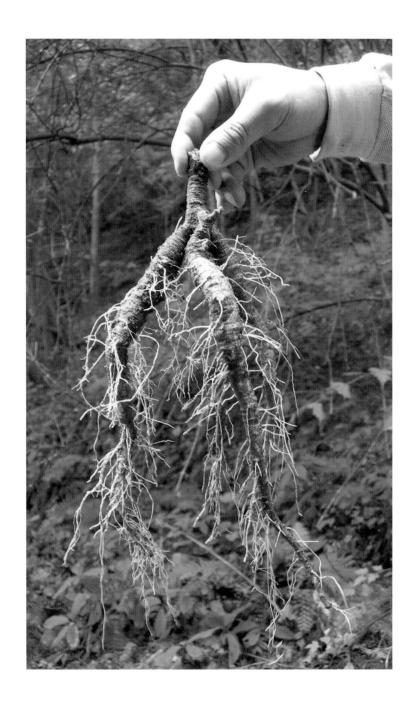

폐 기능을 강화하여
가래를 삭이는

도라지 桔梗

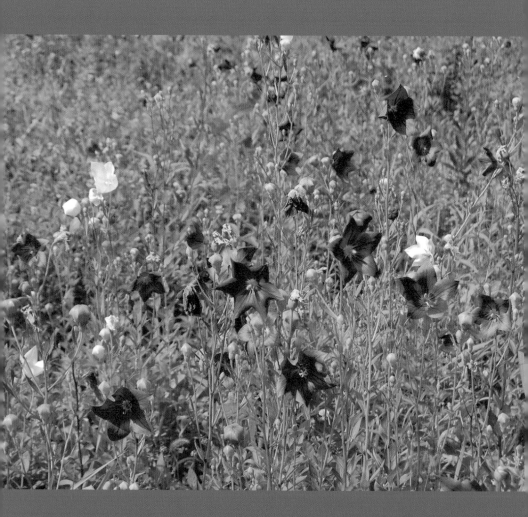

옛날 중국 하남성(河男省) 상성현(商城懸)에 상(商)씨 성을 가진 집성촌이 있었다. 어느 날 마을 사람들이 배가 부어오르면서 가슴이 답답하고, 기침이 멈추지 않는 괴질이 돌아 여러 가지 약을 구해 먹었으나 낫지 않았다. 남자들은 밭에 나가 일을 하지 못하고 여자들은 천을 짤 수 없는 지경에 이르자 마을 사람들은 근심걱정으로 밤잠을 자지 못했다. 이 마을에 마음씨 착한 상풍(商風)이라는 처녀가 있었는데 마을 사람들의 병을 고치려는 일념으로 마을 뒷산에 올라 7일 동안 밤낮으로 무릎을 꿇고 괴질을 낫게 해달라고 빌었다.

마침내 신령을 감동시켰는지 갑자기 강한 회오리바람이 불어와 처녀를 휘감고 인근 사천성(四川省) 아미산(峨眉山) 정상으로 옮겨갔다. 처녀가 정신을 차리지 못하고 어리둥절하고 있는데 산신령이 나타나 한줌의 씨앗을 건네주면서 "이것을 심어 그 뿌리를 캐서 달여 먹으면 마을 사람들의 괴질이 낫게 된다."라는 말을 하고는 사라진다.

처녀 또한 강한 바람과 함께 마을로 되돌아와서 산신령이 준 씨앗을 심었더니 그해 식물이 자라났다. 그 뿌리를 캐서 마을 사람들에게 달여 먹였더니 괴질이 치유되고 예전처럼 건강하게 되었다. 마을 사람들은 상풍이라는 처녀가 산신령을 만나 받아온 것이라 하여 이것을 상접근(商接根)이라고 불렀는데, 이 일화에 등장하는 식물이 바로 도라지이다. 예로부터 중국 하남성 상성현에서 자란 도라지는 뿌리를 절단하면 국화 무늬가 들어 있고, 희고 굵어 최상품으로 취급했다.

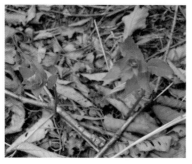
도라지 어린잎

도라지는 오랜 세월 우리 민족과 함께해 왔기 때문에 모르는 사람이 없을 것이다. 정겨운 민요 도라지타령은 일터에서 흥을 돋우기 위해 불렀던 노래이다. 아리랑과 함께 우리나라 사람이라면 누구나 흥얼거릴 수 있는 민족의 얼이 담겨 있다. 도라지는 선조들이 즐겨 먹었던 산나물이자 설이나 추석 등 차례상에 올리는 삼색(三色, 흰색인 도라지, 청색인 미나리, 갈색인 고사리)나물에도 빠지지 않는다. 나물을 무칠 때도 구색을 맞추어 어김없이 들어간다. 그러다보니 도라지하면 나물로만 생각할 수 있지만 폐질환에 효능이 탁월한 약용식물이다.

도라지는 초롱꽃과(도라지과)의 도라지속 여러해살이 초본식물로 중국, 일본, 한국 등 전 세계적으로 아시아에 1종이 분포한다. 우리나라에는 전국의 산과 들에서 볼 수 있는데, 흰 꽃이 피면 백도라지, 꽃이 겹으로 피면 겹도라지, 흰 꽃이 피는 겹도라지를 흰겹도라지, 보라색 꽃이 피는 것을 도라지라고 한다. 과거에는 산과 들의 양지바른 곳에서 흔히 볼 수 있었으나 요즘은 매우 귀하다. 산행 중에 자연 상태의 도라지를 만나면 그렇게 반가울 수 없다. 꽃이 피기 전의 봉오리는 밤길 떠나는 길손의 앞길을 밝혀 주는 초롱처럼 생겼고, 꽃이 활짝 핀 모양은 큼지막한 별이 고향인 하늘을 바라보고 있는 형상이니 말이다.

도라지는 40~100cm 정도로 자란다. 잎은 긴 달걀 모양인데 어긋나고 가장자리에 톱니가 있다. 7~8월에 가지 끝에 크고 아름다운 종 모양의 꽃이 달리는데 꽃잎이 다섯 갈래로 갈라진 별모양이다. 9~10월에 열매가 삭과 (蒴果, 열매 속이 여러 개로 나뉘어 칸 속에 많은 종자가 들어있는 구조)로 달리는데, 그 속에 반질반질 윤이 나는 검은 씨앗이 들어 있다. 뿌리는 직근성으로 희고 굵다. 자연 상태에서 도라지는 대부분 보라색 꽃이 피는데 간혹 흰 꽃이 피는 백도라지도 발견된다. 산도라지 씨앗을 받아 재배를 하면 흰색과 보라색이 같이 핀다.

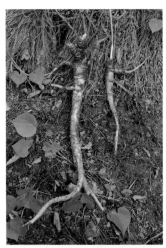
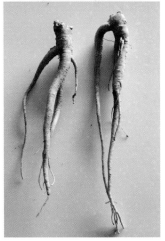

자연산 도라지(위)와 재배 도라지(아래)

자연산과 재배 도라지의 차이점은 노두 아래 1~2cm에 달리는 줄기뿌리의 형태를 보고 구별할 수 있다. 재배 도라지는 원뿌리에 붙은 줄기뿌리가 대각선 방향으로 아래로 향해 있다. 하지만 자연산은 수평으로 즉 양팔을 벌린 것처럼 자란다. 이것은 곧게 서는 지

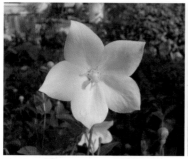
백도라지

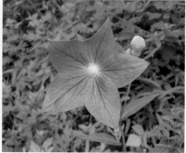
도라지

상부가 모진 바람 등 외부 환경에 뿌리가 흔들리지 않도록 고정하는 역할을 하는 것이다.

도라지는 어린 새순이 도란도란 올라와서 도라지라고 부른다고 하는데 이것은 틀린 내용이다. 현존하는 우리나라 최고의 의서인 《향약구급방(鄕藥救急方)》(민간에서 구할 수 있는 약재로 급한 병을 치료하는 처방집)에 도라지를 길경(桔梗)으로 표시했다. 길경을 향명(鄕名)으로 도라차(道羅次)라고 기록했는데 도라차가 도랏, 도랒, 도라지로 변한 것이다.

도라지는 줄기가 위로 곧게 자라고 뿌리는 단단하고 질겨 길경(桔梗), 줄기가 곧게 자라는데 뿌리가 써 고경(苦梗) 또는 고길경(苦桔梗), 뿌리가 옥처럼 생겼다고 해서 옥길경(玉桔梗), 나물로 먹을 수 있어 길경채(桔梗菜) 또는 길초(桔草), 자신에 대한 도를 알아야 한다 해서 도아지(道我知), 제니(薺苨), 산도라지, 돌갓 등 다양한 이름으로 불린다. 그러나 제니는 모싯대라는 식물의 생약명이기 때문에 제니라고 불러서는 안 된다.

《동의보감》에는 도라지에 대해 "숨이 찬 것을 치료하고 목구멍이 아픈 것과 가슴, 옆구리가 아픈 것을 낫게 하고 고독(蠱毒 기생충 감염으로 배가 불러오고 팔다리가 부으며 몸이 마르는 질환)을 없애 준다."라고 기록되어 있다. 《본초》에는 "폐기를 고르게 하는데 폐열로 숨이 몹시 찬 것을 치료한다. 가루 내어 먹거나 달여서 먹는다. 목구멍이 아픈 것과 후비증(喉痺證, 목 안이 빨갛게 부어오르고 통증이 있는 인후질환)을 치료한다. 길경과 감초를 같은 양으로 달여 먹는다."라고 쓰여 있다. 《단심》에는 "모든 약기운과 기혈을 끌고 위로 올라간다."라고 적혀 있다.

도라지에는 사포닌(saponin), 베툴린(betulin), 이눌린(inulin), 플라티코딘(platycodin), 니아신(niacin), 비타민 A, B₁, B₂, C, 단백질, 탄수화물, 지질, 칼슘, 인, 철, 칼륨, 나트륨 등의 성분이 함유되어 있다.

도라지는 대장암세포의 증식을 억제하고 세포사멸을 촉진한다. 위 점막을 자극하고 기관지의 점액분비를 촉진하며 거담작용을 한다. 말초혈관을 확장하여 혈액순환이 잘되게 하고 혈중 콜레스테롤을 낮춘다. 췌장기능을 강화하여 혈당을 떨어뜨린다. 항염증, 신경 및 간세포보호작용을 한다.

한방에서는 도라지 뿌리[길경(桔梗)]를 약재로 쓰고, 기침과 가래를 삭이고 숨이 차는 것을 없애주는 화담지해평천약(化痰止咳平喘藥) 중 청화열담약(淸化熱痰藥)으로 분류한다. 맛은 쓰고 매우며 성질은 평하다. 우리 몸의 폐를 이롭게 하는 약재이다. 도라지는 뿌리 외에 잎과, 줄기, 꽃, 열매도 약재로 쓸 수 있다. 어린잎과 줄기는 끓

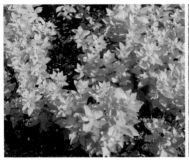
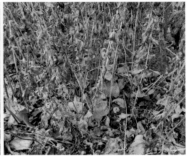

도라지(여름)　　　　　　　　　　도라지(겨울)

는 물에 살짝 데쳐 무침, 겉절이, 된장국, 튀김, 전 등을 만들어 먹을
수 있다. 옛날에는 옻이 올랐을 때 도라지 잎으로 생즙을 내어 바르
기도 했다.

　꽃은 봉오리가 맺혔을 때 따서 살짝 찌거나 프라이팬에 볶아 뜨
거운 물에 우려내어 차로 마실 수 있는데 은은하고 진한 보라색 색
깔의 물이 우러나온다. 이처럼 고운 보라색 꽃물이 우러나오는 식
물이 드물다. 그런데 맛은 텁텁하기 때문에 꿀이나 설탕을 넣어 마
시면 된다. 꽃봉오리로 튀김을 만들면 모양이 예쁘다. 꽃을 많이
수확하기 위해서는 여름에 꽃봉오리가 맺히기 시작할 때 땅에서
30cm 정도 되는 줄기를 잘라주면 줄기 옆에서 여러 개의 가지가
새로 나와 꽃이 많이 달린다.

　뿌리는 가을부터 이듬해 봄까지 채취하여 생무침, 튀김, 구이 또
는 쇠고기, 파 등과 함께 꼬치에 꿰어 적을 만든다. 35도 술에 담그
면 도라지주, 설탕과 1 : 1로 비율로 재면 발효액, 설탕이나 꿀에 재
어 만든 정과 등 다양한 방법으로 만들어 먹는다.

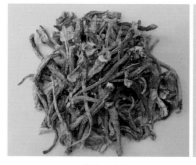

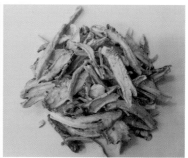

국내산 도라지   중국산 도라지

　한방에서는 도라지의 윤폐지해(潤肺止咳, 폐의 진액을 보충하여 기침을 멎게 하는 것) 효능을 증강시키기 위해 밀자법(蜜炙法)이라는 포제법(炮製法)을 쓴다. 꿀과 물을 1 : 5 비율로 섞어 스프레이 통에 넣고 건조한 도라지에 뿌린다. 2~4시간 정도 지나면 꿀물이 도라지에 스며들어 축축해 지는데 이것을 프라이팬에 올려 겉이 노릇노릇하게 볶는다. 이렇게 포제한 도라지를 밀자길경(蜜炙桔梗) 또는 밀길경(蜜桔梗)이라고 한다.

　도라지는 폐를 이롭게 하는 약재이기는 하나 음허[(陰虛, 체내의 진액(津液), 정(精), 혈(血) 등의 음액(陰液)이 부족한 것)]로 생긴 오래된 기침 가래나 기침을 할 때 피가 섞여 나오는 폐결핵 환자는 다량을 장복하지 않도록 유의한다.

　도라지는 다른 작물에 비해 재배가 비교적 쉽고 식용이나 약용 등 수요가 많다보니 우리 주변에서 쉽게 볼 수 있다. 햇볕이 잘 들고 배수가 잘되는 사질 양토가 적지이다. 가을에 채취한 씨앗을 그대로 파종하거나 이듬해 봄에 흐르는 물에 1~2일 정도 담갔다가 파종하면 발아가 잘된다. 묵은 씨앗은 발아율이 떨어지므로 반드시 그해 채취한 씨앗을 쓴다. 도라지는 파종 후 2년 된 것은 식용, 3~4년 된 것은 약용, 그 이상 된 것은 장생도라지라고 한다.

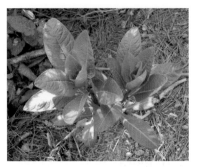
자리공

도라지는 자연 상태에서 수십 년 자란 것이 발견되기도 하나 재배를 하게 되면 3년차 되는 해부터 뿌리가 썩기 시작하여 수확량이 떨어진다. 이러한 현상은 화학비료를 많이 주거나 제초제, 살충제 등을 뿌림으로써 토양이 나빠져 도라지가 더 이상 영양분을 흡수할 수 없기 때문이므로 3년이 되는 해에 다른 장소로 이식해 줘야 한다.

또한 도라지 밭에 자리공이 뿌리를 내리지 않도록 신경 써야 한다. 자리공뿌리는 장생도라지 뿌리와 비슷하다. 자리공(우리나라 식품의약품안전처에서 건강기능식품 사용불가 원료로 지정했고, 미국 식품의약국도 사용금지 품목으로 지정)에는 피토라카톡신(phytolaccatoxin)이라는 유독성분이 함유되어 복통, 설사, 구토 등의 부작용이 발생하고 심하면 목숨을 잃을 수도 있다.

■도라지로 질병 치료하기

끈적끈적한 가래가 나오고 목구멍이 아픈 인후통

도라지는 폐의 진액을 생성하여 가래를 삭이고 기침을 멈추어 준다. 기침과 함께 끈적끈적한 가래가 많이 나오거나 목구멍이 붓고 아픈 인후통, 목소리가 잘 나오지 않은 질환에 좋다. 1일 밀자길경 4~12g을 달여 상복하거나 환을 지어 1일 3회 30~40알을 복용한다.

폐농양(肺膿瘍) 등 폐질환

도라지는 항염증작용이 강해 폐에 생긴 고름을 배출하는 작용이 뛰어나다. 폐옹(肺癰, 폐의 기혈순환 장애로 고름 섞인 가래가 나오는 질환인 폐농양)으로 가슴이 답답하고 통증이 있을 때 좋다. 1일 밀자길경 4~12g을 달여 상복하거나 환을 지어 1일 3회 30~40알을 복용한다. 생도라지로 발효액을 만들어 꾸준히 음용한다.

당뇨병

도라지는 췌장기능을 강화하여 혈당을 떨어뜨리므로 당뇨병에 좋다. 1일 뿌리 4~12g을 달여 상복하거나 밀자길경으로 환을 지어 1일 3회 30~40알을 복용한다.

대장암 등 암의 예방과 치료

도라지는 대장암세포의 증식을 억제하고 세포사멸을 촉진한다.

대장암, 간암 등 암의 예방과 치료에 좋다. 1일 뿌리 4~12g을 달여 상복한다.

이질과 소변불리

도라지는 폐의 기능을 강화시켜 준다. 한방에서 폐와 대장은 표리 관계(表裏關係)로 보는데, 폐를 강화하여 대장의 기능을 정상화시키는 것이다. 대장 기능 쇠약의 이질, 대변을 본 후 뒤끝이 묵직한 것, 소변이 방울방울 떨어지면서 잘 나오지 않는 질환에 좋다. 1일 밀자길경 4~12g을 달여 마시거나 환을 지어 1일 3회 30~40알을 복용한다. 생도라지 발효액을 꾸준히 음용한다.

간염 및 지방간 등 간질환

도라지는 간세포보호 및 항염증작용이 뛰어난다. 평소 술을 많이 마셔 생긴 지방간, 간염, 간경화 등 간질환에 좋다. 1일 밀자길경 4~12g을 달여 꾸준히 마시거나 환을 지어 1일 3회 30~40알을 복용한다.

기타

도라지는 고혈압, 고지혈증 등 혈관질환, 비만억제, 가슴이 답답할 때 등에 좋다.

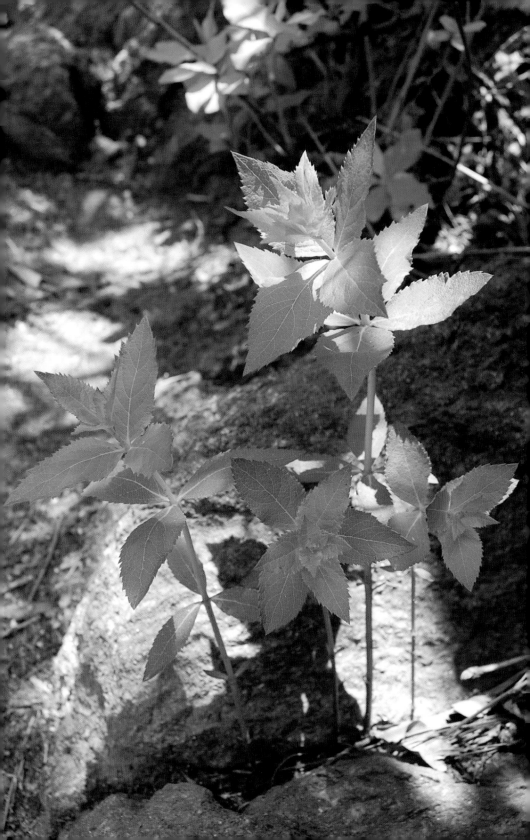

체내 진액을 생성하고
주독을 해독해 주는

칡 葛根

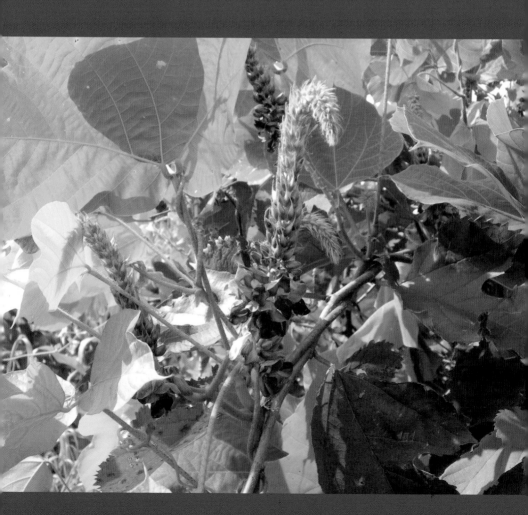

오랜 옛날 어느 마을에 산에서 온갖 약초를 캐서 생활하는 노인이 있었다. 어느 날 약초를 캐고 있는데 한 소년이 필사적으로 도망을 가고 뒤에는 여러 명의 포졸들이 뒤를 쫓고 있는 것을 목격한다. 한참 뒤 노인과 맞닥뜨린 소년은 "갈(葛)씨 집안의 장손인데 부친이 간신의 모함을 받아 모두 잡혀가고 혼자만 도망쳤다."라면서 살려달라고 애원하자 어린 소년을 굴속에 숨겨 목숨을 부지할 수 있도록 도와줬다. 포졸들이 돌아갔지만 오갈 데 없었던 소년은 노인과 함께 거주하면서 약초도 캐고 질병을 고치는 것도 배웠다. 시간이 흘러 노인이 사망하자 소년은 노인한테 배운 약초 중 칡으로 술을 많이 먹는 사람이나 소갈병(消渴病, 당뇨병)으로 고생하는 사람의 질병을 고쳐주는 명의가 되었다. 이후 사람들은 이 식물을 갈(葛)씨 성을 가진 사람이 뿌리[근(根)]로 질병을 치료해 주었다고 해서 갈근(葛根)이라 불렀다고 하는데, 이 일화에 등장하는 식물이 바로 칡이다.

칡은 오래 전부터 우리 민족과 함께해 온 친근한 식물이다. 우리 선조들은 칡의 줄기나 뿌리에서 섬유를 뽑아 옷을 만들어 입거나 갈포(葛布) 벽지를 만들어 국내외에 수출했다. 무성하게 자라는 잎은 소나 토끼의 사료로 썼다. 단단하고 질긴 줄기는 새끼줄 대신 나무나 짚을 묶는데 사용하고, 뿌리는 전분이 많아 식량이 부족했던 시절 구황식물로 활용했다.

우리가 개인이나 집단의 이상, 목표, 정서가 맞지 않아 충돌하는 현상을 갈등(葛藤)이라고 말하는데 칡과 등나무의 줄기가 얽히고설키는 성질을 나타내는 단어이다. 칡은 줄기가 시곗바늘 반대 방향

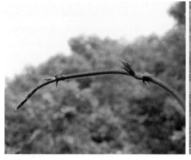
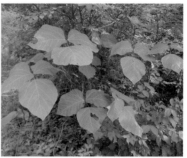

칡 어린잎   칡 잎

으로 물체를 휘감고 올라가는데 반해 등나무 줄기는 시곗바늘 방향으로 휘감고 올라가 같이 심어 놓으면 서로 얽혀 잘 자라지 못한다는 의미이다.

칡은 우리 산야에 많이 자생하고 고속도로 주변 등 전국 어디서나 흔히 볼 수 있는 식물이다 보니 별로 관심을 갖지 않지만 활용가치가 뛰어난 약용식물이다. 칡은 콩과의 여러해살이 덩굴성 목본식물*로 중국, 일본 등 전 세계에 35종이 분포한다. 우리나라에는 1종이 자생하는데 전국의 산기슭 양지바른 곳, 민가 근처 밭, 황무지, 강가 모래밭이나 숲 등에 자생한다.

칡의 새순은 갈색으로 한여름에는 30cm 이상 쑥쑥 자라기도 하는데 부드러운 솜털로 덮여 있고, 자르면 수액이 뚝뚝 떨어진다. 잎은 긴 잎자루에 마름모 또는 타원형으로 3장씩 달린다. 줄기는

＊초본과 목본식물의 구별 : 잎과 줄기 등 지상부가 겨울에 죽어버리면 초본, 죽지 않으면 목본으로 분류한다. 칡은 겨울에도 줄기가 살아 있기 때문에 목본식물이다.

5~20m 이상 뻗어나가는데 생명력이 강해 염분이 많은 바닷가에 서도 잘 자랄 뿐만 아니라 줄기가 땅에 닿으면 그곳에 뿌리를 내린다. 8월에 붉은빛이 도는 자주색 꽃이 기다랗게 피고 9~10월에 콩 깍지가 달린 열매가 달린다.

칡이라는 말은 한문의 갈(葛)을 츩으로 읽다가 칡으로 변했다는 학설과 한여름 칡의 새순이 칙칙 뻗어 나가 칡이 되었다는 이야기가 있다. 줄기에 수분이 많지 않아 건갈(乾葛), 뿌리에 단맛이 있어 감갈(甘葛), 뿌리에 전분이 많아 분갈(粉葛), 칡꽃이 닭의 벼슬처럼 생기고 뿌리를 약재로 써 계제근(鷄齊根), 워낙 덤불이 무성하다 보니 칡덤불 등 다양한 이름으로 불린다. 칡의 갈(葛)은 풀 초(草 艹)와 어찌 갈(曷)이 합쳐진 단어로 뜻과 음이 합쳐진 것이다. 칡의 뿌리를 갈근(葛根), 새순을 갈용(葛龍), 잎을 갈엽(葛葉), 줄기를 갈만(葛蔓)이라고 한다.

칡에는 음주 후 숙취의 원인이 되는 아세트알데하이드(acetaldehyde)를 분해하는 카테킨(catechin), 여성 호르몬과 유사한 식물성 에스트로겐(estrogen 석류의 600배, 콩의 30배), 다이드진(daidzin), 다이드제인(daidzein), 푸에라린(puerarin), 사포닌(saponin), 탄수화물, 전분, 무기질, 비타민 C 등의 성분이 함유되어 있다.

칡은 우리 몸의 열을 내려 주고 주독(酒毒)을 해독한다. 진액을 생성하여 갈증을 풀어주고 혈당을 떨어뜨린다. 긴장된 근육을 이완시켜 주고 경련을 막아준다. 암세포의 사멸을 유도하고 간세포보호작용을 한다. 심신의 피로를 해소하고 소변으로 중금속을 배출한다.

《동의보감》에는 칡에 대해 "풍한(風寒)으로 머리가 아픈 것을 낫게 하고 땀구멍을 열어 주며 술독을 푼다. 번갈(煩渴, 가슴이 답답하고 목마른 것)을 멎게 하고 음식 맛을 나게 한다. 소화를 잘 시키고 가슴의 열을 내려준다. 진액을 생성하고 갈증을 멎게 한다. 술로 생긴 병에 쓰면 아주 좋고 소갈(消渴)도 치료 한다."라고 기록되어 있다. 《본초습유(本草拾遺)》에는 "주독(酒毒)을 풀고 소변이 빨갛고 찔끔 찔끔 나오는 증상을 치료 한다."라고 쓰여 있다.

또한 《동의보감》에는 열 잔의 술을 마셔도 취하지 않는 다는 신선의 약인 신선불취단(神仙不醉丹), 술을 너무 많이 마셔 토하고 가슴이 답답할 때 쓰는 갈화해성탕(葛花解醒湯), 유행성 감기 또는 술을 많이 마셔 입이 헐고 목구멍이 아플 때 쓰는 승마갈근탕(升麻葛根湯), 술에 취했을 때 쉽게 해독하는 만배불취단(萬盃不醉丹), 술을 많이 먹어도 취하지 않는다는 갈화산[葛花散, 또는 쌍화산(雙花散)]* 등 20여 가지 처방이 기록되어 있는데 모두 갈근과 갈화를 주원료로 하여 주독을 풀어주는 처방이다.

한방에서는 칡뿌리[갈근(葛根)]와 칡꽃[갈화(葛花)]을 약재로 쓰고, 우리 몸의 기표(肌表, 근육과 피부)에 침입한 사기(邪氣)로 열이 나거나 두통, 오한 등을 치료 하는 해표약(解表藥) 중 발산풍열약(發散風熱藥)으로 분류한다. 맛은 맵고 달며 성질은 서늘하다. 우리 몸의 비장과 위장을 이롭게 하는 약재이다.

----

*갈화산(葛花散) : 칡꽃과 팥꽃을 말려 같은 양으로 가루 내어 1회 8g을 물에 타서 먹거나 환을 지어 1회 3회 5~10일을 먹는 숙취해소 처방법이다.

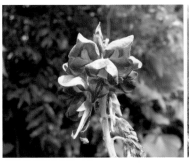
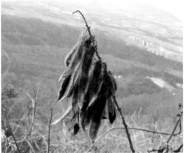

칡꽃   칡 열매

칡은 뿌리나 꽃 외에 새순, 잎도 약재로 쓸 수 있다. 새순은 7~8월에 채취하여 설탕과 1 : 1 비율로 재어 발효액을 만든다. 새순은 자르면 진액이 뚝뚝 떨어지므로 비닐 봉지나 그릇을 가지고 가서 현장에서 직접 잘라 쓰면 좋다. 어린잎은 말려 달여 복용하거나 차로 덖어 우려내어 마셔도 되고 튀김, 부침, 나물을 만들어 먹는다.

뿌리는 가을부터 이듬해 봄까지 채취하여 잘게 썰어 말려 달여 마신다. 곱게 가루 내어 칼국수나 수제비를 만들어 먹거나, 환을 지어 복용한다. 또한 설탕과 1 : 1 비율로 재어 발효액을 만들 수 있고 35도 술에 담가 음용한다. 꽃은 피기 시작할 때 따서 그대로 말려 달이거나 살짝 덖어 차로 우려내어 마셔도 되고 가루 내어 환을 지어 복용한다.

뿌리나 꽃을 닭이나 오리 등 백숙을 만들어 먹을 때 넣으면 비린내가 나지 않는다. 칡은 독성이 없고 모든 체질에 맞는 알칼리성 식품으로 뿌리는 1일 20~50g(최고 100g까지 가능), 꽃은 1일 10g을 달여 먹는다.

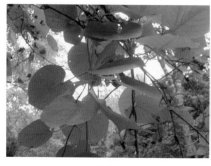
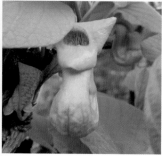

등칡   등칡 꽃

칡은 간세포보호작용을 하나 간염 환자가 칡즙을 장기간 다량 복
용하면 오히려 간독성이 생길 수 있다. 또한 잎과 줄기는 칡을 닮
았는데 등나무처럼 다른 나무를 감고 올라가는 등칡이라는 식물이
있다. 등칡은 쥐방울덩굴과의 여러해살이 덩굴식물로 칡과는 전혀
다른 식물이다. 등칡은 꽃이 피거나 열매가 달려 있을 때 확연히 구
별된다. 줄기와 뿌리에 심장마비를 유발할 수 있는 유독성분인 아
리스톨로킨산(aristolochic acid)이 함유되어 있기 때문에 산에 가서
등칡을 칡으로 오인하는 일이 없도록 유의한다.

■ **칡으로 질병 치료하기**

숙취해소 등 주독 해독

칡의 카테킨(catechin) 성분은 숙취를 해소하고 주독을 풀어 준다.
술을 많이 마셨을 때는 땀을 잘 나게 하고 소변을 많이 보고 위장속의 내용물을 빨리 배설시켜 위장을 보호해야 한다. 술을 마실 때 생수를 같은 양으로 마시면 술이 덜 취한다. 《동의보감》에는 "몹시 추워 바닷물이 얼어도 술은 얼지 않고 적당히 먹게 되면 온갖 사기(邪氣)와 독한 기운을 없애주고 혈맥을 통하게 한다."라고 기록되어 있다. 1일 뿌리 20~50g을 달여 먹거나 환을 지어 음주 전과 후에 30~40알을 복용한다. 1일 꽃 10g을 달여 음용한다.

높은 고열과 함께 두통 및 뒷목이 뻣뻣할 때

칡은 외부로부터 침입한 풍사(風邪)와 한사(寒邪)를 배출하는 효능이 탁월하다. 피부의 모공을 이완시켜 땀을 잘 나오게 하므로 높은 고열을 동반한 두통, 감기 몸살, 뒷목이 뻣뻣하고 당기는 증상[항강(項强)*]에 좋다. 1일 뿌리 20~50g을 달여 음용한다.

열병(熱病)으로 가슴이 답답한 번갈(煩渴) 및 당뇨병

칡은 우리 몸의 열을 내려주고 진액을 생성하는 작용이 우수하다. 열병으로 가슴이 답답하고 목이 말라 물을 자주 마시거나 물과 음식을 먹어도 갈증이 없어지지 않는 소갈병(당뇨병)에 좋다. 1일 뿌리

---

*숙취해소에 좋은 갈근콩나물국 만드는 방법 : 칡의 뿌리나 꽃을 진하게 달인 물에 콩나물을 넣고 국을 끓여 먹으면 숙취해소에 좋다.

*항강(項强) : 목덜미가 뻣뻣하고 당겨 목을 잘 돌리지 못하는 증상이다. 목은 인체의 중요한 길목으로 머리로 가는 혈관, 신경, 근육이 집중되어 있는 데다 몸통의 체적에 비해 좁은 구조여서 근육이 뭉치고 붓거나 응어리지는 정체현상이 일어나기 쉬운 곳이다.

20~50g을 달여 마시거나 환을 지어 1일 3회 30~40알을 복용한다.

비장기능이 허약해서 생긴 이질, 설사

칡은 비위(脾胃)의 기능을 강화하고 대장에 생긴 습열사(濕熱邪)를 제거하여 이질과 설사를 멈추게 한다. 뿌리로 환을 지어 1일 3회 30~40알을 복용한다.

고혈압, 협심증 등 혈관질환

칡은 혈액순환을 활발하게 하여 뇌와 심장으로 가는 혈류량을 증가시킨다. 고혈압, 고지혈증, 협심증, 심근경색 등 혈관질환에 좋다. 1일 뿌리 20~50g을 달여 먹거나 환을 지어 1일 3회 30~40알을 꾸준히 복용한다.

유방암 등 암의 예방과 치료

칡은 암세포의 사멸을 유도하는 항암작용이 있으므로 유방암, 위암 등 암의 예방과 치료에 좋다. 1일 뿌리 20~50g을 달여 먹거나 환을 지어 1일 3회 30~40알을 복용한다.

기타

칡은 체내 중금속 배출, 간염, 기관지염 등 염증성질환, 피부 보습, 뼈 보호, 구토 등에 좋다.

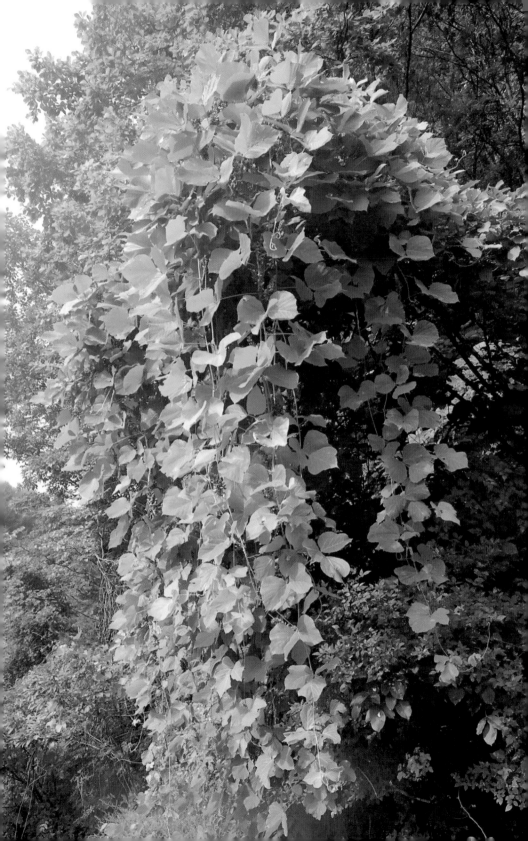

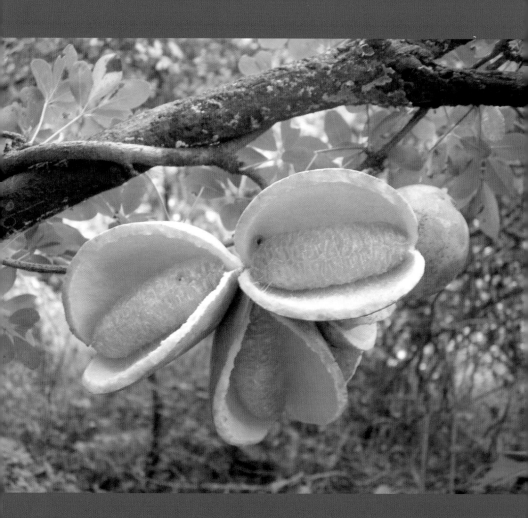

09

기혈(氣血)순환을 순조롭게 하고
소변을 시원하게 배출하는

으름덩굴 木通

어린 시절, 시골에서 보릿고개를 겪은 세대들은 먹을 것이 풍족하지 않아 산이나 들에 가서 따먹었던 추억의 열매들이 많이 있다. 초여름에는 새까맣게 익은 열매를 따 먹다보면 입 주변이 까맣게 물들어 버리는 오디와 약간 신맛이 나지만 달콤한 산딸기가 있었다. 가을에는 달콤새콤하고 포도송이처럼 달리는 머루, 달짝지근한 열매가 조랑조랑 매달리는 다래, 달고 맛은 있지만 무척 쓴 씨앗을 가득 품고 하얀 속살을 드러낸 으름이 있었다. 이러한 열매들은 배고픔을 채워 주었던 추억의 먹거리이자 간식거리였기에 지금도 가슴속에 아련히 남아 있는 추억의 열매인 것이다.

이 가운데 으름은 으름덩굴의 열매로 바나나처럼 기다란 열매가 주렁주렁 매달린다. 팔월 한가위를 전후하여 가운데가 쩍 벌어지면서 하얀 과육에 새까만 씨앗이 가득 들어 있다. 익기 시작할 때 하얀 과육은 단맛이 나지 않지만 투명하게 변하면 벌꿀처럼 달콤하여 혀끝에서 살살 녹아버릴 뿐만 아니라 산새들이 무척 좋아하는 훌륭한 먹잇감인 것이다.

사람이든 산새든 씨앗이 무척 쓰기 때문에 씹지 않고 과육과 함께 삼켜 버리기 때문에 소화가 되지 않고 그대로 배설된다. 특히 산새들이 배설하여 땅에 떨어진 씨앗은 과피(果皮)에 있는 발아억제 물질이 제거되어 이듬해 봄에 새순을 올리게 된다. 으름덩굴은 산새들에게 먹이를 제공하는 대신 산새들로 하여금 멀리 씨앗을 퍼뜨려 번식을 한다.

우리 선조들은 으름덩굴로 다양한 생활용품을 만들어 사용했다.

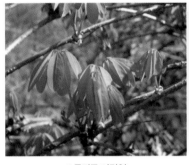

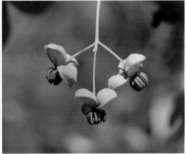

으름덩굴 어린잎   으름덩굴 꽃

진하고 매혹적인 향기가 나는 꽃은 말려 향낭에 넣어 향수대용품으로 활용했다. 줄기는 질기고 부드러워 나뭇단을 묶는 새끼줄로 쓰거나 겉껍질을 벗겨 잿물로 표백을 해서 바구니나 광주리를 만들어 썼다. 잘 익은 씨앗으로 짠 기름은 등불이나 호롱불을 밝히는 고급 등유(燈油)로 한몫을 했다.

으름덩굴은 으름덩굴과의 낙엽성 덩굴식물로 중국, 인도, 남아메리카 등 전 세계적으로 20여 종이 분포한다. 우리나라에는 마을이 가까운 산자락의 잡목림, 산간계곡 비탈면, 산기슭에 1종이 자생한다. 타원형의 잎은 줄기에 5개가 돌아가면서 달린다. 줄기는 5~10m로 길게 뻗어 주변의 다른 물체를 칭칭 감고 올라간다. 뿌리는 땅속깊이 굵은 뿌리가 내리고 잔뿌리가 많이 달려 있다.

으름덩굴은 암수가 한그루[자웅동체(雌雄同體)]이다 보니 4~5월에 올망졸망한 암꽃과 수꽃이 줄기에 수없이 매달려 핀다. 암꽃은 지름이 3cm 정도 되고 수꽃은 이보다 작다. 꽃은 은은하고 달콤한 향기를 품고 있을 뿐만 아니라 밀원이 풍부하여 꿀벌들이 무척 좋아

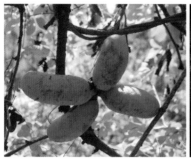
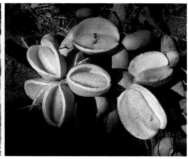

덜 익은 으름덩굴 열매   완전히 익은 으름덩굴 열매

한다. 꽃을 따서 맡아보면 매혹적인 향기가 오랫동안 남는다. 9~10월에 줄기에 기다란 열매 한 개가 달리기도 하고 때로는 2~10개까지 모여 달린다.

으름덩굴은 1489년(성종 20년) 윤호(尹壕) 등이 편찬한《구급간이방(救急簡易方)》에 으름덩굴 열매를 으흐름너출로 표기했다. 이후 책자에는 으흐름을 여름, 어름으로 기록했는데 1937년 으름덩굴로 정식 표기를 하게 되었다. 일부 책자에 열매를 씹을 때 차가운 느낌이 얼음처럼 느껴져 얼음에서 어름으로, 다시 으름으로 변했고 덩굴식물이어 으름덩굴이 되었다고 기록되어 있는데, 이것은 잘못된 것이다.

으름덩굴은 열매가 바나나처럼 생겨 한국산 바나나, 덜 익은 열매는 남자의 성기를, 완전히 익은 열매는 여자의 생식기를 닮아 임하부인(林下婦人), 식물의 수분통로인 목부가 줄기의 방사조직 내에 수없이 많이 뚫려 있어 목통(木通), 열매는 제비가 엎드려 있는 것처럼 보여 연복자(燕覆子), 음력 8월이면 열매가 익어 팔월찰(八月札), 씨앗을 먹게 되면 앞일을 미리 예측할 수 있게 된다하여 예지자(豫智子),

줄기가 메꽃처럼 다른 물체를 칭칭 감고 올라가 복등(菖藤), 줄기가 오래 살아 만년등(萬年藤), 백목통(白木通), 정옹(丁翁), 통초(通草) 등 다양한 이름으로 불린다. 하지만 통초는 두릅나무과 식물인 통탈목의 생약명이기 때문에 으름덩굴 줄기를 통초로 부르면 안 된다.

으름덩굴에는 아케보사이드(akeboside). 베툴린(betulin), 미오이노시톨(myoinositol), 베타시토스테롤(β-sitosterol), 헤드라게닌(hederagenin), 올레아놀릭산(oleanolic acid), 니아신(niacin), 수분, 단백질, 지질, 당질, 비타민 C 등의 성분이 함유되어 있다.

으름덩굴은 혈액순환을 좋게 하고 경락을 잘 통하게 한다. 심화(心火)를 내려 가슴이 답답하고 초조 불안한 증세를 완화한다. 습열사(濕熱邪)를 소변으로 시원하게 배출한다. 동물실험에서 암세포의 사멸을 촉진하는 항암작용이 입증되었다.

《동의보감》에는 으름덩굴에 대해 "오림(五淋, 소변을 볼 때 심한 통증이 있고 소변이 잦으나 잘 나오지 않으면서 방울방울 떨어지는 질병)을 치료하는데 관격(關格)*이 된 것을 열어준다. 오줌이 자주 나오면서 몹시 아픈 것을 치료한다."라고 기록되어 있다. 《본초》에는 "소장을 잘 통하게 하고 오줌은 잘 나오게 하는데 물에 달여서 먹는다."라고 쓰여 있다.

＊관격(關格) : 소변이 나오지 않는 것과 구토가 멎지 않는 것이 동시에 나타나는 질환이다. 비장과 신장의 기능이 허(虛)해 수습이 몰리고 열(熱)이 성해 생기는데 소변이 나오지 않는 것을 관(關), 구토가 멎지 않는 것을 격(格)이라고 한다.

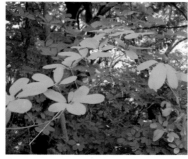 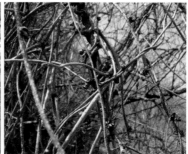

으름덩굴(여름)   으름덩굴(겨울)

한방에서는 으름덩굴 줄기[목통(木通)]를 약재로 쓰고, 체내의 수습(水濕)을 삼설(滲泄)하는 이수삼습약(利水滲濕藥) 중 소변을 잘 나오게 하는 이뇨통림약(利尿通淋藥)으로 분류하고 있다. 맛은 쓰고 성질은 차다. 우리 몸의 심장, 소장, 방광경을 이롭게 하는 약재이다. 으름덩굴은 줄기 외에 잎, 꽃, 열매도 약재로 쓸 수 있다. 어린잎은 뜨거운 물에 살짝 데쳐 찬물에 우려내어 나물로 먹거나 덖어 차로 우려내어 마신다.

꽃은 꽃봉오리가 맺혔을 때 따서 35도 술에 담그거나 살짝 덖어 차로 만들어 먹는다. 튀김, 부각, 부침을 만들거나 비빔밥, 샐러드에 넣어 먹어도 된다. 줄기는 가을부터 이듬해 봄까지 채취하여 잘게 썰어 말려 달여 먹는데 반드시 겉껍질을 벗겨 사용한다. 오래되고 굵은 줄기의 겉껍질을 벗기지 않으면 소화 장애를 일으키거나 다른 약재와 함께 끓일 때 타 약재의 성분이 코르크층에 흡수되어 약효가 떨어진다. 가는 줄기는 코르크층을 벗길 수 없으므로 그대로 잘라 써도 된다.

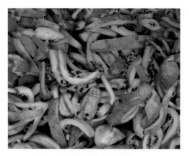
으름덩굴 열매를 설탕과 1:1 비율로 재어
발효액을 만든다.

열매는 벌어지기 직전에 따서 듬성듬성 썰어 설탕과 1 : 1 비율로 재어 발효액을 만들어 먹는다. 열매껍질은 닭이나 오리를 삶을 때 넣으면 비린내가 나지 않는다. 과육은 생으로 먹고 씨앗만 골라내어 기름을 짜서 식용유로 사용해도 된다. 으름덩굴은 원기부족의 활정(滑精, 성교를 하지 않는데 정액이 저절로 나오는 증상)환자, 신체가 허약해 평소 땀을 많이 흘리거나 비위가 약해 설사를 자주 하는 사람, 임산부는 장복하지 않도록 유의한다.

으름덩굴은 봄에는 진한 향기를 내뿜는 아름다운 꽃이 장관을 이루고, 여름에는 줄기에 달린 잎이 무성해 지면 시원한 그늘을 만들어 준다. 가을에는 풍성한 열매가 대롱대롱 매달려 가을 정취를 흠뻑 느끼게 한다. 집 안 빈터나 텃밭 주변에 몇 그루 심어 등나무처럼 가꾸면 그늘 막으로 적격이다. 으름덩굴은 밀원이 풍부하여 꿀벌들이 좋아하므로 꿀벌을 키우는 농가 주변에 심어도 좋고, 꽃이 아름답기 때문에 관상수나 조경수로도 좋다. 씨 없는 수박처럼 씨 없는 으름덩굴을 개발하여 보급하면 각광을 받을 것으로 기대해 본다.

으름덩굴은 내한성이 강해 전국 어디서나 재배가 가능하다. 물빠짐이 좋고 통풍이 잘되는 양지바른 비옥한 양토가 적지이다. 가을에 씨앗을 채취하여 이듬해 봄에 흐르는 물에 2~3일 담갔다가 파종하면 새순이 돋아난다. 종자로 번식한 으름덩굴은 10년 정도 되어야 열매가 달린다. 오래된 으름덩굴의 굵은 줄기를 30cm 정도로 잘라 심으면 발근이 되고 새순이 나오는데 이렇게 꺾꽂이 한 것은 5년 정도 되면 열매가 달린다. 으름덩굴은 한 그루만 심어 놓으면 열매가 많이 달리지 않으므로 여러 개체를 심어 놓으면 수분이 잘되어 열매가 많이 달린다.

■으름덩굴로 질병 치료하기

팔다리가 쑤시고 아픈 관절통이나 신경통

으름덩굴은 혈액순환을 좋게 하고 경락을 잘 통하게 한다. 습열사(濕熱邪)로 팔다리가 쑤시고 아픈 관절통이나 신경통, 요통에 좋다. 1일 줄기 4~12g을 달여 먹는다. 열매로 발효액을 담가 꾸준히 음용한다.

심화(心火)로 가슴이 답답하고 초조한 번갈(煩渴)

으름덩굴은 기혈순환이 제대로 되지 않아 발생한 심화(心火, 심장이 열을 받아 고열과 함께 가슴이 답답한 증상이 나타남)를 내려준다. 고열을 동반한 화병[火病, 또는 울화병(鬱火病)]이나 초조불안하고 잠이 잘 오지 않을 때, 목구멍이 붓고 아픈 인후종통에 좋다. 1일 줄기 4~12g을 달여 먹는다. 열매로 발효액을 담가 꾸준히 음용한다.

소변 줄기가 약하고 방울방울 떨어질 때

으름덩굴은 이뇨작용이 탁월하여 오줌을 눌 때 방울방울 떨어지면서 통증을 동반하거나 피가 섞여 나오는 혈뇨(血尿)에 좋다. 1일 줄기 4~12g을 달여 먹는다.

유선염 등 염증성질환

으름덩굴은 항염증작용이 강해 유선염, 신우신염, 방광염, 간염 등 염증성질환에 좋다. 1일 줄기 4~12g을 달여 먹는다. 열매로 발효액을 담가 꾸준히 음용한다.

산후(産後) 유즙이 잘 나오지 않거나 양이 점점 줄어들 때

으름덩굴은 여성이 산후에 장부가 허손(虛損)되어 기혈(氣血)의 순환이 제대로 되지 않고 원기가 부족하여 유즙이 잘 나오지 않거나 적게 나올 때 좋다. 1일 줄기 4~12g을 달여 먹는다. 1일 더덕뿌리 15~60g을 달여 함께 먹으면 더 좋다.

여성의 생리가 갑자기 끊기거나 잘 나오지 않을 때

으름덩굴은 울체(鬱滯)된 기혈의 순환을 좋게 하고 뭉친 어혈을 풀어 여성의 생리를 잘 나오게 한다. 여성이 나이가 들어 초경(初經)이 나오지 않거나 생리주기가 불규칙하여 생리가 잘 나오지 않을 때 좋다. 1일 줄기 4~12g을 달여 먹는다. 열매로 발효액을 담가 꾸준히 음용한다.

기타

으름덩굴은 암의 예방과 치료, 고혈압 등 혈관질환, 얼굴이나 팔다리가 퉁퉁 붓는 부종 등에 좋다.

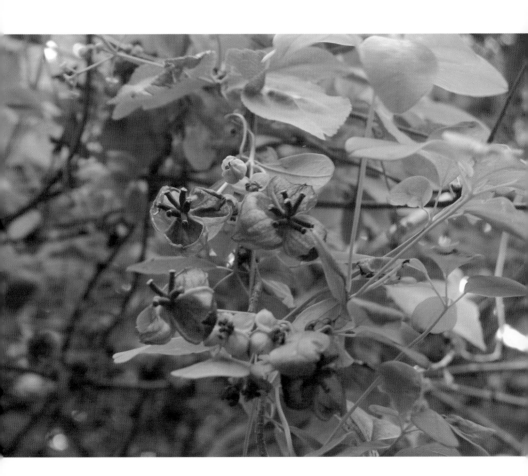

10

혈액을 맑게 하고
기혈(氣血)순환을 조화롭게 하는

작약 芍藥

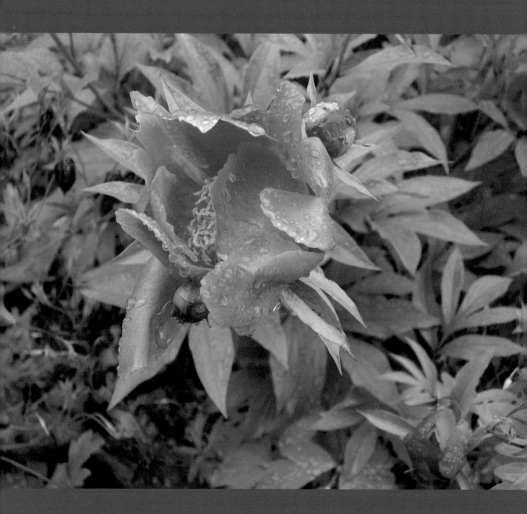

옛날 중국 사천성에 공부 밖에 모르는 한 선비가 살았다. 외부 출입은 거의 하지 않고 하루 종일 독서를 하거나 마당에 나가 붉게 핀 큰 꽃을 감상하는 것이 일과였다. 따뜻한 봄날, 화려하게 핀 큰 꽃에 취해 있는데 아름다운 미모를 지닌 처녀가 찾아와 선비의 시중과 자질구레한 집안일을 거들어 주겠다고 자청하자 흔쾌히 수락을 했다. 이 처녀는 하루 종일 집안일을 도맡아 할 뿐만 아니라 교양까지 겸비하고 학문도 출중하여 선비에게는 없어서는 안 될 동반자가 되어 버렸다.

이 선비는 처녀를 만나 꿈같은 달콤한 생활에 취해 있었는데 어느 날 예전부터 알고 지내는 유명한 도인(道人)이 찾아왔다. 선비는 처녀를 자랑스럽게 소개하려고 하는데 처녀가 없어져 버린 것이다. 아무리 불러도 대답이 없고 구석구석을 찾아봐도 보이지 않다가 갑자기 선비의 눈에 처녀의 모습이 스쳐 지나가는 것이었다.

선비는 반가운 마음에 처녀의 뒷모습을 쫓아갔는데 처녀가 벽 속으로 서서히 스며들더니 모습은 보이지 않고 목소리만 들리는 것이다. 처녀는 "저는 사람이 아니고 선비님이 사랑해주던 꽃의 혼으로 잠시 사람으로 변신하여 선비님을 도왔을 뿐입니다. 오늘 집에 도인이 온 것을 계기로 다시 본래의 꽃으로 돌아갑니다."라는 말을 남기고 사라져 버린 것이다. 이후 선비는 아름다운 처녀로 변신한 그 꽃의 혼을 그리며 평생 혼자 살았다고 하는데, 이 일화에 등장하는 식물이 바로 작약이다.

작약은 작약과의 목단속 여러해살이 초본식물로 중국, 몽골 등

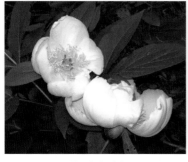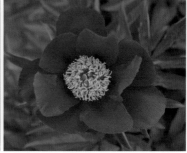

흰꽃이 핀 작약   붉은 꽃이 핀 작약

전 세계적으로 30여 종이 분포한다. 중국은 서기 280년 진(晉)나라 시절부터 작약을 관상용으로 재배했고, 목단(牡丹)을 꽃 중의 왕이라 해서 화왕(花王), 작약을 목단 다음의 꽃이라 하여 화상(花相)이라고 부른다. 우리나라는 오래전 중국에서 반입되어 재배하고 있는 작약과 높은 산의 계곡이나 비탈길 등에서 볼 수 있는 큼지막한 흰 꽃이 피는 산작약, 목단 등이 있다.

작약은 40~80cm 정도로 자라고, 잎은 어긋나는데 잎 표면은 광택이 나고 뒷면은 연한 녹색이며, 가장자리는 밋밋하다. 줄기는 한 포기에서 여러 개가 나와 곧게 자란다. 5~6월에 흰색, 분홍색, 적색 등 다양한 색깔의 지름 10cm 정도 되는 큼지막한 꽃이 핀다. 열매는 3~6개의 씨방이 하늘을 향해 벌린 손바닥 모양으로 달리며 속에는 새까만 씨앗이 들어 있다. 뿌리는 여러 개가 달리는데 뾰족하고 굵은 원기둥 모양이다.

작약은 꽃이 예쁘고 아름다워 작(婥), 약효가 좋은 식물[약(藥)]이어서 작약(婥藥, 꽃이 예쁜 약용식물)으로 불렀다. 이후 꽃이 함박처럼

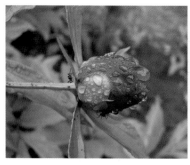
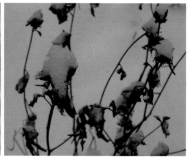

작약 꽃봉오리 　　　　　　　　　　　작약(겨울)

크고 탐스러워 예쁠 작(婥)을 함박꽃 작(芍)으로 바꿔 작약(芍藥)이
라고 부른다.

　한방에서는 오래전부터 백작약(白芍藥)을 숙지황, 하수오, 상심
자(오디)와 함께 대표적인 보혈제로 쓴다. 적작약(赤芍藥)은 우리 몸
의 열을 내려주는 청열약(淸熱藥)으로 쓰고 있다. 그런데 흰 꽃이 피
거나 뿌리가 흰 것은 백작약, 붉은 꽃이 피거나 붉은색이 도는 것은
적작약, 산에 피는 것은 산작약 또는 백작약으로 부르는데 잘못된
것이다. 작약은 꽃이나 뿌리의 색으로 구별하는 것이 아니다.

　백작약은 파에오니아 락티프로라(paeonia lactiflora) 뿌리로 가을에
캐서 겉껍질을 벗긴 것이다. 적작약은 파에오니아 오보바타(paeonia
ovobata) 뿌리로 가을에 캐서 겉껍질을 벗기지 않고 깨끗이 씻어 말
린 것이다. 백작약의 뿌리껍질을 벗기지 않은 것도 적작약으로 취
급한다. 산작약은 파에오니아 오보바타(paeonia ovobata) 근연식물(近
緣植物)로 흰 꽃이 피지만 적작약 유사종으로 분류한다. 작약은 꽃이
아름다워 약용은 물론 원예용으로도 다양한 품종이 개량되어 유통

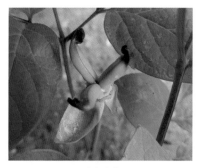
작약 열매

되고 있다.

한방에서는 기력이 없고 피로할 때 기(氣)와 혈(血)의 순환을 조화롭게 하여 원기를 북돋기 위해 먹는 쌍화탕(雙和湯)*, 완벽한 최고의 보약이라는 십전대보탕(十全大補湯), 부족한 혈을 보충해 주는 사물탕(四物湯), 기혈(氣血)을 동시에 자양해주는 팔물탕(八物湯) 등 다양한 처방에 반드시 들어가는 약재가 바로 백작약이다.

작약에는 파에오니플로린(paeoniflorin), 파에오놀(Paeonol), 파에오닌(paeonin), 알비플로린(albiflorin), 헤드라게닌(hedragenin), 올레아놀릭산(oleanolic acid), 벤조산(benzoic acid), 피넨(pinen), 탄닌(tannin), 수지, 전분, 점액질, 단백질 등의 성분이 함유되어 있다.

작약은 임상실험에서 간암세포의 세포괴사를 유도하는 항암작용이 입증되었다. 혈액순환을 좋게 하여 혈압을 떨어뜨리고 적혈구의 활동을 증가한다. 췌장세포의 활동을 활성화하고 인슐린 분비를 촉진하여 혈당을 떨어뜨린다. 위장운동을 항진시켜 위액분

---

*쌍화탕 : 힘든 노동 또는 중병 후 기력이 쇠약해져 온몸이 노곤하고 몹시 피로감을 느끼며 어지럽거나 식은땀을 흘릴 때 쓰는 처방으로 기혈을 조화롭게 하여 피로를 회복시켜준다. 백작약 10g, 숙지황, 황기, 당귀, 천궁 각 4g, 계피, 감초 각 3g, 생강 3쪽, 대추 2개를 1첩으로 달여 먹는다.

비를 억제한다. 항염증작용
및 진경·진정작용을 한다.

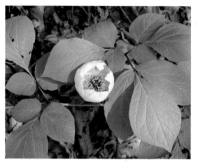
산작약

한방에서는 작약뿌리를
약재로 쓰는데 겉껍질을 제
거한 것은 백작약(白芍藥),
겉껍질을 제거하지 않은 것
은 적작약(赤芍藥)이다. 백작
약은 우리 몸의 부족한 것을 보태주고 자양하는 보익약(補益藥) 중
보혈약(補血藥)으로 분류한다. 맛은 쓰고 시며 찬 성질이다. 우리 몸
의 간장과 비장을 이롭게 하는 약재이다. 적작약은 우리 몸의 열을
내려주는 청열약(淸熱藥) 중 청열양혈약(淸熱凉血藥)으로 분류한다.
맛은 쓰고 성질은 차며 우리 몸의 간장을 이롭게 하는 약재이다.

작약은 뿌리 외에 꽃도 약재로 쓸 수 있다. 꽃은 꽃봉오리가 맺혔
을 때 따서 살짝 쪄서 말려 차로 우려내어 마신다. 꽃봉오리째 35도
술에 담그면 작약주가 된다. 뿌리는 가을부터 이듬해 봄까지 채취
하여 잘게 썰어 말려 쓰거나 가루 내어 환을 지어 먹어도 된다. 35
도 술에 담가 마셔도 되고 설탕과 1 : 1 비율로 재어 발효액을 만들
어 먹어도 된다. 작약은 1일 뿌리 6~12g(많게는 15~30g)을 쓰고 환을
지었을 때는 1일 3회 20~30알을 복용한다. 작약은 차가운 성질이
므로 평소 몸이 냉하여 복통과 설사를 자주하는 사람은 복용량을
초과하지 않아야 한다.

《동의보감》에는 작약에 대해 "혈맥을 잘 통하게 하고 옹종(癰腫,

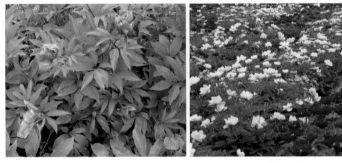

| 작약 | 재배 작약 |

악창이나 종기)을 삭인다. 복통을 멈추고 어혈을 없애주며 고름을 배출한다. 장풍(腸風 대변이 나오기 전에 하혈하는 것)으로 피를 쏟는 것, 치루(痔漏, 치질), 짓무르고 헌 데, 눈이 충혈 되고 군살이 돋아나는 데쓰고 눈을 맑게 한다.”라고 기록되어 있다. 《본초》에는 “월경이 중단되어 나오지 않는 것 등 여러 가지 부인병과 산전 산후의 온갖 병을 치료한다. 혈허(血虛)로 배가 아픈 것을 낫게 한다.”라고 기술되어 있다.

작약은 꽃이 화려하고 아름다울 뿐만 아니라 약효도 탁월한 약용식물로 수익성이 높은 작물이다. 내한성이 좋아 우리나라 전역에서 재배가 가능하다. 토심이 깊고 물 빠짐이 좋은 양지바른 비옥한 양토가 적지이다. 8월 하순경 작약의 꼬투리가 누렇게 익어 벌어질 때 씨앗을 채종하여 곧바로 모판에 파종한다. 이렇게 파종한 씨앗은 가을부터 땅속에서 뿌리를 내리고 이듬해 봄에 새순을 올린다. 작약은 봄에 파종하면 발아율이 떨어진다.

9월 하순이나 10월 상순에 줄기와 잎이 시들었을 때 포기를 완전히 캐내 굵은 뿌리는 약재로 쓰고, 노두 부분의 씨눈이 2~3개 정도 달려 있도록 뿌리와 함께 포기나누기를 해도 번식이 가능하다. 작약은, 종자번식은 4년, 포기나누기 한 것은 3년이 지나면 수확이 가능하다. 작약을 재배할 때 연작을 하면 수확량이 감소한다. 작약은 관상용으로 손색이 없을 뿐만 아니라 약효가 뛰어난 약용식물로 큼지막한 꽃을 활용하여 꽃차로 개발하면 좋을 것이다.

■ 작약으로 질병치료 하기

간암 등 암의 예방과 치료
작약은 임상실험에서 암세포의 사멸을 촉진하는 등 항암작용이 입증되었다. 간암, 폐암 등 여러 가지 암의 예방과 치료에 좋다. 1일 백작약뿌리 15~30g을 달여 먹거나 환을 만들어 1일 3회 20~30알을 복용한다.

생리통 등 여성의 생리질환
작약은 혈액순환을 좋게 하고 뭉친 어혈을 풀어 고르지 못한 월경의 색(色)과 양(量)을 정상으로 만들어 주고 통증을 없애준다. 생리 주기가 일정하지 않고 피가 덩어리로 나오는 증상, 두통과 복통, 빈혈에 좋다. 1일 백작약뿌리 6~12g을 달여 먹는다.

고혈압 등 혈관질환

작약은 대동맥의 혈관을 확장하여 혈액순환을 좋게 함으로써 혈압을 떨어뜨린다. 고혈압, 고지혈증, 동맥경화 등 혈관질환에 좋다. 1일 백작약뿌리 6~12g을 달여 먹거나 환을 만들어 1일 3회 20~30알을 복용한다. 또는 발효액을 만들어 꾸준히 상복한다.

당뇨병

작약은 췌장기능을 강화하고 인슐린 분비를 촉진하여 혈당을 떨어뜨리므로 당뇨병에 좋다. 1일 백작약뿌리 6~12g을 달여 먹거나 환을 만들어 1일 3회 20~30알을 복용한다.

기혈(氣血) 부족으로 땀이 많이 나는 다한증(多汗症)

작약은 기혈의 순환을 조화롭게 하여 원기를 회복시켜 준다. 장부(臟腑)의 허손(虛損)으로 정혈(精血)이 부족하여 얼굴에 혈색이 없고 식은땀을 흘리거나 잠잘 때 땀을 많이 흘리는 사람에게 좋다. 1일 백작약뿌리 6~12g을 달여 먹거나 환을 만들어 1일 3회 20~30알을 복용한다. 또는 발효액을 만들어 꾸준히 상복한다.

간염 등 염증성질환

작약은 항염증작용이 우수하여 간염, 피부염 등 염증성질환에 좋다. 1일 백작약뿌리 6~12g을 달여 먹거나 환을 만들어 1일 3회 20~30알을 복용한다.

기타

작약은 자궁출혈, 이질, 설사, 복통, 고열을 동반한 두통, 여성의 갱

년기질환 등에 좋다.

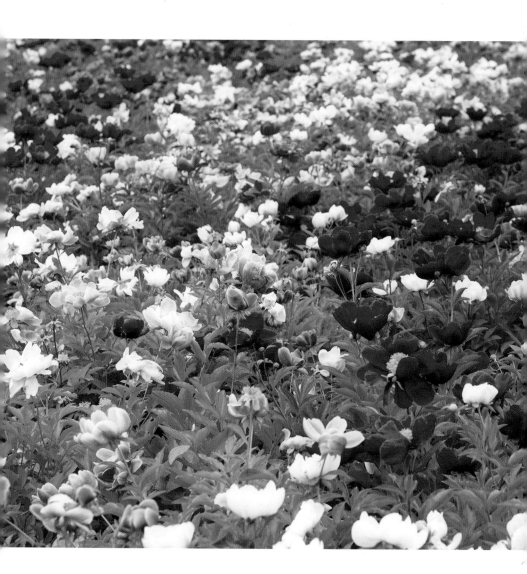

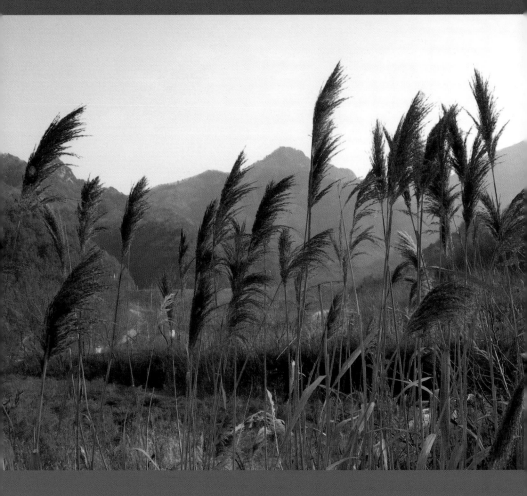

체내 중금속을 배출해 주고
해열작용이 우수한

갈대 蘆根

중국 양자강 부근 외딴 마을에서 약방을 운영하는 의원이 있었다. 이 의원은 마을에 약방이 하나 밖에 없다보니 마을 사람들에게 비싸게 약값을 받고 선금을 내지 않으면 치료를 해주지 않았다. 어느 날 가난한 농부가 온몸이 불덩이처럼 달아오르는 외아들을 데리고 와서 진료를 해 달라고 요청했다. 그러나 농부는 돈이 없다는 이유로 치료를 받지 못했다. 농부는 아들을 데리고 하염없이 눈물을 흘리며 집으로 돌아오는 길에 허름한 차림으로 동냥을 하는 거지를 만났다. 거지가 농부에게 왜 그렇게 슬피 우느냐고 묻자 농부는 그간의 자초지종을 이야기했다.

　거지는 그런 일로 우느냐면서 가난한 농부와 아들을 강가로 데리고 가더니 강가에 무리지어 살고 있는 풀을 가리키며 "우리는 몸에 열이 오르거나 오줌이 잘 나오지 않으면 저 풀의 뿌리를 캐서 달여 먹는다."라고 말했다. 농부는 거지가 알려준 풀의 뿌리를 캐서 아들에게 달여 먹였더니, 며칠 되지 않아 열이 내리고 아들은 건강을 되찾았다. 이 일화에 등장하는 식물이 바로 갈대이다.

　중국 춘추시대 노(魯)나라(기원 536~487) 현인이자 공자의 10제자 중 한 사람이었던 민자건(閔子騫)이 갈대로 만든 옷을 입고 다닌 일화도 전해 내려온다. 민자건은 일찍 어머니를 여의고 계모 밑에서 자랐다. 계모는 한겨울에 민자건에게 갈대 이삭으로 만든 옷을 입혀 마차를 끌게 할 정도로 학대를 했다. 그렇지만 민자건은 불평 한 번 하지 않고 효성과 덕행으로 부모를 감동시켰다. 민자건은 현재까지 중국 고금의 가장 효성이 뛰어난 사람으로 기억되고 있다.

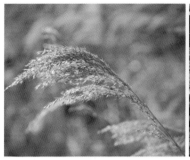
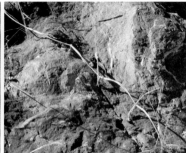

달뿌리풀 이삭   달뿌리풀 줄기

갈대는 벼과의 갈대속 여러해살이 초본식물로 중국, 일본 등 전세계적으로 수십 종이 분포한다. 우리나라에는 습한 계곡이나 개울가에 많이 자라는 달뿌리풀, 울릉도 습지에 자생하는 큰달뿌리풀, 전국의 습지, 하천, 도랑, 연못 가장자리에서 볼 수 있는 갈대 등 3종이 있다.

갈대는 2~3m 정도로 자라는데 주로 고여 있는 물에서 무리지어 자란다. 잎은 땅을 향해 늘어지고 잎집[엽초(葉鞘)]이 줄기를 완전히 감싸고 가장자리에 잔털이 줄지어 달려 있다. 줄기는 하늘을 향해 곧게 자라는데 속이 비어 있다. 8~10월에 자갈색의 꽃이 피고 지면 9~11월에 긴 타원형의 열매가 달린다. 뿌리는 마디가 있는 대나무처럼 생겼는데 목질화되어 튼튼하다. 오래된 뿌리는 땅속 깊숙이, 최근 자란 것은 지표면 가까이에서 옆으로 넓게 뻗어나가 지상부가 군락을 이루게 만든다.

우리 선조들은 가을에 갈대의 잎과 줄기를 베어서 움막을 짓거나 지붕, 바닥에 까는 자리를 만들어 사용했을 뿐만 아니라 이삭은

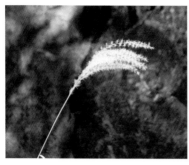
억새 이삭

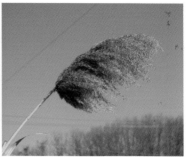
갈대 이삭

빗자루, 이삭의 털은 솜대용으로 쓰기도 했다. 갈대라는 말은 조선 중종(中宗) 22년(1527년) 최세진(崔世珍)이 쓴《훈몽자회(訓蒙字會)》나 허준(許浚)의《동의보감(東醫寶鑑)》에 갈대를 한자 노(蘆)로 표기하고 굴로 번역해 놓은 것이 시초이다. 굴이라는 말은 갈대의 잎이 가을에 낙엽처럼 떨어지지 않고 줄기에 그대로 붙어 조용한 바람에도 잘 흔들리는 가랑잎을 의미한다. 잎이 대나무처럼 생긴 줄기에 달려 있다고 해서 죽(竹)를 써서 갈대로 부르게 된 것이다. 갈대는 가을에도 누런 갈잎을 달고 있는 대나무, 다시 말하면 다양한 용도에 대나무처럼 쓰이는 풀로 해석된다.

갈대와 비슷한 식물로 달뿌리풀과 억새가 있다. 갈대는 습지의 진흙땅을 좋아하고 바다와 민물이 만나는 곳에서도 생장하는 반수생식물이다. 뿌리가 땅속에서 옆으로 뻗어나가면서 자란다. 억새는 모래자갈이 섞여 있는 산에서 볼 수 있는데 뿌리는 갈대와 마찬가지로 땅속에서 옆으로 뻗는다.

달뿌리풀은 모래자갈이 섞인 냇가 주변의 땅에서 자라는데 줄기

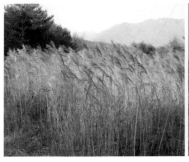
갈대

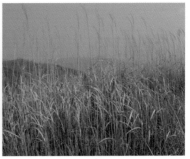
억새

가 뻗어 땅에 닿는 자리에 뿌리를 내린다. 결론적으로 해발 400m 이상의 산에서 자생하는 것은 오로지 억새뿐이다. 강가나 냇가 주변에서 자라는데 뿌리가 땅속으로 뻗어 볼 수 없는 것은 갈대, 가느다란 줄기가 지표면을 뛰어오르듯 하다가 땅에 닿는 부분에 가는 뿌리가 달려 있으면 달뿌리풀이다.

갈대에는 코익솔(coixol), 아스파라긴(asparagin), 리그닌(lignin), 셀룰로스(cellulose), 트리신(tricine), 자일란(xylan), 탄수화물, 회분, 단백질, 지방, 비타민 B, C 등의 성분이 함유되어 있다.

갈대는 진액을 생성하여 갈증을 해소하고 위열(胃熱)과 폐열(肺熱)을 내려준다. 중금속을 소변으로 배출하고 가슴이 답답한 번열(煩熱)을 내려준다. 대변이 잘 나오도록 하고 주독을 풀어준다.

《동의보감》에는 갈대에 대해 "성질은 차고 맛은 달며 독이 없다. 소갈(消渴)과 외감열(外感熱, 피부나 호흡기를 통해 나쁜 기운이 침범하여 발생한 열)을 치료하고 음식 맛을 나게 하며, 목이 막히는 것, 임산부의 심열(心熱)과 이질, 갈증을 멎게 한다. 헛구역질과 딸꾹질을 치료 한다."라고 기록되어 있다. 《본초》에는 "물밑에 있는 뿌리가 물이 흐르는 반대 방향으로 뻗은 것을 쓰고 뿌리가 드러나 물에 뜬 것은 쓰지 못한다."라고 쓰여 있다.

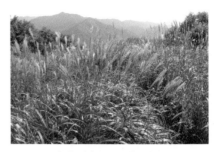

높은 산에서 볼 수 있는 억새

한방에서는 갈대뿌리[노근(蘆根)]를 약재로 쓰고, 우리 몸의 열을 내려주는 청열약(淸熱藥) 중 청열사화약(淸熱瀉火藥)으로 분류한다. 맛은 달고 성질은 차다. 우리 몸의 위장과 폐를 이롭게 하는 약재이다. 갈대는 뿌리 외에 줄기도 약재로 쓸 수 있다. 줄기는 가을부터 이듬해 봄까지 채취하여 썰어 말려 물에 달여 먹는다. 뿌리는 잔뿌리를 제거한 뒤 잘게 썰어 말려 햇볕이나 건조기에 말려 쓴다.

갈대는 건조한 것보다 신선한 것의 약효가 훨씬 좋기 때문에 필요할 때마다 생것을 채취해서 쓰면 좋다. 갈대 줄기나 뿌리를 35도 술에 담그면 갈대주가 된다. 뿌리를 진하게 달인 물에 엿기름을 넣고 식혜나 조청을 만들어 먹는다. 가정에서 갈대 끓인 물로 물김치, 국 등 물 대신 다양하게 활용할 수 있다. 갈대 뿌리는 1일 20~40g(생것은 60~120g)을 쓸 수 있다. 갈대는 독성이 없어 안심하고 사용할 수 있으나 성질이 차기 때문에 평소 속이 냉하고 소화력이 약한 사람은 다량을 장복하지 않는 것이 좋다.

갈대는 수질 정화능력이 탁월한 반수생식물로 생명력이 강하고

번식도 쉬워 웅덩이나 저수
지 부근에 재배해도 된다.
뿌리를 채취하여 잔뿌리가
붙어 있는 마디를 잘라 물
속에 심으면 뿌리가 활착하
면서 새순이 올라온다. 갈대
끓인 물은 약간 단맛이 나

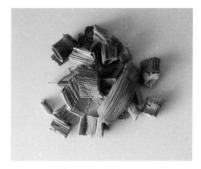

갈대 약재

서 먹기가 좋을 뿐만 아니라 열을 내려주고 소변을 잘 나오게 하며
중금속을 해독하는 작용이 탁월하기 때문에 음료로 개발하면 좋을
것이다.

■ 갈대로 질병 치료하기

위열(胃熱)로 인한 구갈 및 구토

위에 열사(熱邪)가 침범하면 진액이 고갈되어 기가 위로 치솟아 구

토를 일으킨다. 갈대는 고갈된 위의 진
액을 생성하여 열을 내려주므로 구토,
입안이 마를 때나 딸꾹질에 좋다. 1일
뿌리 20~40g을 달여 복용한다. 딸꾹질
이 심하고 멈추지 않을 때는 1일 감꼭
지 4~9g을 같이 달여 먹으면 더 좋다.

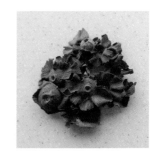

감꼭지

폐열(肺熱)로 인한 폐렴 등 폐질환

폐에 열사(熱邪)가 침범하면 가슴이 답답하면서 피고름 섞인 기침을 하거나 숨이 막히게 된다. 갈대는 폐의 진액을 생성하여 열을 내려주므로 폐렴 등 폐질환에 좋다. 1일 뿌리 20~40g을 달여 꾸준히 음용한다.

수은 등 중금속 해독

갈대는 체내에 쌓인 수은 등 중금속, 농약, 약물 등 각종 유해물질을 체외로 배출해 준다. 여름철 상한 음식을 먹어 생긴 식중독이나 중금속 해독에 좋다. 1일 뿌리 20~40g을 달여 복용한다. 1일 청미래덩굴 뿌리 40g을 함께 달여 복용하면 더 좋다.

오줌 줄기가 가늘고 시원치 않을 때

갈대는 이뇨작용이 탁월하여 오줌 줄기가 약하고 방울방울 떨어진다거나 소변을 볼 때 열감이 있고 통증을 동반할 때 좋다. 1일 뿌리 20~40g을 달여 복용한다.

숙취해소

갈대의 아스파라긴(asparagin) 성분은 음주 후 숙취를 일으키는 아세트알데하이드(acetaldehyde)를 분해하여 주독을 풀어준다. 1일 뿌리 20~40g을 달여 마신다. 1일 칡뿌리 20~50g 또는 칡꽃 10g을 함께 달여 복용하면 더 좋다.

고질적인 변비

갈대는 장을 윤택하게 하여 대변이 잘 나오도록 한다. 1일 뿌리 20~40g을 달여 복용한다. 1일 대황뿌리 15~20g을 함께 달여 마시면 더 좋다.

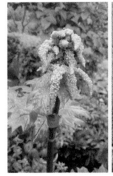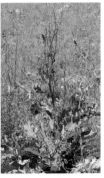

국내 재배 중인 대황(왼쪽)과 몽골대황(오른쪽)

기타

갈대는 한여름 더위를 먹어 입맛이 없을 때, 고열을 동반한 감기 몸살, 이질, 설사, 당뇨병 등에 좋다.

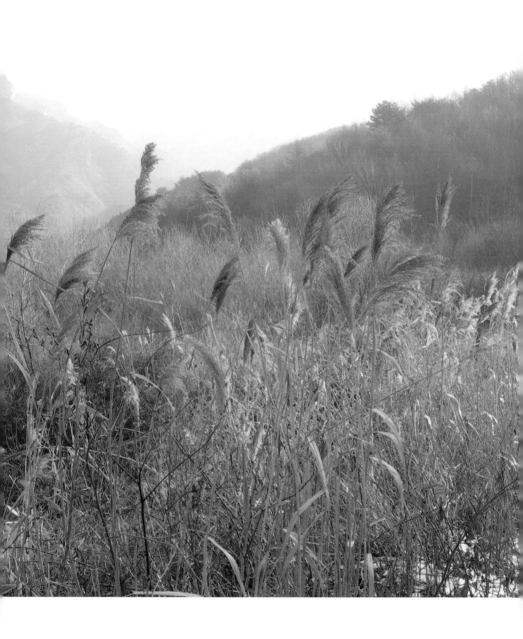

해열작용이 탁월하고
혈액순환을 좋게 하는

목단 牡丹皮

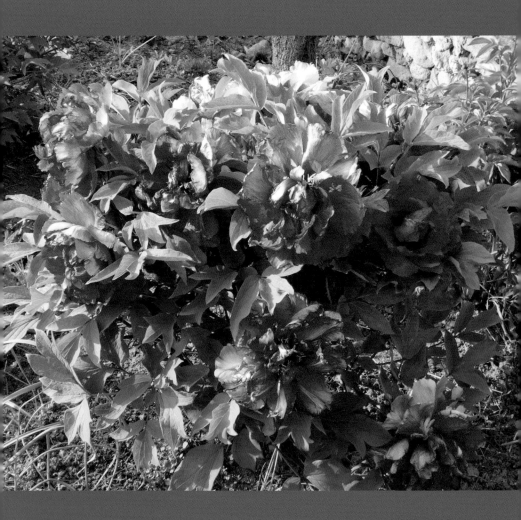

중국 명(明)나라 시대 구우(瞿佑)가 기술한 《전등신화(剪燈新話)》 내용 중 〈목단등기(牡丹燈記)〉에 수록된 일화를 소개한다. 오랜 옛날 한 선비가 이웃 마을에 놀러갔다가 술이 거나하게 취해서 산마루를 넘어오는데 어디선가 가냘픈 여인의 신음소리가 나는 것을 듣게 된다. 선비가 걸음을 멈추고 소리가 들리는 곳으로 가보니 아리따운 여인이 큰 나무 밑에 쓰러져 있었다. 선비가 깜짝 놀라 왜 그러느냐고 묻자 여인이 친척집에 다녀오다가 다리를 삐어 걸을 수 없다고 하자 여인을 부축해 집까지 데려다 준다.

선비는 여인의 집에서 극진한 대접을 받고 이튿 날 새벽 집으로 돌아오려는데, 여인이 오늘 밤에도 어제 만났던 곳에서 기다리겠다고 하자 흔쾌히 수락을 하고 귀가했다. 집으로 돌아온 선비는 해가 저문 즉시 어젯밤 여인을 만났던 곳으로 갔더니 커다란 꽃이 수놓인 등롱(燈籠)을 들고 기다리고 있었다. 이후 두 사람은 깊은 사랑에 빠졌는데 이때부터 선비의 몸이 눈에 띌 정도로 수척해졌고 이 소문은 동네에 쫙 퍼졌다.

동네 청년들이 선비의 거동이 수상하다며 몰래 선비의 뒤를 따라갔더니 두 사람이 한밤중에 만나 다정히 손을 잡고 잡초가 무성한 오래된 무덤의 관 뚜껑을 열고 들어가려는 것을 목격한다. 다급한 청년들이 선비의 이름을 부르며 달려갔으나 관은 닫혀 버리고 아무리 열려고 해도 열리지 않았으며, 무덤 옆에는 두 사람의 길을 비추었던 등롱만 나동그라져 있었다. 이후 마을 사람들은 선비를 두 번 다시 볼 수 없게 되었고, 이듬해 무덤 주변에 큼지막한 꽃이 피는 식

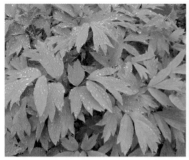

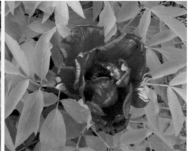

목단 잎   목단 꽃

물이 자랐다고 하는데 이 일화에 등장하는 식물이 바로 목단이다.

목단은 중국이 원산지로 우리나라는 신라 26대 진평왕(眞平王 580년경) 시절 당나라에 갔던 사신이 당 태종으로부터 홍색, 자색, 백색의 목단꽃이 그려진 그림과 함께 씨앗 3되를 받아온 것이 시초이다. 《삼국유사》에는 진평왕의 딸 선덕[善德, 신라 최초의 여왕(女王)인 선덕여왕(善德女王)]이 중국에서 가져온 목단꽃 그림을 보고 "꽃은 화려하나 그림 속에 벌과 나비가 없는 것을 보니 향기 또한 없으리라."라고 말을 했다고 한다. 씨앗을 궁에 심어 꽃이 피었는데 향기가 나지 않자 선덕여왕의 총명함을 칭찬하였다는 이야기도 전해 내려온다.

목단은 고금을 막론하고 꽃이 큼지막하고 화려하여 모두들 좋아한다. 중국은 목단 꽃을 꽃 중의 왕이라는 의미로 화왕(花王)이라 부르고, 나라의 꽃으로 지정했다. 우리나라도 일반 가정의 정원에 한두 포기 정도는 심어 가꿀 뿐만 아니라 한옥의 벽장문, 병풍, 장롱, 벽화, 도자기, 장식품, 수예 등에 빠지지 않는다. 김영랑 시인의

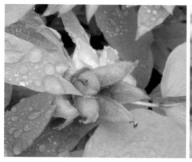
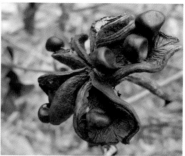

목단 열매   목단 씨앗

〈모란이 피기까지는〉 시를 비롯한 문학 작품도 무척 많다. 목단의
꽃말이 부귀이다 보니 집안이 부귀영화로 가득 채워지기를 기원하
는 심정도 한몫을 하지 않았나 싶다.

목단은 작약과의 목단속 여러해살이 목본식물로 중국, 몽골 등
전 세계적으로 30여 종이 분포한다. 우리나라에는 작약, 산작약
과 목단 등이 자생한다. 목단은 2m 정도로 자란다. 잎은 깃털 모양
인데 마주보고 달린다. 줄기가 올라올 때는 풀처럼 부드럽다가 생
장하면서 목질화된다. 5월에 백색, 홍색, 자색꽃이 피는데 지름이
15cm 이상 되는 것도 있다. 꽃은 다른 식물에 비해 무척 크지만 개
화하고 1주일 정도만 미미한 향기가 풍긴다. 꽃이 지면 별 모양의
열매가 달린다. 뿌리는 땅속으로 여러 갈래가 뻗어져 나간다.

목단은 뿌리에서 새싹이 돋아나는 모습이 남성의 성기를 닮고
[(수컷 모(牡)] 붉은 꽃[붉을 단(丹)]이 핀 것을 상품으로 취급하여 목단
(牡丹)이라고 한다. 한문으로 목단(牧丹)으로 쓰고 모란 또는 목단이
라고 읽는다. 목단은 꽃이 큼지막해 꽃 중의 왕인 화왕(花王), 작약

꽃과 비슷하나 줄기가 나무여서 목작약(木芍藥), 청초한 흰 꽃은 꽃 중의 왕이라서 백화왕(白花王), 화려함과 덕을 지녀 부귀화(富貴花) 또는 부귀초(富貴草), 천하에서 제일가는 향기와 빛깔이라서 천향국색(天香國色), 낙양화(洛陽花), 상객(賞客), 화신(花神), 화사(花師), 귀객(貴客) 등 다양한 이름으로 불린다.

《동의보감》에는 목단에 대해 "딱딱한 징가(癥痂, 체내 덩어리)와 어혈을 없애고, 여자의 생리가 잘 통하지 않는 것과 요통을 낫게 한다. 산모의 태반을 나오게 하고 해산 후의 혈병(血病), 기병(氣病)을 치료한다. 옹창(癰瘡, 부스럼과 종기)의 고름을 빨아내고 타박상의 어혈을 삭게 한다."라고 기록되어 있다. 《본초》에는 "생리가 나오지 않은 것을 치료하는데 달여서 마시거나 가루 내어 먹는다."라고 적혀 있다.

목단에는 파에오놀(paeonol), 파에오노사이드(paeonoside), 파에오놀리드(paeonolide), 파에오니플리린(paeoniflorin), 알비플로린(albiflorin), 피토스테롤(phytosterol), 아스트라가린(astragalin), 카테킨(catechin), 탄닌(tannin) 등의 성분이 함유되어 있다.

목단은 관상동맥과 말초혈관을 확장시켜 혈압을 떨어뜨린다. 위장운동을 강화하고 경직된 근육을 이완한다. 혈소판응집을 억제하여 뭉친 어혈을 없애주고 생리불순을 치료한다. 항염증, 항세균, 항바이러스, 지혈작용을 하고 통증을 완화한다.

한방에서는 목단의 뿌리껍질[목단피(牡丹皮)]을 약재로 쓰고, 우리 몸의 열을 내려주는 청열약(淸熱藥) 중 청열양혈약(淸熱涼血藥)으로

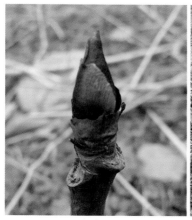
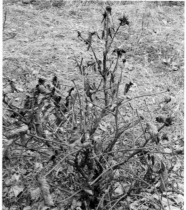

목단 겨울눈   목단(겨울)

분류한다. 맛은 쓰고 매우며 성질은 차다. 우리 몸의 심장과 간장, 신장을 이롭게 하는 약재이다. 목단은 뿌리껍질 외에 꽃도 약재로 쓸 수 있다. 꽃은 봉오리가 맺혔을 때 따서 살짝 덖어 차로 우려내어 마시거나 35도 술에 담가 마신다. 뿌리껍질은 가을부터 이듬해 봄에 뿌리를 캐서 잔뿌리와 속심을 버린다. 뿌리껍질만을 달여 먹거나 35도 술에 담가 마신다. 뿌리를 캐서 뿌리껍질을 세로로 잘라 심을 제거하여 말린 것을 목단피(牡丹皮)라 하고, 뿌리에 칼을 대지 않고 심을 당겨 빼서 말린 것을 통목단(通牡丹)이라고 한다.

한방에서는 목단의 지혈작용을 강화하기 위해서는 초탄법(炒炭法)을, 혈액순환을 잘 돌게 하고 뭉친 어혈을 풀어주고자 할 때는 주자법(酒炙法)이라는 포제법(炮製法)을 쓴다.

초탄법은 목단의 뿌리껍질을 프라이팬에 올려 중불로 겉이 까맣게 타도록 볶는 방법인데, 이렇게 포제한 것을 목단피탄(牡丹皮炭)

이라고 한다.

주자법은 청주 또는 막걸리를 하루 동안 방치하여 윗부분의 맑은 청주만 스프레이 통에 넣고 건조한 목단피에 뿌린 뒤에 2~4시간 정도 지나 청주가 목단피에 스며들어 축축해지

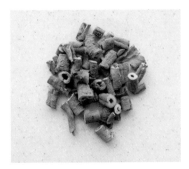

목단 약재

면 이것을 프라이팬에 올려 겉이 노릇노릇하게 볶는 방법이다. 이렇게 포제한 것을 주목단피(酒牡丹皮)라고 한다. 목단피는 혈액순환을 좋게 하고 뭉친 어혈을 풀어주는 효능이 강해 유산을 할 수 있으므로 임산부나 월경이 과다한 사람은 복용하지 않도록 유의한다.

목단은 내한성이 강해 전국적으로 재배가 가능하다. 햇볕이 잘 드는 양지바른 동남향으로, 배수가 잘되는 자갈 섞인 식양토가 적지이다. 8~9월에 잘 익은 열매를 채취하여 9월 하순에서 10월 초순에 파종하면 이듬해 봄에 새순이 올라온다. 9월에 뿌리를 수확할 때 굵고 상품성이 있는 것은 골라내고 새순이 달려 있는 것을 쪼개어 뿌리나누기를 하면 된다. 목단은 3년생부터 뿌리껍질을 벗겨 약재로 쓸 수 있다. 목단은 꽃이 크고 아름답고 화려할 뿐만 아니라 울타리 안에 심는 부귀를 상징하는 식물로, 꽃이 비슷한 작약과 함께 관상용으로 심으면 좋다.

■ 목단으로 질병 치료하기

몸에 열꽃이 피고 피부에 붉은 반진이 돋을 때

목단은 혈분(血分)의 열을 내려 주는 작용이 탁월하다. 얼굴이나 손 등 피부에 얼룩얼룩하고 좁쌀 같은 모양의 열꽃이 도드라져 가렵거나 몹시 열이 나는 증상, 피부에 붉은 반진(斑疹)이 돋아날 때, 땀은 나지 않고 열나고 뼛골이 쑤시고 아픈 증상, 밤에는 열이 났다가 아침이 되면 열이 없어지는 증상에 좋다. 1일 뿌리껍질 6~12g을 달여 복용한다.

뭉친 어혈을 풀어주고 배 속의 덩어리 제거

목단은 우리 몸속에 생긴 덩어리를 없애주고 뭉친 어혈을 풀어주는 효능이 우수하다. 외부 충격으로 위장, 대장, 폐에 혈이 뭉쳐 덩어리가 생겼을 때, 넘어지거나 다친 타박상에 좋다. 1일 주목단피 6~12g을 달여 상복한다.

생리통 등 여성의 생리질환

목단은 혈액순환을 활발하게 하여 여성의 생리가 정상이 되도록 하고 진통을 완화해 준다. 여성이 생리 전에 높은 고열이 있다거나 생리주기가 일정하지 않을 때, 생리통에 좋다. 1일 주목단피 6~12g을 달여 상복한다.

고혈압 등 혈관질환

목단은 관상동맥과 말초혈관을 확장시켜 혈압을 떨어뜨리므로 고혈압, 고지혈증, 관상동맥경화증 등 혈관질환에 좋다. 1일 주목단피 6~12g을 달여 음용한다.

코피 등 출혈성질환

목단은 지혈작용이 탁월하여 코피, 자궁출혈, 혈뇨 등 출혈성질환에 좋다. 1일 목단피탄 6~12g을 달여 먹는다.

위염 등 위장질환

목단은 위장기능을 강화하여 위액분비를 억제하고 항염증작용이 우수하다. 위산과다로 인한 위장병, 위염, 위궤양 등 위장질환에 좋다. 1일 뿌리껍질 6~12g을 달여 복용한다.

기타

목단은 음식을 잘 못 먹고 체했을 때, 조그만 일에도 깜짝깜짝 놀랄 때, 경직된 근육을 이완시키고자 할 때 등에 좋다.

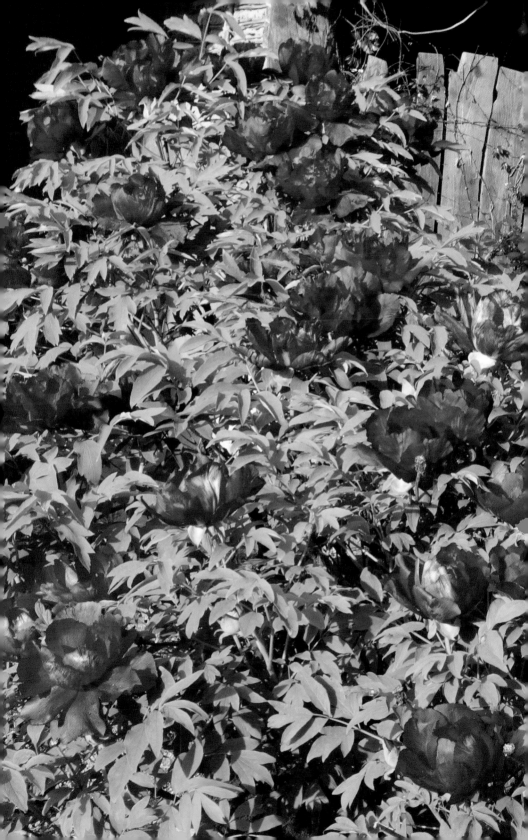

13

가슴의 울화를 없애주고
마음을 편안하게 하는

치자나무 梔子

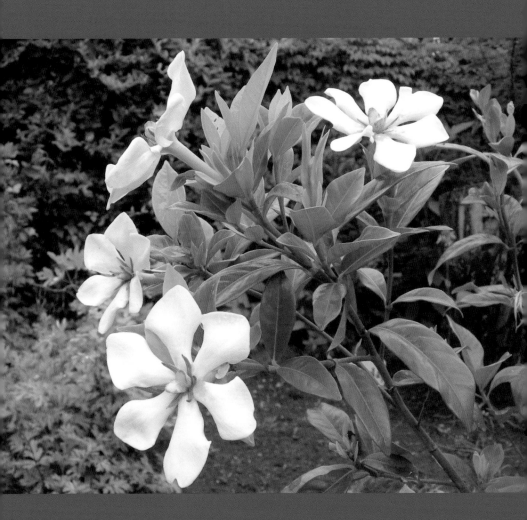

옛날 영국의 어느 귀족 집안에 가르데니아(Gardenia)라고 하는 마음씨 착하고 순결한 처녀가 살고 있었다. 흰색을 좋아하다 보니 소지품은 물론 침실과 거실도 온통 흰색으로 장식을 하고, 흰색을 좋아하는 총각과 결혼하여 순수하게 살기를 소원했다. 흰 눈이 하얗게 내리는 어느 겨울 밤, 흰옷을 입은 천사가 흰 꽃을 한 아름 안고 하늘에서 내려와 창밖을 내다보고 있던 처녀에게 말을 건네었다.

"나는 순결의 천사로 이 세상에서 가장 깨끗한 여인을 찾고 있었는데, 그게 바로 당신이다." 천사가 꽃씨 하나를 건네주면서 "이 씨앗이 꽃을 피울 때 당신이 원하는 청년이 나타날 것이다."라는 말을 남기고 사라진다.

처녀는 씨앗을 꽃밭에 심어 정성스럽게 돌보았더니 이듬해 조그만 식물이 올라왔고, 얼마 지나지 않아 향기롭고 아름다운 꽃을 피웠다. 처녀가 벅찬 마음으로 꽃을 감상하고 있는데, 갑자기 씨앗을 건네주었던 그 천사가 나타나더니 점차 씩씩하고 건강한 청년으로 순식간에 변해 버린 것이다. 이후 두 사람은 결혼을 했고 가르데니아는 순백의 눈꽃처럼 순수하고 행복하게 살았다고 한다. 이 일화에 등장하는 식물이 바로 치자나무이다. 이후 사람들은 치자나무를 처녀의 이름인 가르데니아(Gardenia)라고 부르게 되었다.

우리 선조들은 치자나무 열매를 의류나 음식을 노랗게 물들이는 천연 염료로 활용했다. 몇 십 년 전만해도 구멍가게나 한약재 파는 곳에서 치자 열매를 실로 꿰어 주렁주렁 매달아 놓은 것을 볼 수 있었다. 조선 세조 때 강희안(姜希顔)이 저술한 《양화소록(養花小錄)》

(화훼와 원예 전문서적)에 치자나무를 첫째, 꽃이 희고 아름답다. 둘째, 꽃향기가 맑고 풍부하다. 셋째, 겨울에도 잎이 푸르다. 넷째, 열매를 물들이거나 한약재로 쓴다라고 기록해 놓은 것을 볼 때 오래전부터 우리 민족이 가까이 했던 식물인 것을 알 수 있다.

치자나무는 꼭두서니과의 여러해살이 관목으로 겨울에도 낙엽이 지지 않는 상록수이다. 중국, 일본, 브라질, 미국, 유럽 등 전 세계적으로 200여 종이 분포한다. 우리나라에는 원예품종인 꽃치자나무와 좀치자나무, 약용으로 쓰는 치자나무가 있다. 치자나무는 중국 원산으로 내한성이 약해 높은 산에는 없고, 제주도와 남부 해안지방이나 경기 이남의 민가 주변에서 볼 수 있다.

치자나무는 1~4m 정도로 자란다. 잎은 긴 타원형으로 서로 마주 나는데 반질반질한 광택이 난다. 6~7월에 흰 꽃잎 여섯 장이 동그랗게 달려 프로펠러 모양인데 달콤하고 진한 향이 풍긴다. 9월에 노란빛을 띤 홍색의 열매가 달리고 그 속에 편평한 종자가 들어 있다. 뿌리는 직근성으로 땅속 깊게 내린다.

치자나무는 열매가 술잔[(치(巵)]처럼 생기고 열매[자(子)]를 약재로 쓰는 나무이다 보니 치(巵)자 앞에 목(木)를 붙여 치자(梔子)나무가 된 것이다. 꽃이 모란꽃과 비슷한 나무여서 목단(木丹), 노란 꽃이 피는 술잔처럼 생긴 열매라 하여 황치자(黃梔子), 열매가 조그만 술잔 같다하여 소치자(小巵子), 산에 나는 치자나무 열매를 쓴다하여 산치자(山梔子), 선지(鮮支) 등 다양한 이름으로 불린다.

《동의보감》에는 치자나무에 대해 "맛은 쓰고 성질은 차다. 심장

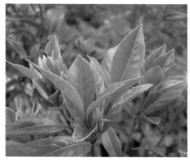
치자나무 잎

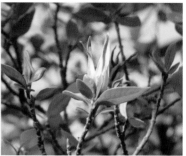
치자나무 꽃잎

과 위장, 대장, 소장에 있는 열을 내려주고 오달(五疸)을 낫게 한다. 오줌을 잘 나오게 하고 소갈을 멎게 한다. 가슴에 열이 쌓여 쥐어뜯는 듯 아픈 심조(心躁)를 없애 준다. 입안이 마르고 눈이 충혈 되며 붓고 아픈 것, 얼굴까지 벌개 지는 주사비(酒齄鼻, 코끝이 빨개지는 증상), 문둥병(白赤癩), 창양(瘡瘍, 종기나 부스럼)을 치료 한다. 심통(心痛, 가슴앓이)에는 치자 열매 15개를 진하게 달여 생강즙 한 잔과 섞은 후 천궁가루 4g을 넣고 다시 달여 마시면 곧 효과가 나타난다.”라고 기록되어 있다.

　또한《동의보감》에는 적열(積熱, 몸에 열이 쌓인 것)로 생긴 아픈 심조(心躁, 신경을 너무 써서 마음이 지나치게 번잡하고 조급한 것) 또는 심흉(心胸, 가슴 속)에 쌓인 번열(煩熱 몸에 열이 나고 가슴이 답답한 증상)에는 유금환[柔金丸, 또는 산치환(山梔丸)]*을 쓴다고 적혀 있다.

＊유금환(柔金丸) 만드는 방법과 복용법 : 치자나무 열매를 검게 볶아 가루 내어 꿀이나 밀가루로 반죽하여 환을 지어 1일 3회 20∼30알을 복용한다.

치자나무에는 노란색 색소성분인 크로신(crocin), 게니포사이드 (geniposide), 가르데노사이드(gardenoside), 게니핀(genipin), 크로세틴 (crocetin), 퀘르세틴(quercetin), 시트스테롤(sitosterol), 루틴(rutin), 피 넨(pinen), 캄펜(camphen), 탄닌(tannin) 등의 성분이 함유되어 있다.

치자나무는 항산화작용이 강해 암세포의 활성을 억제하고 사멸 을 촉진한다. 췌장의 장간막내(腸間膜內, 장 복막의 일부분으로 혈관, 림프 관, 신경이 지나감) 혈류를 증가시켜 췌장기능을 강화하고 인슐린 분 비를 촉진하여 혈당을 떨어뜨려 준다. 간 기능을 활성화하고 간세 포를 보호하여 간의 해독을 향상한다. 혈액순환을 활발하게 하여 혈압을 떨어뜨린다. 항염증 및 진정, 지통, 지혈작용이 우수하다.

한방에서는 치자나무 열매(梔子)를 약재로 쓰고, 우리 몸의 열을 내려주는 청열약(淸熱藥) 중 청열사화약(淸熱瀉火藥)으로 분류한다. 맛은 쓰고 성질은 차며 독이 없다. 신장과 간장, 위장, 삼초, 폐를 이 롭게 하는 약재이다. 치자나무는 열매 외에 잎, 꽃, 가지, 뿌리도 약 재로 쓸 수 있다. 어린잎은 끓는 물에 데쳐 나물로 활용할 수 있고, 잎이 억세 지면 그대로 따서 잘게 썰어 말려 차로 달여 음용한다.

꽃은 은은하고 달콤한 향이 나는데 중국인들이 선호하는 재스민 차와 비슷하다. 꽃은 봉오리가 맺혔을 때 따서 덖어서 차로 우려내 어 마시거나 35도 술에 담가 음용한다. 가지와 뿌리는 가을부터 이 듬해 봄까지 채취하여 잘게 썰어 달여 마신다. 열매는 9~11월 사이 성숙하여 붉고 노란색을 띨 때 따서 말리거나 찜통에 30분 정도 쪄 서 말려 쓴다.

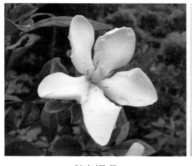
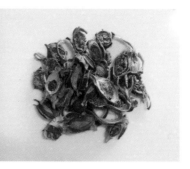

치자나무 꽃　　　　　　　　　　　　치자나무 약재

　　열매의 노란 색소 성분을 이용하여 각종 요리에 활용하면 진노랑색의 음식을 만들 수 있다. 열매를 진하게 끓인 물로 밀가루를 반죽하여 칼국수나 수제비, 부침개, 튀김, 물김치, 찌개, 라면 등을 끓이거나 만들 때 물 대신 사용한다.

　　치자나무는 해열, 진통, 소염효과가 탁월하여 한방파스 재료로 쓰고 있다. 일반 가정에서도 치자가루나 달인 물을 이용하여 쉽게 파스*를 만들어 손발을 삐어 아프거나 통증이 있을 때, 어깨나 등이 아픈 통증 등에 쓸 수 있다. 치자나무는 비장과 위장이 허하고 찬 사람이나 식사를 조금만 해도 대변이 묽게 나오는 사람은 장복하지 말아야 한다. 체질에 따라 위장기능 저하, 배가 그득하고 답답한 증상, 현기증 등의 부작용이 발생할 수 있으나 복용을 중단하면

＊한방 치자파스 만드는 법 : 치자나무 열매를 곱게 가루 내어 밀가루나 계란 노른자와 섞어 환부에 붙이면 된다. 여기에 꿀을 조금 섞으면 더 좋다. 열매를 진하게 달인 물과 밀가루를 반죽하여 환부에 발라도 된다.

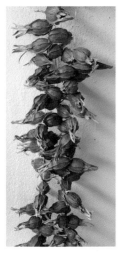
치자나무 열매

호전된다.

치자나무는 내한성이 약해 전국적인 재배는 어렵지만 중부 이남에서는 약용, 분재, 정원수, 조경수로 많이 재배한다. 반양지로 토심이 깊고 물 빠짐이 좋아야 하며, 유기질 함량이 풍부한 비옥한 양토나 사질 양토가 적지이다. 대량으로 꽃과 열매를 수확할 목적이라면 반 음지 보다는 약간 햇볕이 드는 양지바른 곳이 좋다.

9~10월에 채종한 씨앗을 포트나 노지에 뿌려서 번식할 수 있다. 포트일 경우는 종자를 심고 가는 모래로 복토한 다음 볏짚을 덮고 수시로 물을 뿌린다. 노지일 경우는 반 음지에 줄뿌림을 한 다음 볏짚을 덮고 수시로 관수하여 흙이 마르지 않도록 한다. 꺾꽂이는 3~4월에 지난해 자란 가지를, 6~7월에는 꽃이 지고 난 새 가지나 분지(分枝)를 15cm 정도로 잘라 밭에 심으면 된다. 삽목할 때는 물에 1시간 정도 담갔다가 심거나 발근촉진제를 발라 심는다.

치자나무는 포트든 노지든 2주일 정도 지나면 뿌리가 내리고 1개월이 지나면 뿌리가 활착하므로 이 기간에는 수시로 관수하여 흙이 마르지 않도록 한다. 꺾꽂이한 묘목의 뿌리가 활착하면서 본 잎이 4~5매 정도 나오면 솎아서 주당 간격을 10cm로 가식했다가 1~2년 더 성장하면 4월에 본밭에 정식한다. 치자나무는 꽃이 크고 향기가 진해 관상용, 조경용, 분재용, 약용으로 인기가 많아 재배하는 사람이 늘고 있을 뿐만 아니라 꽃차나 향수재료 등 활용가치가 높은 약용식물이다.

■ 치자나무로 질병 치료하기

열병(熱病)으로 가슴이 답답하고 안절부절못할 때

치자나무는 심장과 간장, 위장과 삼초, 폐의 열을 내려 주는 작용이 우수하다. 열병으로 가슴이 답답하거나 높은 고열과 함께 안절부절못하는 질환에 좋다. 1일 열매 6~9g을 달여 음용한다.

간담(肝膽) 습열(濕熱)로 인한 황달과 담낭염

치자나무는 이담 및 항염증작용이 탁월하여 간장과 쓸개에 쌓인 습열과 염증을 삭힌다. 급성 황달성간염, 담낭염으로 인한 황달, 담석증, 신우신염, 요도염 등 염증성질환에 좋다. 1일 열매 6~9g을 달여 상복한다.

혈뇨, 코피 등 출혈성질환

치자나무는 혈분(血分)에 열이 쌓여 소변을 볼 때 열감이 있고 피가 섞여 나오는 혈뇨, 코피 등 출혈성질환에 좋다. 열매를 까맣게 볶아 가루 내어 환을 지어 1일 3회 20~30알을 복용한다.

고혈압 등 혈관질환

치자나무는 혈액순환을 활발하게 하여 혈압을 떨어뜨린다. 고혈압, 고지혈증, 관상동맥경화증 등 혈관질환에 좋다. 1일 열매 6~9g을 달여 꾸준히 음용한다.

타박상 또는 인대가 늘어나서 아픈 통증

치자나무는 소염, 항균, 진통작용이 강해 넘어지거나 다친 타박상, 인대가 끊어지거나 늘어나서 생긴 통증, 어깨나 팔목 등의 근육이 경직되고 아픈 근육통, 신경통에 좋다. 1일 열매 6~9g을 달여 마시고, 열매를 곱게 가루 내거나 끓인 물로 파스를 만들어 환부에 붙인다.

간암 등 암의 예방과 치료

치자나무는 항산화작용이 강하고 신체의 면역력을 높여 암세포의 사멸을 촉진할 뿐만 아니라 간세포보호작용도 한다. 간염, 간경화, 간암 등 암의 예방과 치료에 좋다. 1일 열매 6~9g을 달여 상복한다.

기타

치자나무는 부스럼과 종기, 소화불량, 역류성식도염, 구토, 식중독 예방과 치료 등에 좋다.

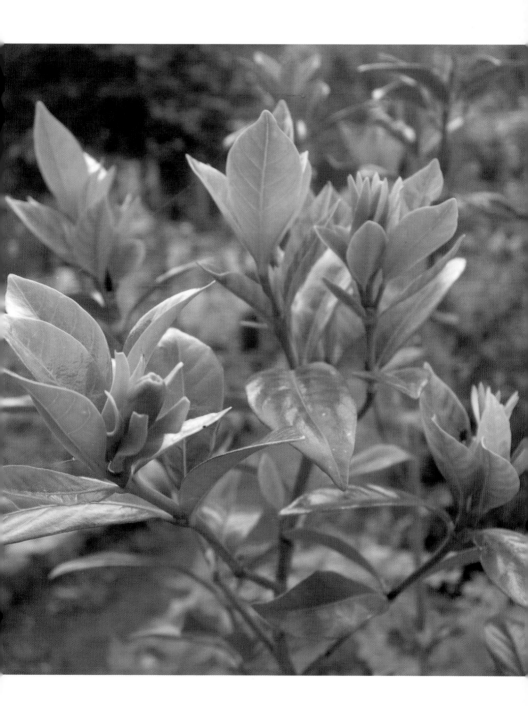

근심 걱정을 단숨에 날려 보내는

원추리 萱草

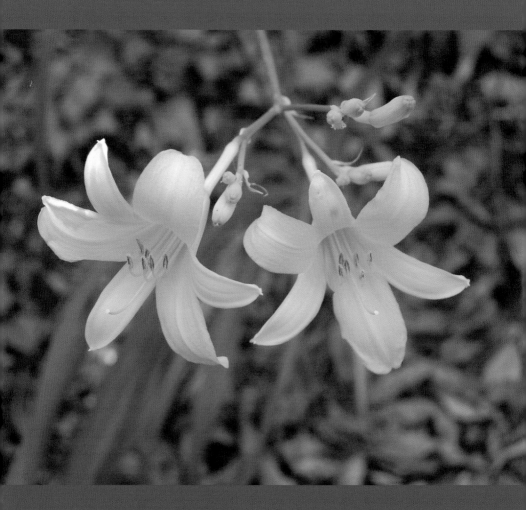

오랜 옛날 중국에 사이좋은 형제가 고령의 부모님을 모시고 살았다. 그러던 어느 날 한꺼번에 부모님이 세상을 뜨자 날마다 눈물로 세월을 보냈다. 형제는 슬픔을 잊기 위해 부모님의 무덤 주변에 형은 원추리를 심고, 동생은 난초를 심어 가꾸면서 생활했다. 형은 현실에 적응하고 열심히 일을 하며 잘살았는데, 동생은 슬픔이 더욱 깊어져 병까지 얻게 되었다.

어느 날 동생의 꿈에 부모님이 나타나 "세상을 살다보면 슬픈 일이 많기 마련인데 너도 형처럼 우리 무덤가에 원추리를 심고 슬픔을 잊어 버려라."라는 말을 남기고 사라진다. 꿈에서 깬 동생은 부모님 무덤가에 심었던 난초를 뽑아 버리고 원추리를 심었는데, 이후부터는 슬픔이 사라져 두 형제가 잘살았다고 한다. 이 일화에 등장하는 식물이 바로 근심걱정을 없애준다는 원추리이다.

원추리는 조선 중종 22년(1527년) 최세진(崔世珍)의 《훈몽자회(訓蒙字會)》, 조선 후기 실학자 홍만선(洪萬選, 1643~1715)의 《산림경제(山林經濟)》 등에 마음을 황홀하게 하고 근심과 걱정을 없애주는 식물로 소개되어 있다. 오래전부터 우리 민족과 함께한 식물임을 알 수 있다. 식량이 궁핍했던 시절의 이른 봄은 저장해 두었던 곡식이나 채소가 떨어지기 시작할 때이다. 이때 긴 겨울 추위를 이기고 산과 들에 돋아난 원추리 어린잎은 훌륭한 먹거리였다.

원추리는 나물고개로 불리던 3월, 매서운 추위에 다른 식물들이 움츠리고 있을 때 언 땅에서 새순을 살짝 내밀고 일찍 올라온다. 우리 선조들은 원추리 어린순을 지푸라기로 무시래기 엮듯이 엮어

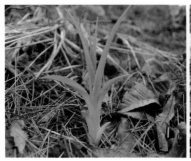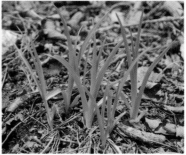

원추리 어린잎

서 처마 밑에 매달아 말려두었다가 음력 정월 대보름날에 국을 끓여 먹었다. 어린잎은 식감이 부드럽고 담백하고 달짝지근해 최고의 산나물일 뿐만 아니라, 뿌리는 배고픔을 달래주는 구황식물이었다. 사찰에서도 원추리를 선식으로 즐겨 먹었다고 한다.

원추리 새순을 살짝 데쳐 고추장에 무친 나물을 훤채(萱菜)라고한다. 밥을 지을 때 노란 꽃을 넣고 지어 색반(色飯)을 만들어 먹기도 했다. 중국에서는 꽃봉오리를 따서 끓는 물을 끼얹거나 살짝 데쳐 만든 요리를 금침채(金針菜), 화채(花菜), 또는 황화채(黃花菜)라고 한다. 원추리는 산짐승들이 무척 좋아하는데 등산을 하다보면 멧돼지가 원추리 군락지를 여기저기 파헤쳐 놓은 것을 종종 볼 수 있다.

원추리는 백합과의 원추리속 여러해살이 초본식물로 중국, 일본 등 전 세계적으로 20여 종이 분포한다. 우리나라에는 전국의 산과들, 길가에서 흔히 볼 수 있는 원추리, 잎 등이 전체적으로 소형인 각시원추리, 꽃에 붉은색 무늬가 들어 있는 왕원추리 등 10여 종이

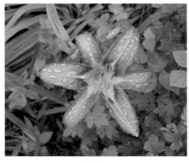

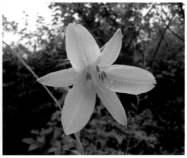

왕원추리　　　　　　　　　　　노랑원추리

자생한다. 원추리는 워낙 꽃이 크고 아름다워 정원이나 대로변, 화
단에 많이 심기 때문에 주변에서 흔히 볼 수 있다.

　원추리는 40cm~1m 정도로 자란다. 잎은 부채 살처럼 올라오다
점점 골이 파진 잎줄기로 변하고 나중에는 활처럼 휘어진다. 여름
에 튼튼한 줄기 즉 꽃대가 올라와 끝에 나팔 모양의 큼지막한 꽃을
피우는데 낮에만 피는 하루살이 꽃이다. 7~8월에 노랗거나 노란색
에 주황색이 물들어 있는 꽃을 피우고 8~9월에 검정색 열매가 달
린다. 뿌리는 가느다란 줄기에 방추형의 뿌리가 많이 달려 있다.

　원추리라는 말은 중국에서 부르는 훤초(萱草)를 번역하는 과정에
'ㅎ'이 탈락되어 훤초 → 원초 → 원추 → 원추리가 된 것이다. 《훈
몽자회》에서는 원추리를 '넘ᄂ물', 《산림경제》에서는 '업ᄂ믈'이라
고 표기를 해 놓아 지금도 넘나물, 엄나물, 업나물이라고도 부른다.
근심과 걱정을 없애 준다고 해서 망우초(忘憂草), 임산부가 몸에 지
니면 아들을 낳는다고 해서 의남초(宜男草), 녹총화(鹿蔥花) 등 다양
한 이름으로 불린다.

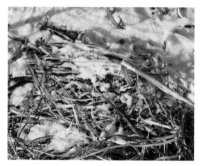
원추리(겨울)

《본초》에는 원추리에 대해 "마음과 정신을 편안하게 하고 기쁘게 하며 근심을 없게 한다. 정원에 심어서 늘 구경하는 것이 좋다."라고 기록되어 있다. 《중약대사전》에는 "소변을 잘 나오게 하고 혈분(血分)의 열사(熱邪)를 제거한다. 몸이 붓거나 소변이 잘 나오지 않을 때, 황달, 자궁출혈을 다스린다."라고 적혀 있다. 《본초습유》에는 "요로계통의 결석을 치료한다. 음주를 많이 해서 전신이 누렇게 변한 황달을 치료하는데 찧어서 즙을 내어 복용한다."라고 쓰여 있다.

원추리에는 알칼로이드 성분인 콜히친(colchicine), 아스파라긴(asparagin), 베타시토스테롤(β-sitosterol), 티로신(tyrosine), 라이신(lysine), 프리에델린(friedelin), 레인(rhein), 헤메로칼린(hemerocallin), 숙신산(succinic acid), 섬유소, 수분, 당질, 단백질, 회분, 지질, 아미노산, 칼슘, 철, 유기산, 비타민 등의 성분이 함유되어 있다.

원추리는 담즙분비를 촉진하고 소변을 잘 나오게 한다. 신경과민이나 스트레스를 해소하고 마음을 안정시켜 준다. 항염증 및 지혈작용을 하고 결핵균에 대한 항균작용을 한다. 우리 몸의 열을 내려주고 갈증을 멈추며 가슴이 답답한 것을 풀어준다.

한방에서는 원추리 뿌리[훤초근(萱草根)]를 약재로 쓰고, 체내의 수습(水濕)을 삼설(滲泄)하는 이수삼습약(利水滲濕藥)으로 분류한다. 맛은 달고 성질은 서늘하다. 우리 몸의 심장과 비장, 폐를 이롭게 하는 약재이다. 원추리는 뿌리 외에 잎과 꽃도 약재로 쓸 수 있다. 어린잎은 10cm 정도 올라올 때 따서 끓는 물에 데쳐 찬물에 2~3시간 정도 우려낸 뒤 나물로 먹는다. 새순을 말려 두었다가 밥을 지을 때 넣어 원추리 나물밥을 만들어 고추장이나 된장에 비벼 먹으면 일미이다.

장아찌, 튀김, 부침, 된장국, 김치찌개에 넣어 먹거나 다른 채소와 함께 즙을 내어 마신다. 꽃은 그냥 먹으면 밋밋하지만 살짝 찌거나 덖어 차로 만들면 노란 물이 우러나와 보기 좋다. 꽃이 피기 전에 따서 차로 만들어 쓴다. 35도 술에 담그거나 말려서 가루 내어 밥에 얹으면 노란색 밥이 된다.

뿌리는 가을부터 이듬해 봄까지 채취하여 살짝 쪄서 말려 달여 마시거나 35도 술에 담가 음용한다. 설탕과 1 : 1 비율로 재어 발효액을 만들어 먹어도 된다. 원추리에는 알칼로이드 성분의 콜히친(colchicine)이 함유되어 있어 생으로 섭취하게 되면 1시간 이내에 구토나 구역질, 설사, 어지럼증이 발생할 수 있다. 반드시 끓는 물에 데쳐 찬물에 충분히 우려낸 뒤 사용해야 한다. 찬물에 우렸다고 하더라도 1회 40g 이상을 복용하게 되면 체질에 따라 설사를 동반할 수 있으므로 1일 10~20g 이상은 복용치 않도록 유의한다.

원추리는 내한성이 강하고 공해에도 잘 견딜 뿐만 아니라 토양을 가리지 않아 전국에서 재배가 가능하다. 햇볕이 잘 드는 양지바

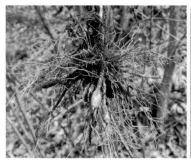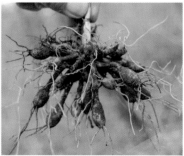

원추리 뿌리

른 곳으로 배수가 잘되는 부식질의 비옥한 양토가 적지이다. 번식
은 가을에 열매가 새까맣게 익었을 때 따서 노천매장하거나 이른
봄에 찬물에 2~3일 정도 담갔다가 파종하면 발아가 된다. 이른 봄
이나 가을에 원 포기를 캐서 뿌리나누기를 해서 심어도 된다. 원추
리를 심어 놓고 2년 정도 지나면 원포기 옆에 조그만 포기들이 수
십 개씩 올라오는데 이것을 캐서 나누어 심어도 된다. 종자번식이
든 뿌리나누기든 간에 쉽게 번식할 수 있다.

　원추리는 이른 봄 다른 식물보다 일찍 새순이 올라온다. 재배가
쉽고 꽃이 큼지막하고 예뻐 요즘 도로 주변, 화단 조경용으로 인기
가 많다. 원추리 뿌리에는 녹말이 많아 우리 선조들이 자양 강장식
으로 쌀이나 보리 같은 곡식을 섞어 떡을 만들어 먹었던 것처럼 떡
이나 전병 등 건강보조식품으로 개발해도 좋다. 노란 꽃은 아름답
기 때문에 화장품의 첨가물로 활용해도 된다. 뿌리가 밀생을 하고
잎이 무성해서 다른 식물이 근접할 수 없을 정도로 군락을 이루기
때문에 잡초가 많이 나는 곳에 심으면 잡초가 잘 자라지 못한다. 정

원이나 화단, 식물원, 생태공원, 학습장 등에 심어 놓으면 한여름에 큼지막한 꽃을 감상할 수 있다.

■ 원추리로 질병 치료하기

근심걱정 및 신경성 불면증

원추리는 긴장을 완화하고 심신을 편안하게 해 준다. 근심걱정으로 잠을 못 이루는 불면증이나 스트레스 해소, 외부 충격으로 마음고생이 심해 가슴이 항상 답답한 사람에게 좋다. 1일 뿌리 5~15g을 달여 먹거나 환을 만들어 1일 3회 10~20알을 복용한다.

부종 또는 소변불리

원추리는 체내에 쌓인 습한 기운을 소변으로 배출하는 작용이 강하다. 소변이 잘 나오지 않는다거나 소변색깔이 우유처럼 희고 혼탁하게 나올 때, 얼굴이나 다리 등 온몸이 붓는 부종에 좋다. 1일 뿌리 5~15g을 달여 상복한다.

코피 등 출혈성질환

원추리는 지혈작용이 탁월하기 때문에 코피, 대변출혈, 자궁출혈 등 출혈성질환에 좋다. 1일 뿌리 5~15g을 달여 먹거나 환을 만들어 1일 3회 10~20알을 복용한다.

기관지염 등 염증성질환

원추리는 항염증작용이 우수하므로 기관지염, 위장염, 방광염, 유방염 등 염증성질환에 좋다. 1일 뿌리 5~15g을 달여 상복한다.

생리통 등 여성의 생리질환

원추리는 기혈(氣血) 순환을 활발하게 하고 통증을 완화해 준다. 여성이 생리주기가 일정하지 않거나 생리통, 복통을 동반할 때 좋다. 1일 뿌리 5~15g을 달여 먹거나 환을 만들어 1일 3회 10~20알을 복용한다.

기타

원추리는 폐결핵, 숙취해소, 어린이 기침, 소화불량, 산모가 유즙이 잘 나오지 않을 때, 유방암 등에 좋다.

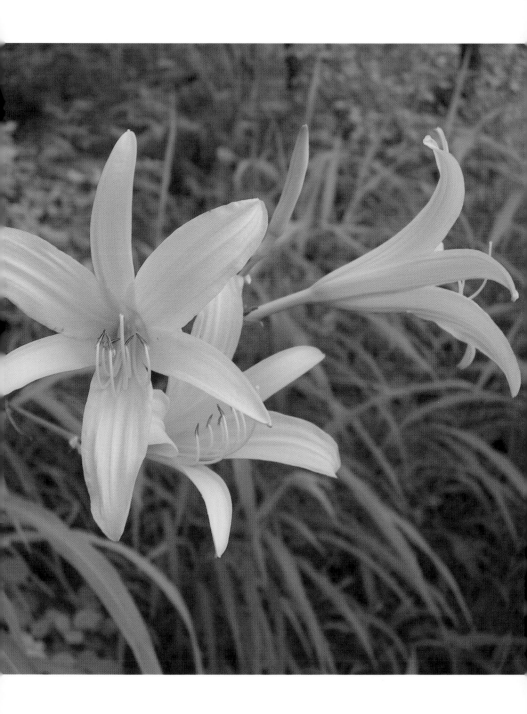

정기(正氣)를 북돋워 주고
사기(邪氣)를 몰아내는

화살나무 鬼箭羽

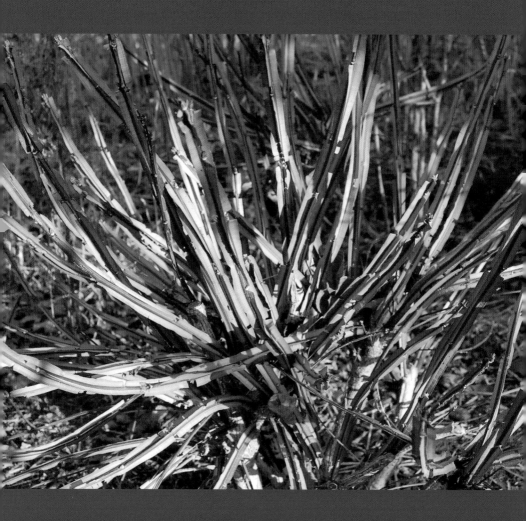

옛날 산골 마을에 마음씨 착한 나무꾼이 살고 있었다. 어느 날 깊은 산으로 약초를 캐러 갔다가 길을 잃고 말았다. 날은 어두워지고 비까지 내려 어찌할 바를 모르며 한참을 헤매다가 조그만 동굴을 발견하고 하룻밤을 보내기로 했다. 다음 날 산에서 내려 온 나무꾼은 밤마다 악몽에 시달리더니 병이 들었다. 온갖 약초를 캐서 먹고 용하다는 의원을 찾아가 보았으나 별 효험을 보지 못하고 병세가 점점 악화되었다. 그렇게 병약해져 가고 있었는데 하루는 남루한 옷차림의 노승이 집에 찾아와 목탁을 두드리는 것이었다. 나무꾼을 본 노승은 병세가 예사롭지 않음을 알고 자초지종을 물었다.

나무꾼의 사연을 듣고 난 노승은 "수백 년 동안 동굴을 지키고 있던 악귀가 씌어 아픈 것이다. 마을 어귀에 있는 나무로 화살을 만들어 동굴 속으로 쏘고 그 나무를 달여 먹으라."라는 방책을 알려 주었다. 나무꾼은 마을 어귀의 나무로 화살을 만들어 동굴에 가서 화살을 쏜 뒤 집에 돌아와 그 나무를 열심히 달여 마시니 점차 병세가 호전되어 건강을 되찾게 되었다고 한다. 이 일화에 등장하는 나무가 바로 화살나무[귀전우(鬼箭羽)]이다.(남예림 님의 창작동화)

화살나무는 산을 오르다 보면 산기슭부터 정상에 이르기까지 심심치 않게 발견할 수 있을 뿐만 아니라 민가 주변에서도 그리 어렵지 않게 볼 수 있는 친근한 나무이다. 우리 선조들은 화살나무 가지를 꺾어 귀신을 쫓는다거나 지팡이를 만들어 쓰기도 했다. 코르크질이 붙어 있는 가지로 진짜 화살을 만들어 쓰거나 목질이 치밀하고 강도가 높아 나무못 같은 특수 용도나 세공제 등 다양한 목적으

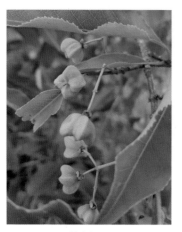
참빗살나무

로 활용해 왔다.

화살나무는 사계절 모두 변화무쌍한 모습을 연출한다. 봄에는 성질이 급한지 다른 나무보다 일찍 새순을 내미는데 봄나물로 그만이다. 줄기에는 두 줄에서 네 줄까지 달린 코르크질의 날개가 달려 있는데 영락없는 화살에 붙은 날개 모양과 같다. 여름에는 줄기에 달린 수많은 잎이 녹색으로 치장을 한다. 가을에는 잎에 울긋불긋 붉게 단풍이 물들어 화려함의 극치를 보여준다. 겨울에는 열매의 자줏빛 껍질이 벌어지고 그 속에 작은 주홍빛 종자가 들어나는데 햇볕을 받으면 보석처럼 반짝인다. 또한 다른 식물들이 앙상한 가지만을 드러낸 째 겨울을 보내는데 화살나무는 수백 개의 화살을 달고 있는 모습이 이채롭다.

일반적으로 나무는 스스로를 보호하기 위해 날카로운 가시가 달리는데 유독 화살나무만 날개가 달려 있다. 화살나무 날개는 짐승들로부터 몸을 보호하려는 위장술이자 자구책이다. 화살나무 잎은 이른 봄 다른 식물에 비해 일찍 피고 부드러워 노루나 산토끼 등 초식동물들이 무척 좋아한다. 날개 달린 코르크질은 여러 개가 모여 동물들에게 무섭게 보일 것이다. 코르크가 달린 줄기는 당분이나 전분이 전혀 없어 씹으면 퍼석퍼석 소리만 요란할 뿐 아무 맛도 나

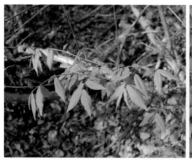
화살나무 어린잎

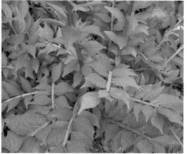
화살나무

지 않는다. 유들유들한 이파리만 좋아하는 짐승들이 맛없고 영양가 없는 무시무시한 화살나무를 거들떠보지 않는 이유일 것이다.

화살나무는 노박덩굴과의 화살나무속 여러해살이 낙엽관목으로 중국, 일본 등 전 세계적으로 150여 종이 분포한다. 우리나라에는 산야에서 많이 볼 수 있는 화살나무, 화살나무와 비슷한데 줄기에 날개가 없는 회잎나무, 열매와 꽃자루가 길게 늘어지는 회나무, 열매 껍질에 날개가 달려 있는 나래회나무, 열매가 독특하게 생긴 참빗살나무 등 12종이 자생한다. 화살나무는 민가 주변에서 해발 1,500m 높은 산의 양지바른 산기슭, 중턱, 숲속에서도 볼 수 있다.

화살나무는 줄기에 다갈색의 코르크질 날개가 달려 있는 모습이 화살처럼 생겨 붙여진 이름이다. 가을에 단풍이 들 때 비단에 수를 놓은 듯이 아름다워 금목(錦木), 머리를 빗을 때 썼던 참빗과 비슷하여 참빗나무, 귀신이 들거나 헛소리를 하는 환자를 치료할 때 줄기로 화살을 만들어 썼다고 해서 귀전우(鬼箭羽), 신전목(神箭木), 혼전목(魂箭木), 코르크질의 날개가 창을 막는다 하여 위모(衛矛), 팔수

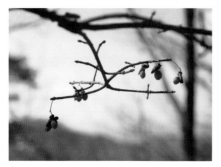
화살나무 열매

(八樹) 등 다양한 이름으로 불린다.

화살나무는 3m 정도로 자란다. 타원형의 뾰족한 잎은 가지에 마주 달리고 가장자리에 가는 톱니가 있다. 원줄기에서 가지가 뻗어 나오고 코르크질의 날개가 화살의 날개처럼 달려 있다. 5월에 노란 연녹색의 꽃이 피고 지면 10월에 붉은 자주색의 작은 열매가 달리고 그 속에 선명한 빨간 씨앗이 들어 있다. 뿌리는 옆으로 뻗어 나가 깊이 박혀 있다.

《동의보감》에는 화살나무에 대해 "맛은 쓰고 성질은 차다. 고독(蠱毒, 기생충 감염으로 배가 불러오고 팔다리가 부으며 몸이 마르는 질환), 시주(尸疰, 결핵균이 폐에 침입하여 생긴 폐결핵), 중악*(中惡, 중풍의 하나로 더러운 독기와 부정한 기운을 쐬어 갑자기 졸도하여 사람을 알아보지 못하는 병증)으로 배가 아픈 것, 사기(邪氣)나 헛것에 들린 것과 가위 눌리는 것을 낫게 한다. 배 속에 있는 충을 죽인다. 월경을 잘 돌게 하며 징결

---

*중악(中惡)에 대해 중국 명(明)나라 대원례(戴元禮)가 편찬한 《증치요결(證治要訣)》에는 "부정한 기운을 쐬어 갑자기 손발이 차고, 살갗에 소름이 돋으며, 이마와 얼굴이 검푸르고, 정신이 나가 헛소리를 하고, 이가 꽉 물리며, 어지러워 쓰러지고, 정신이 흐려 사람을 알아보지 못한다. 이 병은 조문을 가거나 공동묘지와 무덤에 올라가면 많이 발생한다."라고 기록되어 있다.

(癥結, 사기가 배 속에 몰린 것)을 헤치고 붕루(崩漏, 자궁출혈), 대하, 산후 어혈로 아픈 것과 풍독(風毒, 바람을 몹시 쐬어 생긴 병)으로 부은 것을 삭인다."라고 기록되어 있다.

화살나무에는 에피프리에데라놀(epifriedelanol), 둘시톨(dulcitol), 프리에델린(friedelin), 퀘르세틴(quercetin), 리그난(lignan), 올레산(oleic acid), 리놀레산(linoleic acid), 리놀산(linolic acid), 카프로산(caproic acid), 탄수화물, 단백질, 섬유소, 회분, 지질, 칼슘, 칼륨, 인, 철, 비타민 A 등의 성분이 함유되어 있다.

화살나무는 관상동맥의 혈류량을 증가시켜 모세혈관까지 혈액이 잘 돌게 하며 뭉친 어혈을 풀어준다. 항산화작용이 강해 면역력을 높여 암세포의 성장을 억제한다. 췌장기능을 강화하여 인슐린 분비를 촉진하고 혈당을 떨어뜨린다.

한방에서는 화살나무의 코르크질이 붙어 있는 줄기[귀전우(鬼箭羽)]를 약재로 쓰고, 우리 몸의 혈액순환을 좋게 하고 뭉친 어혈을 풀어주는 활혈거어약(活血祛瘀藥)으로 분류한다. 맛은 쓰고 성질은 차며 약간 독이 있다. 화살나무는 줄기 외에 잎, 뿌리도 약재로 쓸 수 있다. 잎은 새순이 올라올 때 따서 끓는 물에 살짝 데쳐 찬물에 우려내어 무쳐 먹거나 된장국, 밥을 지을 때 나물밥으로 해서 먹는다. 어린잎은 살짝 덖어 차로 만들어 마셔도 된다.

옛날에는 며느리가 시어머니에게 화살나무 어린잎으로 나물을 만들어 드리면 부지런한 며느리로 칭찬을 받았다. 잎이 금세 억세어지므로 보들보들할 때 따서 나물로 써야 식감이 좋다. 줄기와 잔

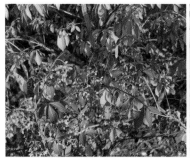
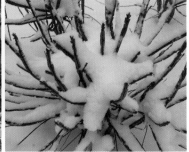

화살나무(가을)   화살나무(겨울)

가지, 뿌리는 가을부터 이듬해 봄까지 채취하여 잘게 썰어 말려 달여 먹으면 된다. 줄기와 가지, 뿌리 달인 물로 식혜나 조청을 만들어도 좋다. 특히 열매에는 에보니민(evonymin)이라는 유독성분이 함유되어 있어 복통과 설사 등 중독을 일으킬 수 있다. 체질에 따라 유산이 될 수 있으므로 임산부는 복용을 하지 않도록 유의한다.

화살나무는 내한성이 강하고 어느 환경이든 적응을 잘해 전국적으로 재배가 가능하다. 햇볕이 잘 들고 배수가 잘되는 부식질 함량이 풍부한 양토가 적지이다. 가을에 열매를 따서 노천 매장했다가 이듬해 4월에 파종하면 1~2년 뒤에 발아한다. 3월에 지난해 자란 가지를 15~20cm 정도로 잘라 밑동에 발근제를 발라 마사토에 반 정도 묻히게 심고 물이 마르지 않도록 관리하면 발근이 된다. 화살나무는 하나만 심는 것보다는 여러 개를 심으면 무성하게 자라 가을이면 단풍나무 못지않게 곱다. 날개 달린 줄기가 화살 모양으로 특이하고 가을에 붉게 물든 단풍이 아름다워 정원수나 조경수 등으로 활용가치가 높다.

■ 화살나무로 질병 치료하기

간암 등 암의 예방과 치료

화살나무는 항산화작용이 탁월하고 신체의 면역력을 높여 암세포의 성장을 억제한다. 간암, 대장암 등 암의 예방과 치료에 좋다. 1일 날개 달린 줄기나 가지 5~12g을 달여 마신다.

사기(邪氣)가 침입하여 정신을 잃고 쓰러질 때

화살나무는 부정거사[扶正祛邪, 정기(正氣, 인체의 생리기능인 저항력)를 북돋워 사기(邪氣, 나쁜 기운)를 몰아내는 것)]의 힘이 강하다. 무서운 것을 보고 놀랐거나 신체에 사기가 침입하여 졸도하거나 정신이 혼미할 때, 잠잘 때 헛소리를 하며 깜짝깜짝 놀랄 때 좋다. 1일 날개 달린 줄기나 가지 5~12g을 달여 마신다. 어린잎을 덖어 차로 우려내어 꾸준히 음용한다.

당뇨병

화살나무는 췌장 기능을 강화하여 인슐린 분비를 촉진하고 혈당 치를 낮추어 주므로 당뇨병에 좋다. 1일 날개 달린 줄기나 가지 5~12g을 달여 마신다. 여주 열매를 곱게 가루 내어 환을 지어 1일 3회 30~40알씩 복용하거나 1일 10~20g을 달여 음용하면 더 좋다.

고혈압 등 혈관질환

화살나무는 혈액순환을 활발하게 하여 모세혈관까지 혈액이 잘 돌게 한다. 고혈압, 고지혈증, 관상동맥경화증 등 혈관질환에 좋다. 1일 날개 달린 줄기나 가지 5~12g을 달여 마신다.

산후 어혈로 인한 복통, 자궁출혈

화살나무는 혈액순환을 좋게 하고 뭉친 어혈을 풀어준다. 임산부가 산후에 어혈이 정체되어 복통이 있거나 자궁출혈이 멈추지 않을 때, 여성의 대하, 생리질환에 좋다. 1일 날개 달린 줄기나 가지 5~12g을 달여 마신다.

신체에 박힌 가시를 뺄 때

화살나무의 가지나 줄기에 달려 있는 코르크질 날개를 떼어 불에 태워 재를 만든 다음 이 재에 바셀린이나 밀가루, 밥을 버무려 가시가 박힌 곳에 붙이고 그 위에 붕대나 일회용 밴드를 붙여 주면 박혀 있는 가시가 빠져 나온다.

기타

화살나무는 풍습사(風濕邪)로 인한 사지마비 및 관절동통, 기생충 제거, 피부가려움증 등 피부질환 등에 좋다.

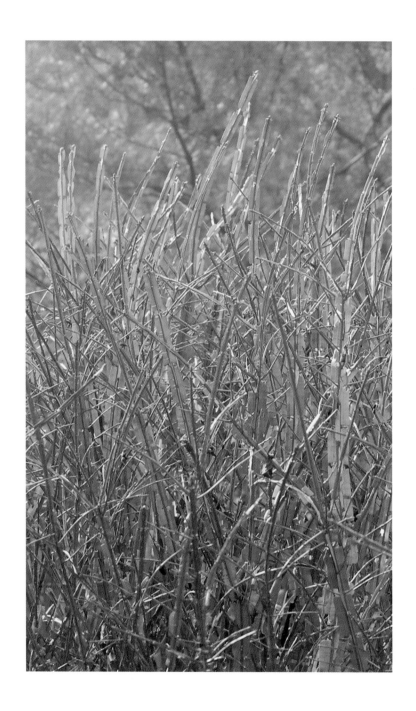

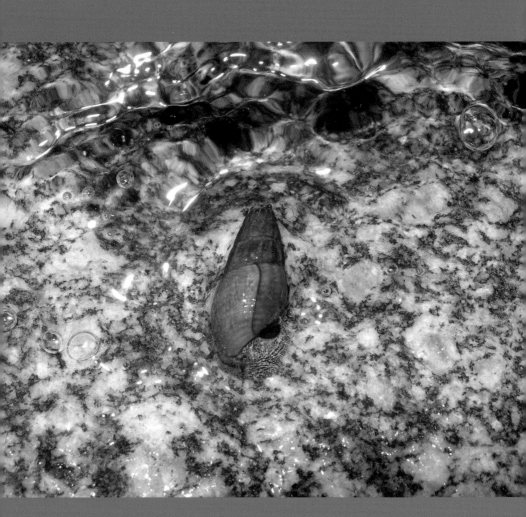

16

손상된 간 기능을 돌아오게 하는

다슬기 螺螄

다슬기는 심산유곡의 계곡에서부터 호수, 연못, 하천, 개울, 민물과 바닷물이 만나는 강 하구에 이르기까지 흐르는 물이 있는 곳에는 어디든지 서식한다. 서식지의 환경에 따라 껍질[패각(貝殻)]의 크기, 모양, 색깔이 다르다. 다슬기는 흡착력이 강한 빨판과 튼튼한 껍질을 가지고 있어 물살이 센 곳에서도 서식하며, 심지어 폭포의 절벽도 잘 기어 올라간다. 주로 모래와 자갈이 많은 하천, 돌이 많은 바위틈이나 바닥에 무리 지어 산다.

햇볕이 쨍쨍 내리쬐는 낮에는 바위 아래나 물속에 숨어 있다가 해가 지면 기어 나오기 시작하여 캄캄한 밤에 왕성한 활동을 한다. 플랑크톤, 물풀, 죽은 물고기, 음식 쓰레기, 작은 생물을 먹고 산다. 다슬기는 백로, 물새 등 조류(鳥類)가 좋아하는 먹잇감 중 하나이다. 특히 반딧불이 애벌레는 다슬기가 없는 지역에서는 볼 수 없다. 다슬기는 환경오염에 유난히 약해 전국적으로 많은 서식지가 파괴되고 있다. 정부에서는 멸종위기에 처해 있는 반딧불이*를 보호하기 위해 1982년 전북 무주군 설천면 일원의 다슬기 서식지를 천연기념물 제322호로 지정을 했다.

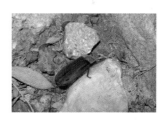

반딧불이

*반딧불이는 꽁무니의 발광세포에 있는 루시페린이란 화학물질이 호흡에 의해 흡입한 산소와 산화하면서 파란빛을 낸다. 짝을 찾기 위해 반짝이는데 수컷은 2개가, 암컷은 1개가 빛을 발산한다.

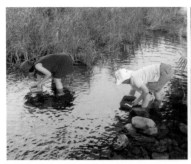
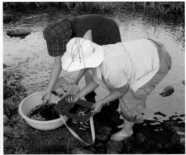

다슬기 채취 장면

    다슬기는 암수가 다른데 겉으로 봐서는 구별하기 어렵고 암컷이 수컷보다 크다. 산란은 연중 하며, 7~8월이 주번식기이다. 암컷은 수정을 하게 되면 배 속에서 알을 낳아 지니고 다니다가 부화시켜 밖으로 내보내고 죽는데 한 마리에서 수백 개의 어린 새끼가 나온다.

    다슬기는 다슬기과의 연체동물로 중국, 일본 대만 등지에 분포한다. 우리나라에는 깨끗한 물에서 자라는 구슬알다슬기, 참다슬기, 주머니알다슬기, 좀주름다슬기, 죽순다슬기, 흑다슬기, 주름다슬기, 약간 오염된 물에서도 잘 자라는 곳체다슬기 등 9종이 있는데 껍질은 대부분 나선형이고 색깔은 황록색, 황갈색, 황색, 갈색, 암갈색, 검정색 등 다양하다.

    다슬기 표면은 매끈한 것과 가로나 세로로 주름이 있는 것, 혹이 있거나 울퉁불퉁한 것이 있다. 껍질의 나선형은 원래 5~6개 층을 이루나 성장하면서 밑부분이 닳아져 3~4개 층만 남는다. 성숙한 다슬기는 원추형 껍질 끝부분이 뾰족하지 않고 뭉툭하다. 길이 35mm, 높이 60mm 정도까지 크게 자라는 것도 있지만 일반적으

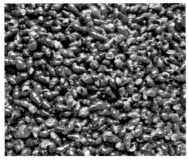
다슬기

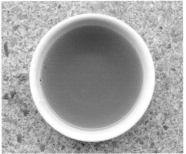
다슬기 국물

로 지름이 1cm 전후이다.

다슬기는 올갱이, 베틀올갱이, 올뱅이, 도슬비, 고뎅이(강원도와 충청도), 데사리, 대사리, 대수리, 고동, 고둥(전라도), 밍물소래, 골부리, 고디(경상도), 소미고동, 골뱅이, 고딩이, 민물고동, 소라, 달팽이 등 다양한 이름으로 불린다. 우리가 흔히 말하는 고둥은 소라, 우렁이 등 나선 모양의 껍질을 가진 지구상의 모든 연체동물을 총칭한다. 다슬기는 민물에서 서식하는 것을, 소라는 바다에서 볼 수 있는 것을, 달팽이는 육지에서 사는 것을 말한다.

《동의보감》에는 다슬기에 대해 "열독을 풀고 갈증을 멎게 한다. 간에 열이 있어서 눈이 충혈 되고 붓고 아픈 것을 낫게 한다. 대소변을 잘 나가게 하고 배 속에 열이 몰린 것을 없앤다. 술에 취한 것을 깨어나게 한다."라고 기록되어 있다.

《중약대사전》에는 "성질은 차고 맛은 달며 독성이 없다. 배 속의 응어리를 풀고 열을 내리며 기침과 가래를 삭인다. 위통을 없애고 옴, 두드러기 등 피부질환에 사용하는데 껍질을 곱게 가루 내어 환

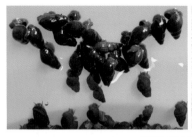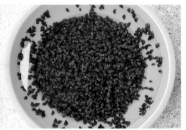

어디든 기어 오르는 다슬기

을 지어먹거나 바른다."라고 쓰여 있다.

　인산(仁山) 김일훈의 《신약(神藥)》에는 "신장(腎臟)을 돕고 껍질은 간(肝)과 담(膽) 질환의 치료에 중요한 역할을 하는데 다슬기 기름은 백년 묵은 웅담과 비슷한 효력이 있어 간암과 간경화를 치료한다." 라고 기술되어 있다.

　다슬기 기름내는 방법을 인용하면, 깨끗이 씻은 다슬기 3말 이상을 항아리에 담고 주둥이를 삼베로 봉한다. 빈 항아리를 땅속에 묻고 그 위에 다슬기가 들어 있는 항아리를 거꾸로 엎어 놓는다. 두 항아리의 접착 부분을 진흙으로 잘 바른 뒤 새끼줄로 감고 심산(深山)의 황토를 더 바른다. 그 위에 왕겨를 붓고 7~10일 동안 태우면 아래 단지에서 3~4되 분량의 기름을 얻을 수 있다고 한다.

　다슬기에는 단백질, 비타민 A·B, 칼슘, 철, 마그네슘 등의 성분이 함유되어 있다. 다슬기는 고단백 저지방 자양강장식품이다. 오래전부터 간질환과 심장병, 피부병, 자양강장, 숙취해소에 좋은 식품으로 애용해 왔다. 하지만 폐디스토마를 일으키는 제1중간 숙주 동물이기 때문에 사람이나 개, 고양이가 날 것이나 덜 익힌 것을 먹

으면 폐디스토마에 걸릴 위험이 있
으므로 반드시 익혀 먹어야 한다.

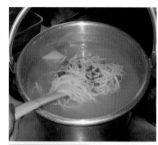

한방에서는 다슬기의 육질과 껍
질[나사(螺螄)]을 약재로 쓰고, 우리
몸의 열을 내려 주는 청열약(清熱
藥)으로 분류한다. 맛은 달고 성질
은 차며 독이 없다. 우리 몸의 간장
과 방광을 이롭게 하는 약재이다.
다슬기는 육질과 껍질 외에 끓인
물을 약재로 쓸 수 있다. 삶아서 육
질을 꺼내 무쳐 먹거나 찜, 된장국,

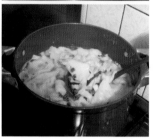

다슬기 칼국수(위)와 수제비(아래)

해장국, 부침, 칼국수, 수제비에 넣어서 먹는다. 끓인 물은 그냥 먹
어도 되지만 국수, 라면을 끓일 때 물 대신 사용하면 훌륭한 보양식
이 된다. 껍질은 볶아 가루 내어 환을 지어 먹는다. 또한 다슬기를
통째로 며칠 삶으면 껍질이 흐물흐물해지므로 여기에 갖은 양념을
넣어 먹거나 필요한 약재를 섞어 달여 먹는다.

다슬기를 끓이면 구수하고 담백하고 시원한 파란 물이 우러나오
는데, 이것은 다슬기를 비롯한 조개류에는 사람이나 포유동물과
달리 푸른 색소가 많이 들어 있기 때문이다. 깨끗한 물에서 자란 다
슬기는 껍질이 반질반질 윤이 나고 끓이면 감칠맛이 난다. 오염된
물에서 자란 다슬기는 껍질이 뒤틀려 있거나 속이 썩어 있을 수 있
다. 살아 있더라도 기생충에 감염되어 있어 삶으면 국물이 탁하고

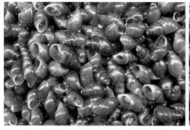
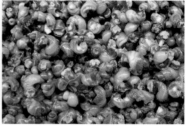

다슬기 패각　　　　　　　　　　　　　다슬기 육질

좋지 않은 냄새가 난다. 기생충에 감염된 다슬기를 먹으면 피부질환, 두통, 발열, 어지럼증, 뇌막염 등을 일으킨다.

　우리 선조들은 청명(淸明, 음력 4월 5일) 전후에 잡은 다슬기를 상품(上品)으로 취급했다. 다슬기는 깨끗한 물에서 서식하고 있는 것을 채취하여 맑은 물에 여러 번 담가 다슬기 스스로가 이물질을 뱉어내도록 해야 한다.

　다슬기를 삶는 시점도 중요하다. 처음부터 찬물에 다슬기를 넣고 끓이면 몸체가 껍질 속으로 들어가 삶고 난 뒤 육질을 빼내기 힘들다. 물이 끓을 때 움직이는 다슬기를 넣으면 머리 부분이 삐져나와 있어 육질을 빼내기가 쉽다.

　요즘에는 중국이나 북한에서 육질만 수입되어 시중에 대량 유통되고 있는데 수입 과정에 변질되거나 방부제가 함유되어 있을 수 있고, 약효도 크지 않다. 다슬기가 많이 생산되는 중국 남방 지역의 경우 하천이 오염된 곳이 많아 지역 주민들은 먹지 않을 정도라고 한다. 다슬기는 반드시 깨끗한 하천이나 냇가에서 채취한 국내산을 사용해야 좋은 효과를 볼 수 있다.

■다슬기로 질병 치료하기

간염 등 간질환

다슬기는 불포화지방산과 중성지방질이 많은 고단백식품이다. 필수지방산의 하나인 리놀렌산(linolenic acid)이 들어 있어 성장 발육을 촉진하고 간장의 활동에 활력소를 불어넣는 질 좋은 식품이다. 삶은 물은 신장을 이롭게 하고 껍질은 간담(肝膽)을 이롭게 한다.

다슬기는 사람의 간 색소와 비슷한 청색소를 다량 함유하고 있다. 손상된 간에 영양소를 공급하여 간기능을 되살아나게 하므로 황달, 복수, 간염, 간경화 등 간질환에 좋다. 1일 다슬기 300~500g을 달여 그 물을 수시로 마시고 껍질을 볶아 가루 내어 환을 만들어 1일 3회 10~20알을 복용한다. 만성 간염에는 돌나물 즙을 1일 3회 소주잔으로 한잔씩 마시면 더 좋다.

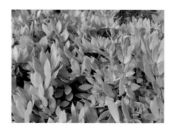
돌나물

눈의 충혈 및 해수(咳嗽)

다슬기는 간열(肝熱)을 내려주므로 간이 열을 받아 눈이 자주 충혈되거나 가래가 끓고 기침이 날 때 좋다. 1일 다슬기 300~500g을 달여 그 물을 수시로 마시고 껍질은 볶아 가루 내어 환을 만들어 1일 3회 10~20알을 먹는다.

피로회복, 숙취해소

다슬기에는 양질의 단백질과 비타민, 칼슘 등 풍부한 영양분을 함유하고 있어 소화흡수가 잘되고 간에 부담을 주지 않는다. 신체 각세포들의 산소 공급에 필요한 헤모글로빈의 구성성분을 다량 함유하고 있는 저지방 고단백질 식품이다. 허약체질, 숙취해소, 빈혈, 병후쇠약에 좋다. 1일 다슬기 300~500g을 달여 그 물을 수시로 마신다. 다슬기를 끓일 때 부추*를 넣게 되면 다슬기의 부족한 영양분을 보완해 준다.

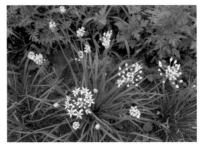

부추

위궤양 등 위장질환

다슬기는 위를 편안하게 해주고 대소변이 잘 나오도록 도와준다. 위산과다로 인해 속이 메스껍고 쓰리고 아프거나 신물이 우러나오고 구역질이 날 때, 위궤양 등 위장질환에 좋다. 1일 다슬기 300~500g을 달여 그 물을 수시로 마시고 껍질을 볶아 가루 내어 환을 만들어 1일 3회 10~20알을 먹는다.

------

*부추는 소화를 돕고 장을 튼튼하게 하며 피를 맑게 하고 몸을 따뜻하게 한다. 허약체질, 성인병 예방, 혈액정화, 강정(强精)효과가 있는 우수한 식품이다.

불면증 및 어지럼증

다슬기 국물은 소화흡수가 빠르고 속을 편안하게 해주기 때문에 근심걱정으로 인해 잠이 오지 않거나 어지럼증을 수반하는 두통에 좋다. 1일 다슬기 300~500g을 달여 그 물을 수시로 마신다.

소변이 잘 나오지 않을 때

다슬기는 이뇨작용이 탁월하므로 소변이 잘 나오지 않을 때 좋다. 1일 300~500g을 달여 그 물을 수시로 마신다.

기타

다슬기는 두드러기 등 피부질환, 피부미용, 갈증해소, 골다공증 및 결석의 예방과 치료 등에 좋다.

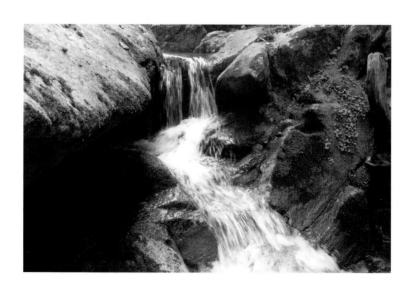

17

당뇨병에 좋고 종기를 치료하는

쇠비름馬齒莧

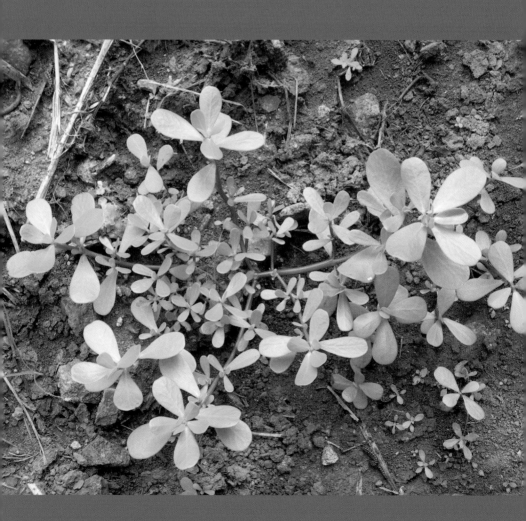

옛날 어느 마을에 일찍 아버지를 여의고 나이 많은 어머니와 함께 사는 아들 3형제가 있었다. 첫째와 둘째는 결혼을 해서 가정을 꾸렸지만 막내는 결혼을 하지 못했다. 늙은 어머니는 혼자 쓸쓸하게 지내는 막내가 안쓰러워 민며느리를 들이기로 했다. 중매쟁이를 통해 가난한 집의 13살 된 처녀를 민며느리로 삼았다. 어린 며느리가 세상 물정을 잘 모르고 시댁에 적응을 하지 못하자 늙은 시어머니와 첫째 동서가 심하게 구박을 했다. 다 해진 옷을 입힌다거나 먹다 남은 음식을 주고 걸핏하면 욕을 하면서 때리기까지 했다. 그러나 둘째 동서는 어린 며느리를 위로해 주고 맛있는 음식도 챙겨 주었다.

그해 여름, 마을에 혈변이 나오는 괴질이 돌아 많은 사람이 죽었는데 불쌍하게도 어린 며느리도 병에 걸리고 말았다. 늙은 시어머니와 첫째 동서는 어린 며느리를 밭에 있는 움막으로 쫓아내 버렸다. 어린 며느리는 남편이 어려 자신의 편을 들어주지 못할 처지이다 보니 어디 기댈 곳도 하소연할 곳도 없었다. 움막에 거처하면서 배가 고프면 주변에 있는 풀을 뜯어 삶아 먹으며 허기를 달랬다. 며칠이 지나자 복통도 사라지고 혈변이 멈추더니 건강을 회복하게 되었다. 기쁜 마음으로 집에 돌아왔으나 늙은 시어머니와 첫째 동서는 이미 사망을 하고 둘째 동서는 사경을 헤매고 있었다. 어린 며느리는 자신이 먹었던 풀을 삶아 둘째 동서에게 먹였더니 얼마 지나지 않아 병이 다 낫게 되었다고 한다. 이 일화에 등장하는 식물이 바로 쇠비름이다.

쇠비름은 남극이나 북극, 시베리아와 같이 몹시 추운 지방을 제

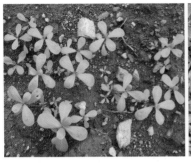
쇠비름 어린잎

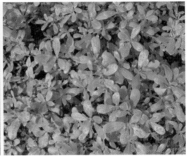
쇠비름

외하고 전 세계에 골고루 분포되어 있는 10대 식물 중의 하나이다. 인류가 동굴생활을 할 때부터 식용했던 식물이다. 그리스의 구석기시대 동굴에서 쇠비름 씨가 발견되기도 하고 그리스의 한 섬에 사는 사람들은 쇠비름을 채소나 나물로 상복하는데 협심증, 부정맥 등 심장병으로 사망하는 사람이 거의 없다고 한다. 중국, 인도, 유럽에서는 채소로 재배하여 샐러드, 나물로 먹고 있다. 우리 선조들은 부드러운 잎과 줄기를 소금물로 살짝 데쳐 반찬으로 만들어 먹거나 묵나물로 저장해 놓고 즐겨 먹었던 나물이다.

쇠비름은 들판, 길옆, 집 주변, 정원, 논, 밭에서 흔하게 볼 수 있다. 여름철 강렬한 햇볕을 좋아하고 왕성한 생명력과 번식력이 강해 제초제를 뿌려도 잘 죽지 않는다. 마디를 자르거나 뿌리를 뽑아 밭둑이나 논가에 쌓아 놓아도 줄기 일부분이 땅에 닿거나 비가 내리면 금세 뿌리를 내리고 되살아난다. 일반 식물은 한여름 뜨거운 햇볕이 내리쬐는 뙤약볕 아래에서 잎이 시들시들해진다. 그러나 쇠비름은 햇볕이 강하면 강할수록 윤기가 나고 생생해지기 때문에 농사를 짓는 사람들은 귀찮은 잡초로 취급하기도 한다. 하지만 쇠비름은 태양의 기운을 흠뻑 받으면서 자란 훌륭한 약용식물이다.

쇠비름은 쇠비름과의 한해살이풀로 남아메리카, 아프리카 등 전 세계적으로 500여 종이 분포한다. 우리나라에는 쇠비름속 식물로 쇠비름 1종이 자생한다. 10~30cm 정도로 자란다. 잎은 어긋나거나 마주나는데 긴 타원형으로 다육질이고 반질반질 광택이 난다. 기름기가 많은 육질(肉質)의 줄기는 적자색으로 지표면 가까이에 누워서 사방으로 퍼지면서 자란다. 6~9월에 가지 끝에 황색의 자잘한 꽃이 피는데 주로 맑은 날 오전 중에 하루만 피는 일일화이다. 7~10월에 캡슐 형태의 열매가 달리고 그 속에는 검정색 씨앗이 들어 있다. 뿌리는 흰색으로 오동통한데 옆으로 뻗으면서 자란다. 뿌리를 손으로 훑으면 효소작용에 의해 붉은 색으로 변한다.

쇠비름은 잎이 말의 이빨[마치(馬齒)]을 닮고, 비름[현(莧)]과 비슷하게 생겨 마치현(馬齒莧), 마치초(馬齒草), 마아초(馬牙草), 파란[청(靑)] 잎과 붉은[적(赤)] 줄기, 노란[황(黃)] 꽃과 흰[백(白)] 뿌리, 까만[흑(黑)] 열매가 맺는다 하여 오행초(五行草), 장복하면 수명이 길어진다고 하여 장명채(長命菜), 또는 장명초(長命草), 산산채(酸酸菜), 오방초(五方草), 돼지풀, 도둑풀, 말비름 등 다양한 이름으로 불린다.

《동의보감》에는 쇠비름에 대해 "악창을 낫게 하고 대소변을 잘 나오게 하며 사기(邪氣)가 몰린 것을 풀어준다. 쇠붙이에 다쳐 생긴 헌데와 누공(瘻孔, 병적으로 생긴 신체의 작은 구멍)이 생긴 것을 치료하고 갈증을 멎게 하며 여러 가지 벌레를 죽인다."라고 기록되어 있다.

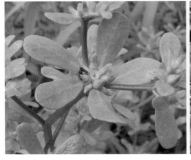
쇠비름 열매

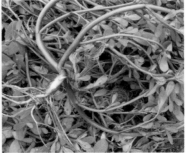
쇠비름 줄기와 뿌리

《의학입문》에는 "산혈(産血, 출산 때 흘리는 피), 행혈(行血, 혈액순환을 잘 돌게 하는 것)하며 간혈(肝血, 간의 혈)을 맑고 시원하게 하여 눈의 예막(瞖膜, 붉거나 희거나 푸른 막이 눈자위를 가리는 눈병)이 퍼지는 것을 치료한다."라고 쓰여 있다.

쇠비름에는 노르아드레날린(noradrenaline), 도파민(dopamine), 알칼로이드(alkaloid), 말산(malic acid), 구연산(citric acid), 글루탐산(glutamic acid), 알라닌(alanine), 자당(sucrose), 포도당(glucose), 과당(fructose), 카로틴(carotene), 티아민(thiamine, 비타민 B₁), 비타민 C, 칼슘, 철, 인 등의 성분이 함유되어 있다.

쇠비름은 우리 몸의 열을 내려 주고 종독(腫毒, 심한 부스럼이나 종기로 생긴 독)을 해독한다. 장내 세균에 대한 항균작용을 하고 체내의 독소를 배출한다. 인체의 세포를 보호하고 신진대사를 촉진한다. 혈액순환을 좋게 하고 뼈를 튼튼하게 한다. 체내 유해산소와 활성산소의 생성을 억제하고 피부를 윤택하게 한다. 쇠비름에는 수은이 함유되어 있는데, 이 수은은 체내에서 온갖 질병을 유발시키는 중금속 수은이 아니라 독성이 전혀 없는 인체에 유익한 식물성 수은화합물이다.

한방에서는 쇠비름의 전초[마치현(馬齒莧)]를 약재로 쓰고, 우리 몸의 열을 내려주는 청열약(清熱藥) 중 청열해독약(清熱解毒藥)으로 분류한다. 맛은 시고 성질은 차다. 우리 몸의 간장과 대장을 이롭게 하는 약재이다.

쇠비름은 봄부터 여름까지 잎, 줄기, 꽃, 열매, 뿌리 등 전초를 채취하여 살짝 데쳐 갖은 양념을 해서 먹으면 여름철 별미로도 손색이 없다. 전초를 달여 마시거나 생즙, 죽, 나물, 환, 가루, 고약, 기름, 발효액을 만든다. 생 쇠비름은 기름기와 수분이 많아 햇볕에 며칠씩 놓아두어도 수분이 한쪽으로 몰리면서 다시 새순을 피우기 때문에 여간해서는 건조를 할 수 없으므로 건조기를 사용하거나 뜨거운 물에 살짝 데친 뒤 말리면 쉽게 건조가 된다. 전초를 설탕과 1:1 비율로 재어 발효액을 만들어 음용한다.

쇠비름은 오래 전부터 악창(惡瘡, 헌데가 벌겋게 부으면서 아프고 가려우며 곪아터진 다음에 잘 낫지 않는 질병)과 종기를 치료하는 고약의 원료로 써 왔다. 쇠비름은 이질과 만성 장염 및 피부를 깨끗이 하고 흉터를 제거하는 데도 좋다. 몸속의 독소를 제거하거나 대소변이 잘

＊《동의보감》에 의한 쇠비름 수은 추출방법 : 신선한 쇠비름을 괴목퇴(槐木槌, 회화나무 방망이)로 짓찧어서 해가 돋는 동쪽 시렁에 매어 2～3일 동안 햇볕에 말려 불에 태워 재를 만든다. 이 재를 항아리에 담아 1개월간 땅에 묻어두면 아래쪽에 수은이 모이는 데, 이것을 약재로 사용한다고 쓰여 있다.

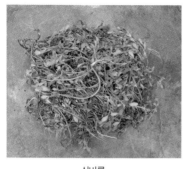
쇠비름

나오지 않을 때에도 쓴다. 최근에는 신체의 면역력을 강화시키고 강력한 항암작용과 혈당치를 현저히 떨어뜨리는 작용이 있는 것으로 밝혀져 항암제 개발 등에 관한 연구가 활발히 진행 중이다.

쇠비름은 아무리 죽이려해도 되살아나는 골치 덩어리 잡초가 아니라 질병을 치유할 수 있는 훌륭한 약용식물이다. 쇠비름에는 독성이 없지만 제초제나 농약을 살포한 논과 밭, 자동차가 많이 다니는 도로 주변에서 채취한 것은 환경호르몬의 일종인 다이옥신을 다량 함유하고 있어 체내에 들어가 각종 질병을 유발할 수 있는 만큼 오염되지 않은 깨끗한 환경에서 자란 것을 약재로 사용한다. 쇠비름은 혈압상승작용이 강하므로 고혈압 환자나 정기가 허하고 속이 차면서 생기는 설사에는 장복하지 않는 것이 좋다.

■ 쇠비름으로 질병 치료하기

당뇨병

쇠비름은 췌장기능을 강화하여 혈당을 낮추어 주고 원기를 북돋워준다. 쇠비름 전초로 생즙을 내어 1일 소주잔으로 1~2잔을 마시거나 1일 건조한 전초 9~15g(생것은 30~60g)을 달여 마신다. 담쟁이덩굴과 화살나무를 같은 양으로 달여 마시면 더 좋다.

옹종(擁腫, 큰 종기) 또는 부스럼

쇠비름은 우리 몸의 고름을 배출해 주는 작용이 강해 오래전부터 옹종과 부스럼을 치료하기 위한 고약을 만드는 데 사용했다. 상처가 곪기 시작하거나 곪았을 때 고름을 빼내는 고약의 주원료이기도 하다. 생것을 짓찧어 상처에 바르고 1일 건조한 전초 9~15g(생것은 30~60g)을 달여 먹는다.

위암 등 암의 예방과 치료

쇠비름은 종양의 성장을 늦추고 암의 확산을 억제하는 항암작용이 우수하다. 쇠비름 추출물을 쥐에게 투여한 결과 정상세포에는 거의 영향을 미치지 않고 암세포에 대해서만 성장 억제력이 탁월한 것으로 나타났다. 1일 건조한 전초 9~15g(생것은 30~60g)을 달여 마시거나 생즙을 내어 1일 소주잔으로 1~2잔을 마신다.

이질 및 만성 대장염

쇠비름은 이질균, 대장균, 황색포도상구균, 피부진균 등에 대해 항균작용이 탁월하고 장의 연동작용을 활발히 해 무력한 장을 튼튼하게 해 준다. 이질과 만성 대장염에 좋다. 생즙을 내어 1일 3회 공복에 소주잔으로 1~2잔을 마시거나 죽을 끓여 먹는다.

회충 등 기생충 구제

쇠비름은 장내 회충 등 기생충을 제거한다. 《본초강목》에는 "신선한 쇠비름으로 즙을 내어 마시거나 소금과 식초에 무쳐 공복에 먹으면 몸속의 모든 기생충이 저절로 빠져 나온다."라고 쓰여 있다. 1일 건조한 전초 9~15g(생것은 30~60g)을 달여 마시거나 생즙을 내어 1일 소주잔으로 1~2잔을 마신다.

혈뇨 등 출혈성질환

쇠비름은 지혈작용이 탁월하므로 혈변, 혈뇨, 코피 등 출혈성질환에 좋다. 《본초강목》에는 어린이 혈변이나 임산부가 해산 후 배가 아프면서 혈변이 나올 때는 쇠비름 생즙을 살짝 끓여 꿀에 타서 먹고 피고름이 섞여 나오는 이질에는 생즙과 계란 흰자위를 고루 섞어 먹거나 생것을 끓인 물에 생강, 소금, 식초를 타서 먹도록 기록되어 있다. 1일 건조한 전초 9~15g(생것은 30~60g)을 달여 먹거나 생즙을 내어 1일 소주잔으로 1~2잔을 음용한다.

기타

쇠비름은 백반증(白斑症) 등의 피부질환, 여성의 대하, 소변이 잘 나오지 않을 때, 임질 등에 좋다.

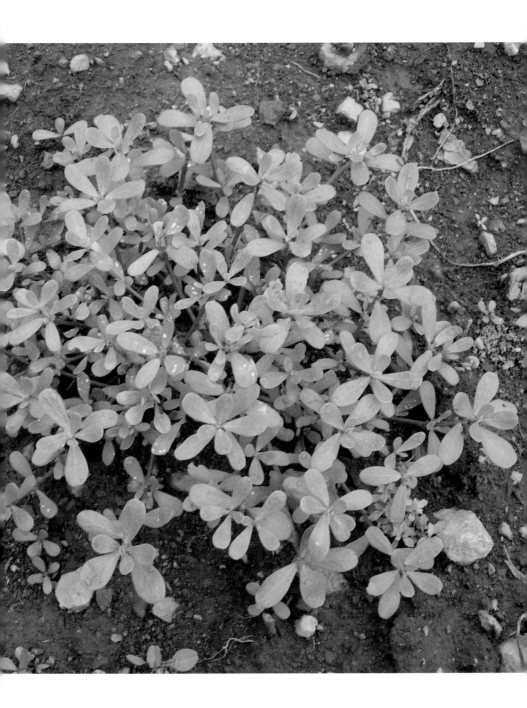

어독(魚毒)을 풀어주는
최고의 향신료

초피나무 蜀椒

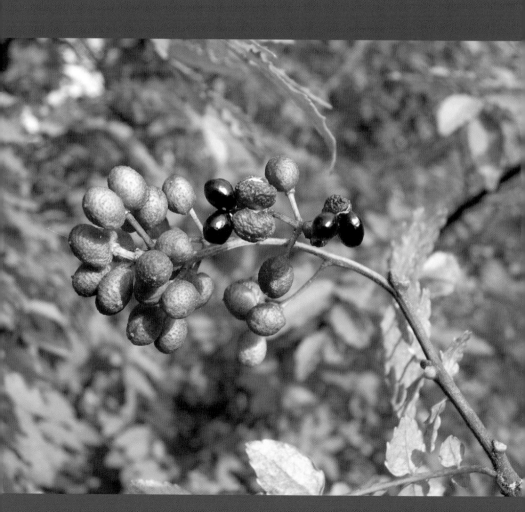

중국 최초의 황제였던 진시황제(秦始皇帝)는 영원히 늙지 않고 오래 살고자 전 세계에서 구해온 희한하고 진귀한 약재를 즐겨 먹었는데 초피나무 열매도 그중 한 가지이다. 중국은 오래전부터 초피나무 열매를 각종 요리에 넣는 향신료로 활용해 왔다. 왕비의 거실을 다산(多産)의 의미로 초방(椒房)이라고 했는데, 이것은 초피나무 가지에 수십 개의 열매가 달려 있기 때문이다. 초피나무에는 가시가 많아 울타리로 심으면 악귀가 침범하지 않고, 노인들이 초피나무로 지팡이를 만들어 짚고 다니면 병마가 들어오지 않는다고 했다. 미국이나 유럽에서는 초피나무 열매를 곱게 가루내어 커피에 넣어 먹고, 일본은 생선회 등에 열매 가루를 뿌려 먹기도 한다.

우리 선조들은 추어탕이나 생선요리에 초피나무 열매 가루를 넣어 비린내와 독성을 제거하는 향신료로 애용해 왔다. 초피나무 열매는 톡 쏘면서도 시원하고 맵고 상쾌한 맛이 난다. 요즘에는 모기나 파리, 벌레를 살충제로 잡지만 살충제가 없던 시절에는 말린 쑥을 태우거나 초피나무를 심어 해충을 쫓아냈다. 집 주변에 초피나무를 심어 놓으면 모기나 파리 등 해충들이 접근을 꺼린다. 간장, 된장, 고추장을 담가 놓은 장독대 주변이나 돌담에 봉숭아를 심어 뱀이나 개구리, 두꺼비가 오지 않도록 했다. 책갈피에는 은행나무 잎을 넣어 좀이 슬지 않도록 했다. 옛 선인들의 지혜에 새삼 놀라지 않을 수 없다.

어린 시절 초피나무로 물고기를 잡기도 했다. 잎과 줄기, 열매를 돌멩이로 으깨어 조그만 웅덩이에 풀어 놓으면 얼마 지나지 않아

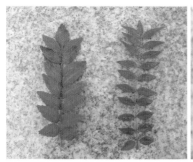
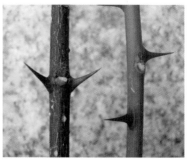

초피나무(왼쪽)와 산초나무(오른쪽)잎 　　초피나무(왼쪽)와 산초나무(오른쪽) 가시

기절한 물고기가 물 위로 동동 떠오른다. 이때 두 손을 모아 물고기를 잡고 놀았는데, 이 추억은 지금도 머릿속에 생생하여 초피나무를 보면 잠시 그 시절을 떠올리게 하여 얼굴에 잔잔한 미소를 남긴다. 초피나무에는 경련을 일으키는 크산톡신(xanthoxin), 마비시키는 크산톡신산(xanthoxinic acid) 등의 성분으로 인해 물고기가 일시적으로 기절을 한 것이다.

　초피나무는 운향과의 산초나무속 여러해살이 관목이다. 중국, 일본 등 전 세계적으로 150여 종이 분포한다. 우리나라에는 서울, 경기, 강원도 산속에서 흔히 볼 수 있는 산초나무, 큰 잎이 붙어 있고 제주도에 자생하는 왕초피나무, 가시가 없는 민산초나무, 가시가 작고 둥근 잎이 달리는 전주산초나무, 털이 많은 털초피나무, 초피나무 등 6종이 자생한다. 제주도, 전남·북, 경남·북, 충남, 강원, 황해도의 숲속, 산중턱, 산골짜기에서 볼 수 있다.

　많은 사람들이 초피나무와 산초나무를 똑같은 종으로 보지만 식물학적으로 엄연히 다르다. 산초나무는 잔토실럼 쉬니폴리

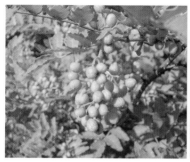
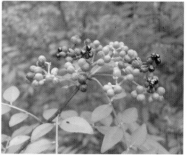

초피나무 열매   산초나무 열매

엄(zanthoxylum schinifolium)이고 초피나무는 잔토실럼 피페리툼(zanthoxylum piperitum)이다. 향신료로 쓰는 것은 '후추 같은' 뜻의 피페리툼이 붙어 있는 초피나무이다.

우리가 초피나무와 산초나무를 혼동하는 이유는, 일제강점기 전후로 발간된 대부분의 책자에 초피나무와 산초나무를 구별하지 않고 산초나무라고 표기했을 뿐만 아니라 일본 사람들이 초피나무를 산초나무와 함께 산초(山椒)라고 부르기 때문인 것으로 추정된다.

초피나무와 산초나무는 모양새와 향이 달라 쉽게 구별할 수 있다. 초피나무는 가시가 서로 마주나고[대생(對生)], 가시 사이에 타원형의 잎이 달리며 가장자리에 약간 무딘 물결무늬가 있다. 오래된 줄기의 가시는 퇴화되어 없어지고 수피에 콩을 반으로 잘라 붙여 놓은 모양의 약간 검은 회색 혹이 많이 있다. 잎과 줄기, 열매를 씹으면 톡 쏘면서 강한 향기가 나고 혀끝이 얼얼해 지면서 마비 증상이 있다. 산초나무는 가시가 서로 어긋나고[호생(互生)], 가시 옆에 잎이 달린다. 오래된 가시는 초피나무처럼 퇴화되어 없어지지만

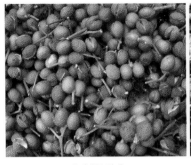
초피나무 열매

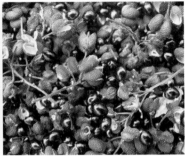
초피나무 씨앗

밝은 회갈색이다. 잎과 줄기, 열매를 씹으면 톡 쏘거나 맵지도 않고 마비 증상도 없다.

초피나무는 2~3m 정도로 자란다. 해발 300~1,300m 지역의 큰 나무 아래나 잡목림 숲이 우거지고 배수가 잘되며 반 그늘진 곳에서 볼 수 있다. 5~6월에 연한 황록색 꽃이 피고 지면 9~10월에 적갈색의 둥근 열매가 달리는데 반짝반짝 빛나는 까만 종자가 들어 있다. 뿌리는 옆으로 얕게 뻗는다.

초피나무는 중국 산시성[섬서성(陝西省)] 진천(秦川) 지역과 쓰촨성[사천성(四川省)] 동부 지역인 촉(蜀)과 파(巴)에서 생산된 것을 상품으로 취급하여 진초(秦椒), 천초(川椒), 촉초(蜀椒), 화초(花椒), 산초(山椒)라고 한다. 열매껍질을 약재로 쓰다 보니 진피(秦皮), 제피, 잰피, 젬피, 전피, 재피, 제피낭, 조피낭, 좀피, 게피, 계피, 조피, 지피, 젠초, 남초, 파초 등 다양한 이름으로 불린다. 뿌리를 화초근(花椒根), 잎은 화초엽(花椒葉), 씨앗을 초목(椒目)이라고 한다.

《동의보감》에는 초피나무에 대해 "속을 따뜻하게 하고 피부의

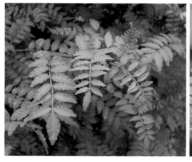
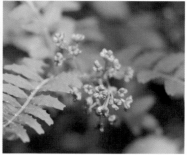

초피나무 잎   초피나무 꽃

죽은 살을 되살아나게 한다. 육부에 있는 한냉(寒冷)한 기운을 없애
고 성 기능을 높이며 음낭에서 땀나는 것(낭습, 囊濕)을 멎게 한다.
허리와 무릎을 덥게 하고 오줌 횟수를 줄이며 기를 내려가게 한다.
잎은 신(腎)과 음낭이 당기면서 아픈 것을 낫게 한다."라고 기록되
어 있다.

《본초강목》에는 "오줌을 잘 나가게 하고 12가지 수종[水腫, 부종
(浮腫)]과 수고(水蠱)*를 낫게 한다. 오줌으로 배 속의 물을 내보내는
효과가 가장 빨리 나타난다."라고 쓰여 있다.

초피나무에는 산쇼올(sanshool), 산소아미드(sanshoamide), 시트로넬
랄(sitronellal), 리모넨(limonene), 리날로올(linalool), 시네올(cineol), 잔토
시롤(xanthoxylol), 피페리톨(piperitol), 피토스테롤(phytosterol), 아르부

---

*수고 : 음식 조절을 잘못하거나 간기울결(肝氣鬱結)로 비(脾)가 상해 수습(水濕)이 몰려
생긴 질환이다. 배가 점점 부르고 배 속에서 물소리가 날뿐만 아니라 피부가 거칠고 검
은 빛이 돌며 온몸이 붓는다. 손으로 눌러 보면 우묵하게 들어가며 소변량은 적다.

틴(arbutin), 메니스페르민(menispermine), 마그노플로린(magnoflorine) 등의 성분이 함유되어 있다.

초피나무는 암세포주에 대한 항암, 항염증 및 신체 국소 부위에 대한 마비작용을 한다. 위장의 긴장을 완화하고 소화가 잘되게 한다. 살충, 살균 및 어독(魚毒)에 대한 해독작용을 한다. 몸을 따뜻하게 하고 치솟는 기를 내리며 양기를 돕는다.

한방에서는 초피나무 열매 껍질[촉초(蜀椒)]을 약재로 쓰고, 우리 몸을 따뜻하게 하여 한사(寒邪)를 제거해 주는 온리약(溫裏藥)으로 분류한다. 맛은 맵고 성질은 따뜻하다. 우리 몸의 비장과 신장, 폐를 이롭게 하는 약재이다. 초피나무는 열매 외에 잎, 줄기, 씨앗, 뿌리, 기름, 수액도 약재로 쓸 수 있다. 잎은 봄부터 가을까지 채취하여 말려서 가루를 만들어 국이나 생선조림에 넣어 먹는다. 입맛이 없을 때 생잎과 된장으로 부침을 해서 먹으면 향긋한 향기와 함께 식욕이 되살아난다.

열매는 가을에 빨갛게 익었을 때 채취하여 열매껍질만을 분리하여 가루 내어 쓴다. 열매는 소화작용을 돕고 산패방지 효과가 있어 김치 등 절임 요리에 넣으면 발효를 지연시켜 신선한 맛을 오래 즐길 수 있다. 씨앗을 35도 술에 담가 3개월이 지난 뒤 건더기는 버리는데 초피나무 씨앗주는 독특한 향기가 있어 다른 술에 조금씩 넣어 칵테일을 만들어 마시면 좋다. 줄기와 뿌리는 가을부터 이듬해 봄까지 채취하여 잘게 썰어 말려 달여 마신다.

초피나무를 장복하면 눈이 밝아지고 안색이 좋아지며, 머리털이

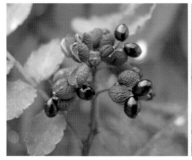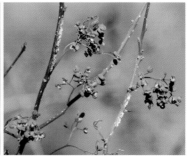

초피나무 열매(가을)　　　　　　　　　초피나무 열매(겨울)

검어지고 갖가지 질병이 예방된다. 생선 독에 중독되었을 때는 해독제로, 옻이 올랐을 때는 잎을 물에 달여 환부를 씻거나 껍질 삶은 물로 목욕을 하면 된다. 벌에 쏘이거나 뱀에 물리면 잎과 열매를 비벼 붙이고, 종기에는 잎으로 즙을 내어 바른다. 최근에는 항암효과를 비롯하여 식중독 예방과 치료, 피부미백 및 노화방지 효과가 뛰어난 것으로 입증되어 이에 관한 연구가 활발히 진행되고 있다.

초피나무는 내한성이 강해 전국적으로 재배가 가능하다. 통풍이 잘되는 반 양지나 반음지로 배수가 잘되고 부식질이 풍부한 비옥한 양토가 적지이다. 번식은 가을에 잘 익은 씨앗을 습기가 많은 땅에 그대로 묻어 놓으면 이듬해 발아가 된다. 그냥 떨어진 씨앗은 1~2년 뒤에 발아가 되기도 한다. 초피나무는 암나무에만 열매가

*초피나무 열매와 잎을 쉽게 분리하는 방법 : 초피나무에는 날카로운 가시가 달려 있으므로 가죽장갑을 끼고 열매와 잎을 한꺼번에 훑어 내리면서 딴다. 그런 다음 선풍기를 켜면 열매는 남고 가벼운 잎은 바람에 날아가 열매와 잎이 잘 분리된다.

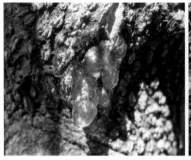 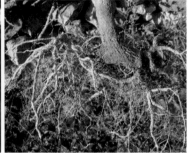

초피나무 수지　　　　　　　　　초피나무 뿌리

달리기 때문에 종자번식을 한 것은 4~5년이 지나야 암수를 구별할 수 있다. 처음부터 열매가 풍성하게 달리는 암나무를 골라 접목을 하면 1~2년 내로 열매를 수확할 수 있다.

　초피나무는 뿌리가 직근성이 아니고 옆으로 뻗어 나가기 때문에 뿌리가 건조하지 않도록 관수를 철저히 해주고, 어린 묘목일 때는 바람에 넘어지지 않도록 유의한다. 초피나무는 공해에 약하고 스트레스에 민감하기 때문에 이식을 하거나 어린 묘목을 사다 심을 때는 뿌리가 상하지 않도록 분을 떠서 옮겨 심으면 된다.

　우리나라에 자생하는 초피나무야말로 독특한 향과 품질이 세계에서 제일 우수한 것으로 정평이 나 있다. 초피나무를 집 주변에 몇 그루 심어 놓으면 빨간 열매가 주렁주렁 달려 보기도 좋고 열매는 약용·식용으로 훌륭한 소득원이 된다.

■ 초피나무로 질병 치료하기

어독(魚毒)을 풀어주는 최고의 향신료

초피나무는 민물고기, 생선, 육류의 비린내를 제거하고 어독(魚毒)을 풀어주며 독특한 향은 잃었던 입맛을 되살아나게 한다. 열매껍질을 곱게 가루 내어 추어탕, 생선조림, 국에 2~6g(티스푼 반 정도)을 넣어 먹는다.

적냉(積冷)으로 생긴 복부냉증

초피나무는 몸속에 쌓인 한사(寒邪)를 몰아내 준다. 한여름에 얼음이나 차가운 음료를 많이 마셔 적냉(積冷)이 생겨 명치 밑이 아프거나 복부냉증에 좋다. 1일 열매껍질 2~6g을 달여 음용한다.

장내 기생충 제거

초피나무는 항균 및 살균작용이 탁월하다. 장내 기생충으로 배가 아프고 부어오를 때 좋다. 1일 열매껍질 2~6g을 달여 음용한다.

《본초강목》에는 초피나무가 "노채충(勞瘵蟲, 결핵균)과 고독(蠱毒)을 낮게 하고 모든 기생충을 다 죽인다. 열매를 달여서 마시거나 환약을 만들어 먹는다. 가을에 열매를 고련근(苦楝根, 멀구슬나무 뿌리)과 2 : 1비율로 환을 지어 1일 3~5알을 먹으면 설사가 나면서 시충(尸蟲)이 다 빠져 나온다."라고 기록되어 있다.

치주염 등 잇몸질환

초피나무는 항염증 및 진통작용을 한다. 치통, 치주염 등 잇몸질환에 좋다. 치통으로 몹시 아플 때는 열매 1~3알을 아픈 이빨 부위에 물고 살살 씹거나 열매껍질을 곱게 가루 내어 천일염에 섞어 양치질을 한다.

고혈압 등 혈관질환

초피나무는 혈액순환을 활발하게 하고 모세혈관을 튼튼하게 한다. 고혈압, 고지혈증, 관상동맥경화증, 협심증 등 혈관질환에 좋다. 1일 3회 열매껍질 2~6g을 달여 음용한다.

야맹증 등 안과질환

초피나무는 시력이 점점 약해지거나 밤눈이 어두울 때 쓸 수 있다. 열매껍질로 환을 지어 1일 3회 3~5알을 복용한다.

기타

초피나무는 부종, 대머리 예방 및 치료, 해수, 천식, 딸꾹질, 타박상, 건선 등 피부질환 등에 좋다.

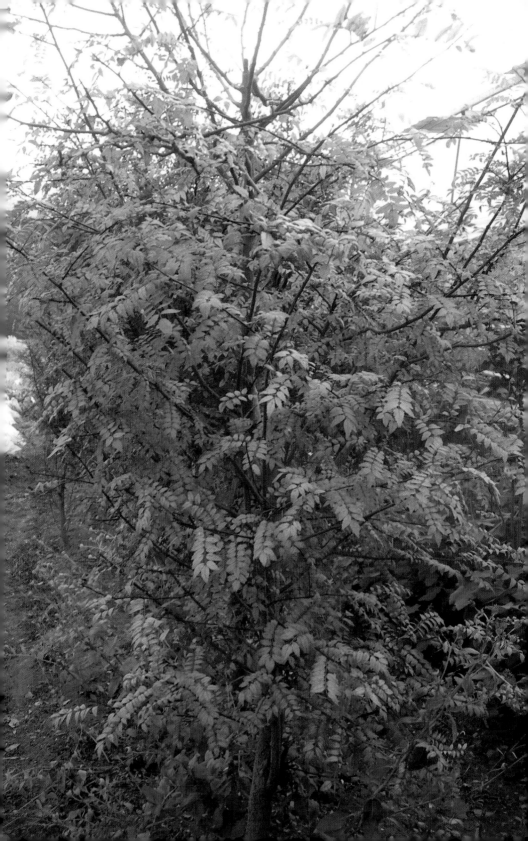

19

음식을 잘 소화시키고
어독을 해독해 주는

배초향 藿香

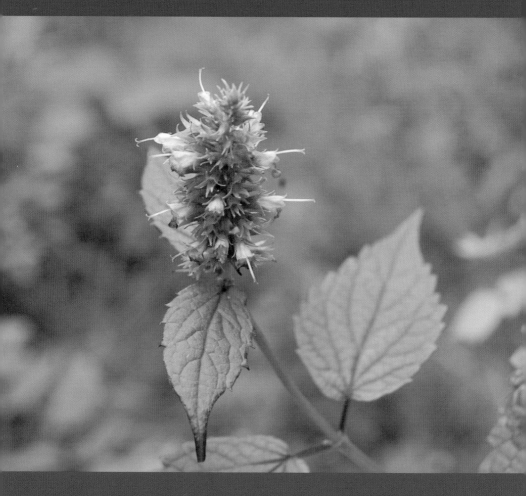

옛날 중국 산골 마을에 곽향(藿香)이라는 처녀가 올케와 사이좋게 살고 있었다. 더위가 절정이던 어느 여름, 올케가 더위를 먹어 머리가 터질 듯 아프다면서 토하기 시작했다. 곽향은 올케의 병을 치료하기 위해 더위 먹었을 때 좋은 약초를 찾아 산에 올랐다가 독사한테 물리게 된다. 뱀독이 온몸에 퍼져 퉁퉁 부었지만 곽향은 포기하지 않고 끝까지 약초를 캐서 겨우 집으로 돌아왔다. 올케는 뱀한테 물린 상처의 뱀독을 입으로 빨아내는 등 곽향을 지극정성으로 치료를 하다가 올케마저 뱀독에 중독되어 쓰러지고 만다.

이튿 날 마을 사람들이 두 사람을 발견하였는데 곽향은 죽고 올케만 겨우 목숨이 붙어 있었다. 올케 또한 얼마 지나지 않아 마을 사람들에게 "더위를 먹어 머리가 아프고 속이 울렁거리며 토할 때 이 약초를 달여 마시라."라는 말을 남기고 죽고 만다. 이후 사람들은 이 약초를 마음씨 착한 처녀의 이름인 곽향이라고 불렀다고 한다. 이 일화에 등장하는 식물이 바로 배초향이다.

우리 선조들은 배초향을 향신채로 활용했다. 어린순은 살짝 데쳐 나물로 무쳐 먹고 추어탕이나 물고기의 비린내를 제거하는데 사용했다. 비린내 나는 그릇을 설거지할 때, 배초향 잎으로 청결하게 닦기도 했다. 배초향은 잎과 줄기에서 들깨보다 더 진한 냄새가 나다 보니 처음 맛보는 사람은 다소 역겨움을 느끼곤 하지만, 향에 익숙해지면 그 그윽한 내음에 매료되고 만다. 봄철 어린잎은 유순하여 누구든지 날로 먹을 수 있다.

초여름에는 싱싱한 잎을 상추와 함께 쌈을 싸서 먹으면 잃었던

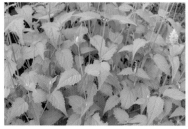

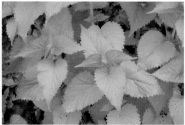

| 배초향 | 배초향 잎 |

입맛이 살아난다. 성숙한 잎은 끓는 물에 살짝 데쳐 잘게 썰어 비빔밥이나 잡채에 조금씩 첨가하여 향신료 삼아 먹으면 역시 그 독특한 향취에서 풍미를 느끼게 된다. 김치에 넣으면 별미를 맛볼 수 있다. 배초향은 오래전부터 우리 민족의 생활 속에 깊숙이 들어온 식물로 시골 농가 주변이나 산속에서 쉽게 발견할 수 있다.

배초향은 꿀풀과의 배초향속 여러해살이 초본식물로 중국, 일본, 대만 등 동아시아와 북아메리카 등에 10여 종이 분포한다. 우리나라에는 배초향 1종이 자생하는데 민가 주변에서 흔히 볼 수 있다. 40cm~1m 정도로 자란다. 잎은 길쭉한 심장 모양으로 가장자리에 둔한 톱니가 있다. 줄기는 곧게 자라고 가지와 잎이 무성하게 달린다. 7~8월에 길이가 5~15cm 정도 되는 자주색 꽃방망이 모양의 꽃이 피고 지면 9~10월에 납작한 타원형의 열매가 달린다. 뿌리는 길고 가는 잔뿌리가 많이 있다.

배초향과 비슷한 식물로 향유(香薷)가 있는데 잎과 줄기, 꽃이 비슷하여 혼동하기도 한다. 그러나 꽃이 피었을 때 배초향은 사방팔방으로 꽃봉오리 전체에 꽃이 핀다. 하지만 향유는 한쪽 방향 즉 편

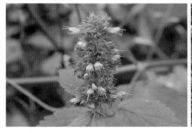
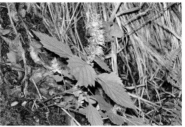

배초향 꽃   향유 꽃

향성으로 쏠려서 꽃이 핀다.

배초향(排草香)은 거칠고 나쁜 것을 물리치는[배(排)] 향(香)이 나는 풀[초(草)]이라는 의미이다. 잎과 줄기, 꽃에서 강한 향이 풍겨 한국의 허브, 들에서 나는 박하라 하여 야박하(野薄荷), 콩잎처럼 생겼는데 향이 무척 진해 곽향(藿香), 중국 광동성에서 생산되는 것이 상품이어서 광곽향(廣藿香), 방아잎, 방애잎, 방아풀, 깨나물, 인단초, 어향, 토곽향, 참뇌기 등의 다양한 이름으로 불린다.

《본초》에는 배초향에 대해 "맛은 맵고 성질은 따뜻하다. 독종(毒腫, 고통이 심하고 잘 치유되지도 않는 독한 종기)을 낫게 하며, 나쁜 기운을 없애고 곽란을 멎게 하며 비위병으로 오는 구토와 구역질을 낫게 한다."라고 쓰여 있다. 《중약대사전》에는 "중초를 조화롭게 하고 습사(濕邪)를 제거한다. 감기, 두통, 구토, 설사, 이질을 치료한다."라고 기록되어 있다.

배초향에는 패초우리알코올(patchoulialcohol), 패초우리피리딘(patchoulipyridine), 유제놀(eugenol), 리코칼콘(licochalcone), 신나믹알데하이드(sinnamic aldehyde), 벤잘데하이드(benzaldehyde), 포고스톨

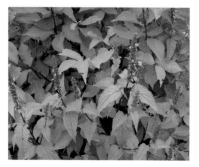
배초향

(pogostol), 피넨(pinene), 아가 스타친(agastachin), 틸리아닌 (tilianin), 캄펜(camphene) 등 의 성분이 함유되어 있다.

배초향은 암세포주에 대 한 세포독성을 나타내고, 소 화액의 분비를 촉진한다. 우 리 몸의 열을 내려 주고 진정작용을 한다. 항산화작용을 하고 노화 를 방지한다. 한방에서는 배초향의 지상부[곽향(藿香)]를 약재로 쓰 고, 방향성의 약물로 비장을 튼튼하게 하여 습사를 몰아내는 방향 화습약(芳香化濕藥)으로 분류한다. 맛은 맵고 성질은 따뜻하다. 우 리 몸의 비장과 위장, 폐를 이롭게 하는 약재이다. 배초향은 지상부 외에 뿌리도 약재로 쓸 수 있다.

배초향 어린잎은 잘게 썰어 비빔밥, 국수나 라면에 고명으로 얹어 먹어도 되고 튀김, 부침을 만들어도 된다. 끓는 물에 살짝 데쳐 나물 로 무쳐 먹어도 된다. 잎과 줄기를 35도 술에 담가 마셔도 되고 된장 국이나 매운탕, 추어탕에 넣어 먹으면 비린내가 나지 않는다. 차량이 나 집 안에 놓아 방향제로 활용해도 좋다. 배초향의 진한 향에 약간 거부감을 느끼면 음식재료로 활용할 때 조금씩 넣어 쓰는 것이 좋다.

배초향은 몸에 열이 너무 많거나 급성 열병에 걸렸을 때, 위 기능 이 너무 좋은 사람은 다량을 장복하지 않도록 유의한다. 또한 방향 성의 정유성분이 많기 때문에 장시간 끓이지 않도록 한다.

배초향은 내한성이 좋고 생명력도 강해 전국 어디서나 재배가 가능하다. 시골길을 가다보면 담벼락, 길모퉁이, 밭의 한구석에서 자라는 것을 볼 수 있는데 이는 재배하는 것이 아니라 저절로 번식한 것이다. 일조량이 풍부한 양지바른 곳으로 물 빠짐이 좋으면서 다소 수분 함량이 있고 유기질 함량이 풍부한 양토가 적지이다. 9~10월에 씨앗을 채취하여 그대로 파종하는데 씨앗이 워낙 작아 손으로 몇 개씩 파종하기가 어렵다. 씨앗을 흩어 뿌린 다음 흙을 살짝 덮고 물을 뿌려 씨앗이 땅에 잘 부착되도록 한다. 봄이나 가을에 잎이 지고 난 뒤 포기째 캐서 눈이 2~3개 붙어 있는 것을 잘라 심어도 된다.

배초향은 생명력이 강한 식물이기는 하나 너무 척박한 곳에서는 줄기가 가늘고 잎이 연약하며, 음지에서는 향이 떨어진다. 배초향은 토종허브로 한 번 심어 놓으면 해마다 저절로 자체 번식을 할 뿐만 아니라 생선회나 추어탕, 물고기의 비린내를 잡아주는 좋은 향신료이다. 추어탕, 매운탕, 생선회 집을 운영하는 분들은 집 주변에 몇 포기 심어 놓으면 많은 도움이 될 것이다.

■배초향으로 질병 치료하기

더위를 먹었거나 여름 감기

배초향은 우리 몸의 열을 내려 주고 습한 기운을 밖으로 배출해 주는 효능이 강하다. 여름철 더위에 노출되어 생긴 여름 감기, 더위를 먹어 열나고 두통이 있을 때 장마철에 너무 습한 기운에 노출되어 식욕이 없을 때 좋다. 1일 잎과 줄기 6~12g을 달여 마신다.

배 속에 가스가 차고 소화가 잘되지 않을 때

배초향은 비장과 위장의 기능을 튼튼하게 하여 위액분비를 촉진하고 소화가 잘되게 한다. 조금만 음식을 먹어도 배 속에 가스가 차 그득하고 답답하며 불편할 때, 위장기능이 떨어져 먹지 않아도 배가 고프지 않을 때 좋다. 1일 잎과 줄기 6~12g을 달여 마신다.

구토

배초향은 음식을 잘 못 먹어 소화가 되지 않고 구토가 심하게 나려고 할 때 좋다. 1일 잎과 줄기 6~12g을 달여 마신다.

습진 등 피부질환

배초향은 여름철이나 장마철에 습한 기운에 노출되어 생긴 무좀, 습진, 버짐, 피부가려움증 등 피부질환에 좋다. 1일 잎과 줄기 6~12g을 달여 마신다.

물고기 비린내 제거 및 어독 해독

배초향의 진한 향은 물고기의 비린내를 제거해 주고 특히 물고기 중독 등 어독을 풀어주는 효능이 강하다. 1일 잎과 줄기 6~12g을 달여 마신다.

간암 등 암의 예방과 치료

배초향은 암세포주에 대한 세포독성 등 항암효과가 있다. 간암 등 암의 예방과 치료에 좋다. 1일 잎과 줄기 6~12g을 달여 마신다.

기타

배초향은 복통과 설사, 구취제거, 목구멍이 붓고 아픈 인후종통(咽喉腫痛), 학질, 타박상 등에 좋다.

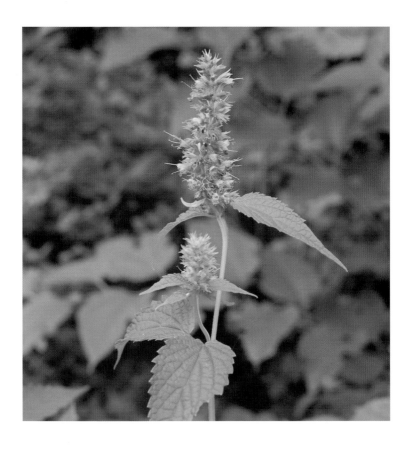

항암효과가 우수하고
간열(肝熱)을 내려주는

꿀풀 夏枯草

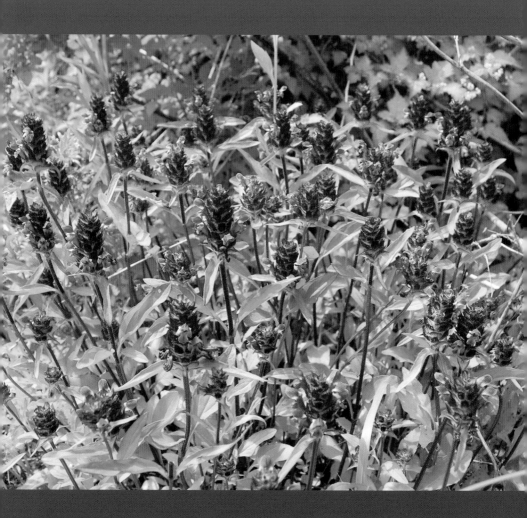

달콤한 꿀은 예나 지금이나 사람과 곤충으로부터 많은 사랑을 받아 왔다. 우리나라에 자생하는 식물 중에 꿀이 풍부하여 벌이나 나비 등 곤충들이 무척 좋아하는 식물이 참으로 많다. 수많은 식물 이름 중에 꿀이라는 단어가 들어간 것은 오직 이 식물 하나뿐이다. 어린 시절 먹을 것이나 설탕이 풍부하지 않았을 때 길을 가다가 꽃방망이 사이로 뻗어 나온 꽃술을 뽑아 입에 넣으면 달짝지근하고 은은한 단맛이 나는 식물을 기억하는 사람이 있을 것이다. 이 식물이 바로 꿀풀이다.

꿀풀은 꿀풀과의 여러해살이 초본식물로 중국, 일본, 대만, 러시아 등 전 세계적으로 7종이 분포한다. 우리나라에는 하얀 꽃이 피는 흰꿀풀, 연분홍색이 피는 붉은꿀풀, 짧은 새순이 줄기 밑에 달리는 두메꿀풀, 보라색 꽃이 피는 꿀풀 등이 자생한다. 전국의 산기슭, 양지바른 풀밭, 등산로에서 볼 수 있다.

꿀풀은 20~30cm 정도로 자란다. 잎은 마주나는데 가장자리에 톱니가 있다. 줄기는 네모진데 겉에 가는 털이 달려 있고, 여러 개의 줄기가 밑동에서 한꺼번에 올라와 군락을 이루며 자란다. 5~7월에 적자색의 방망이처럼 생긴 꽃이 피고 지면 8월에 황갈색 열매가 달린다. 꽃 이삭은 가을이 되면 그대로 말라 겨울까지 달려 있다. 뿌리에는 잔뿌리가 많이 달린다.

꿀풀은 꽃이 필 때 꽃술을 뽑아 맛을 보면 달기 때문에 붙여진 이름이다. 꽃이 방망이처럼 모여서 피어 꿀방망이, 여름[하(夏)]이 되면 줄기, 잎, 꽃 등 지상부가 말라버리는[고(枯)] 풀[초(草)]이라 해서

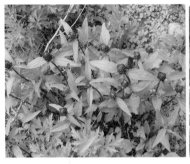
꽃봉오리가 맺힌 꿀풀

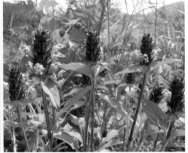
꽃방망이를 달고 있는 꿀풀

하고초(夏枯草), 꽃봉오리가 머리처럼 커서 대두초(大頭草), 하지(夏至, 양력 6월 21일) 무렵이면 꽃 이삭이 마른다 하여 육월건(六月乾), 꽃봉오리가 망치처럼 생겨 봉퇴초(棒槌草), 석구(夕句), 내동(乃東), 철색초(鐵色草), 가지골나물, 가지래기꽃, 제비꿀 등 다양한 이름으로 불린다.

《동의보감》에는 꿀풀에 대해 "성질은 차고 맛은 쓰고 매우며 독이 없다. 열이 났다 추웠다 하는 나력(瘰癧, 임파선결핵), 서루(鼠瘻, 목에 결핵성 림프선염이 생겨 곪아 고름이 흘러 나오는 질환), 머리의 종기를 낫게 하고 눈이 아픈 것을 치료한다."라고 기록되어 있다. 《본초》에는 "밤이 되면 눈동자가 더 심하게 아픈 것을 치료한다. 하고초 20g, 향부자 40g을 가루 내어 1회 4g을 먹는다."라고 쓰여 있다.

꿀풀에는 사포닌(saponin), 우르솔산(ursolic acid), 올레아놀산(oleanolic acid), 하이페로사이드(hyperoside), 로즈마린산(rosmarinic acid), 베타아미린(β-amyrin), 루틴(rutin), 피넨(pinene), 탄닌(tannin), 수용성염류, 비타민 B_1, C, K 등의 성분이 함유되어 있다.

꿀풀은 우리 몸의 간화(肝火)를 내려주고 기혈(氣血)이 체내에 뭉쳐 있는 것을 풀어준다. 콜레스테롤 수치를 낮추어 혈압을 안정적으로 떨어뜨린다. 면역력

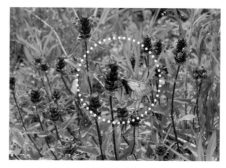
꿀풀과 나비

을 증강하고 암세포의 사멸을 촉진한다. 항염증·항균작용이 탁월하고 소변을 시원하게 배출하는 이뇨작용이 강하다.

한방에서는 꿀풀 꽃 이삭[하고초(夏枯草)]을 약재로 쓰고, 우리 몸의 열을 내려주는 청열약(淸熱藥) 중 청열사화약(淸熱瀉火藥)으로 분류한다. 맛은 쓰고 매우며 성질은 차다. 우리 몸의 간장과 담(膽)을 이롭게 하는 약재이다. 꿀풀은 꽃 이삭[화수(花穗)] 외에 잎, 줄기, 뿌리도 약재로 쓸 수 있다.

어린잎은 이른 봄에 따서 끓는 물에 살짝 데쳐 찬물에 우려내어 나물로 쓴다. 잎이 억세 지면 줄기째 말려 달여 먹는다. 꿀풀의 꽃봉오리는 꽃이 밑에서부터 위로 올라가면서 피는 무한화서이다. 7~8월경 꽃이 모두 피었거나 시들기 시작할 때 밑동을 잘라 말려 끓여 마신다.

꽃봉오리를 튀김이나 부침개로 만들어 먹어도 된다. 꽃잎은 비빔밥에 버무려 먹거나 샐러드에 넣어도 된다. 꽃봉오리를 35도 술에 담그면 꿀풀주가 되며, 전초를 설탕과 1:1 비율로 재어 발효액을

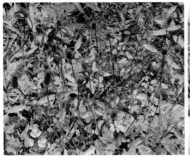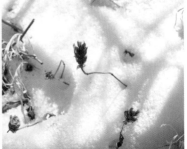

꿀풀(여름)　　　　　　　　　　꿀풀(겨울)

만들어 음용해도 된다. 일반적으로는 1일 전초 10~20g을 달여 먹는다. 꿀풀은 성질이 차갑기 때문에 비위허약자 즉 소화기능이 약한 사람이 다량을 장복하면 설사나 복통을 유발할 수 있으므로 유의한다.

　꿀풀은 깊은 산속보다 농가 주변이나 농로 등 사람이 사는 곳 가까이에 터를 잡고 오랜 세월 이 땅에서 자란 약용식물이다. 꽃이 크고 화려하여 가정에서는 정원이나 화단에 심어 가꾸지만 일부 지자체에서는 집단 재배를 하고 있다. 꿀풀은 온화하고 습윤한 기후를 좋아하나 내한성이 강해 우리나라 전역에서 재배가 가능하다. 물 빠짐이 좋고 햇볕이 잘 드는 비옥한 사질 양토가 적지이다. 여름에 꽃이 시들려고 할 때 꿀풀의 밑동을 잘라 말려 놓았다가 완전히 마르면 툭툭 털어 씨앗을 채종한다.

　파종할 때 주의할 점은 꿀풀은 봄에 파종을 하면 발아가 잘되지 않기 때문에 장마가 끝난 뒤인 8월에 파종하고 흙을 덮어준다. 이렇게 해서 추운 겨울을 넘기면 이듬해 새순이 잘 올라온다. 꿀풀은

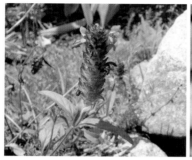
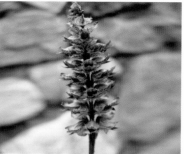

꿀풀 꽃봉오리(여름)   꿀풀 꽃봉오리(가을)

민가 근처나 등산로 주변에 무리지어 자생하고 있으므로 몇 포기를 그대로 옮겨 심거나 포기나누기를 해서 심으면 쉽게 번식을 할 수 있다.

 꿀풀은 꿀이 풍부한 밀원식물*이기 때문에 꿀벌이나 양봉을 키우는 곳의 주변에 대량으로 심어 놓으면 고품질의 벌꿀을 수확하는데 많은 도움이 될 것이다. 꿀풀이 군락을 이루는 곳에는 나비나 벌 등 곤충들이 많이 날아든다. 꿀풀은 약용, 식용, 관상용으로 손색이 없기 때문에 가정의 정원에서부터 학교 학습활동장, 체험학습장, 관광농원을 운영하는 사람들에게 좋은 식물로 추천한다.

-----

*밀원식물(蜜源植物) : 초본에서 목본식물에 이르기까지 꽃꿀[화밀(花蜜)]을 분비하고 꽃가루를 공급하여 꿀벌의 먹이를 제공하는 모든 식물을 통칭한다. 초본으로는 애기똥풀, 유채, 망초, 메밀, 옥수수, 향유, 배초향, 해바라기, 한삼덩굴 등이 있다. 목본으로는 밤나무, 아카시나무, 벚나무, 피나무, 싸리나무, 때죽나무, 가죽나무, 헛개나무, 복분자딸기 등이 있다.

■꿀풀로 질병치료 하기

폐암 등 암의 예방과 치료

꿀풀은 임상실험에서 신체의 면역력을 증강하고 암세포의 사멸을 촉진하는 항암효과가 입증된 대표적인 식물이다. 갑상선암, 유방암, 폐암 등 암의 예방과 치료에 좋다. 1일 꽃 이삭 12~20g을 달여 꾸준히 음용한다. 느릅나무뿌리, 꾸지뽕나무*, 바위솔 등을 1일 10~20g을 달여 함께 복용하면 더 좋다.

고혈압 등 혈관질환

꿀풀은 혈액순환을 활발하게 하고 콜레스테롤 수치를 낮추어 혈압을 떨어뜨린다. 고혈압, 고지혈증 등 혈관질환에 좋다. 1일 꽃 이삭

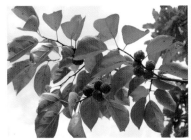
꾸지뽕나무

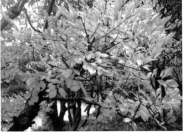
느릅나무

*꾸지뽕나무 : 뽕나무과의 꾸지뽕나무속 여러해살이 목본식물로 우리나라에 1종이 자생한다. 암수딴그루로 5~6월에 꽃이 피고 지면 9월에 엄지손톱만한 열매가 달린다. 대표적인 항암식물로 잎, 가지, 열매, 뿌리껍질을 약재로 쓴다.

을 포함한 전초 12~20g을 달여 복용한다. 전초를 설탕과 1 : 1로 재어 발효액을 담가 상복한다.

간화(肝火)로 눈이 붉게 충혈 되고 붓고 아플 때

꿀풀은 간경(肝經)의 열을 내려주고 기혈의 순환이 정체되어 신체의 한 부분에 몰려 있는 것을 없애준다. 간화(肝火)를 내려 눈을 밝게 한다. 눈이 붉게 충혈 되고 붓고 아플 때, 목주야통(目珠夜痛, 밤만 되면 눈동자가 아픈 증상), 햇볕 등 밝은 곳을 보면 눈물을 줄줄 흘리는 사람에게 좋다. 1일 꽃 이삭을 포함한 전초 12~20g을 달여 복용하거나 전초를 설탕과 1 : 1로 재어 발효액을 담가 상복한다. 1일 다슬기 300~500g을 달여 마시면 더 좋다.

간염, 결막염 등 염증성질환

꿀풀은 항염증작용이 있어 여러 가지 염증성질환에 좋다. 간열로 생긴 황달, 결막염, 급성간염, 임파선염, 결핵성경부림프선염에 좋다. 1일 꽃 이삭 12~20g을 달여 상복한다.

소변 줄기가 가늘고 방울방울 떨어질 때

꿀풀은 이뇨작용이 우수하여 체내 불순물을 소변으로 시원하게 배출한다. 소변 줄기가 가늘고 오줌이 방울방울 떨어질 때 좋다. 1일 꽃 이삭을 포함한 전초 12~20g을 달여 복용한다. 전초를 설탕과 1 : 1로 재어 발효액을 담가 음용한다.

백일해, 폐결핵 및 피부가려움증 등 피부질환

꿀풀은 대장균, 콜레라균 등의 그람음성균과 포도상구균, 백일해 간균 등의 그람양성균에 대해 강한 항세균작용이 있을 뿐만 아니라 여러 가지 피부진균의 발육을 억제한다. 음식을 먹었는데 소화가 잘되지 않고 속이 거북할 때, 백일해, 폐결핵, 피부가려움증 등에 좋다. 1일 꽃 이삭을 포함한 전초 12~20g을 달여 복용한다. 전초를 설탕과 1 : 1로 재어 발효액을 담가 마신다.

기타

꿀풀은 원인모를 어지럼증과 두통, 오한과 고열을 동반한 감기 몸살, 구안와사(口眼喎斜, 입과 눈 주변 근육이 마비되어 한쪽으로 비뚤어지는 질환) 등에 좋다.

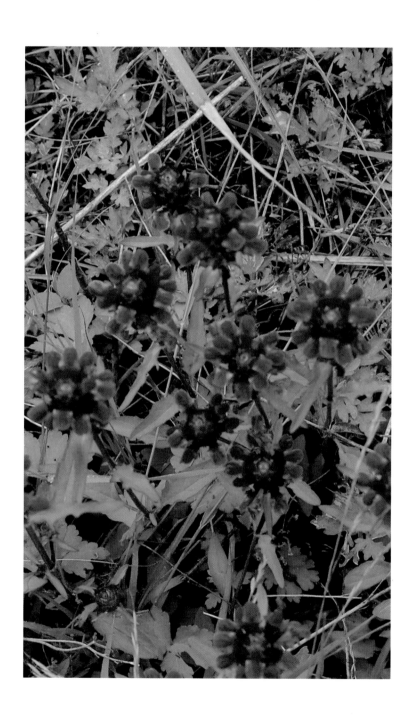

항산화작용이 탁월하고
면역력을 강화하는

노각나무 帽蘭

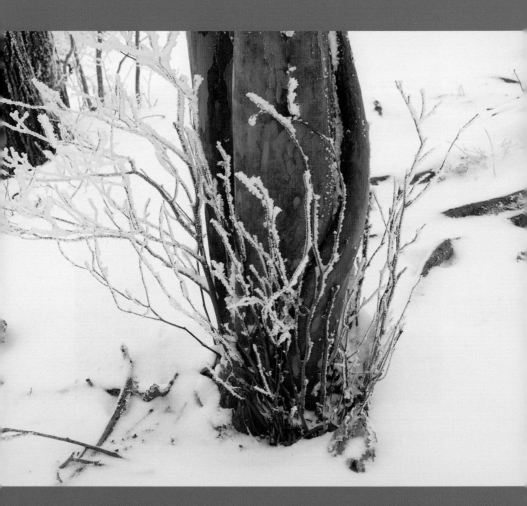

아득한 옛날, 인간의 발길이 닿을 수 없는 첩첩산중, 산세가 깊고 높아 하늘과 맞닿은 산속에 신선과 짐승들이 함께 사는 곳이 있었다. 이곳에는 신선 뿐만 아니라 사슴과 노루도 함께 살고 있었다. 사슴은 크고 화려한 왕관과도 같은 멋진 뿔을 가진 데다 기품이 흘러 넘쳐 신선들로부터 귀여움을 독차지 했다. 화려한 사슴과 달리, 짧고 보잘것없는 초라한 뿔을 가진 노루는 그 누구도 주목하지 않았다. 연못에 비친 자신의 초라한 모습에 너무 슬픈 노루는 풀도 먹지 않고 점점 여위어 갔다. 하루는 이를 지켜 본 산신령이 노루에게 나타나 자초지종을 묻고 소원들 들어주겠다고 했다. 노루는 사슴처럼 크고 아름다운 뿔을 갖고 싶다고 했다.

이에 산신령은 "하루에 한 모금씩 깊은 골짜기 바위틈에서 흘러나오는 신령한 약수를 마시면 사슴처럼 뿔이 자라날 것이다."라는 말을 남기고 사라졌다. 노루가 약수를 한 모금 마시자 뿔이 자랐고, 다음 날 또 한 모금을 마시자 뿔이 더 크게 자라났다. 며칠 뒤 노루의 뿔은 사슴뿔만큼 자라났다. 욕심이 난 노루는 계속해서 약수를 마셨고, 뿔이 너무 커져 그만 목이 부러져 죽고 말았다. 이듬해 노루가 죽은 자리에서 커다란 식물이 자라났는데 이 일화에 등장하는 식물이 바로 노각나무이다. 봄에 노각나무 가지를 꺾으면 수액이 넘쳐흐르는데, 이는 노루가 약수를 계속해서 마셨기 때문이라고 한다.(남예림 님의 창작동화)

외유내강(外柔內剛)! 겉은 부드럽고 순하나 속은 단단하고 굳셈을 뜻하는 사자성어이다. 노각나무를 한마디로 압축하여 이렇게 표현

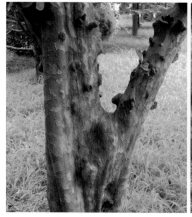

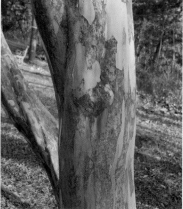

모과나무   배롱나무

하고 싶다. 노각나무 수피는 때 묻지 않은 어린이의 피부처럼 곱고
부드러울 뿐만 아니라 비단결 같아 겉을 만져보면 전혀 이물감이
없이 매끄러운 촉감을 느낄 수 있다. 언뜻 보면 모과나무나 배롱나
무 수피와 비슷하게 생겼다. 모과나무나 배롱나무는 낮은 산이나
민가 주변에서만 볼 수 있고, 높은 산에는 없다. 노각나무는 높은
산에 올라야만 만날 수 있다. 수세가 넓게 퍼지는 것이 아니라 하늘
을 향해 위풍당당하게 뻗어 한 번 본 사람은 반할 수밖에 없다.

　한여름, 녹음 짙은 산속에서 순백의 큼지막하게 핀 흰 꽃과 조우
하면 그 청초한 자태에 마음의 묵은 때가 한 번에 씻어질 것 같은
착각이 든다. 가을에 담홍색으로 물드는 단풍은 울긋불긋 총천연
색 물감을 풀어 그린 수채화 같다.

　노각나무는 겉보기와 달리 묵직한 느낌이 드는데, 망치나 돌로
두들기면 통통 튀어 오를 것만 같다. 노각나무는 재질이 치밀하고

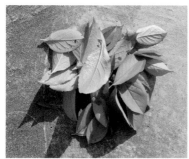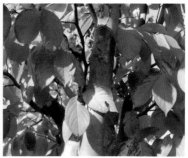

노각나무 잎

단단하며 무늬가 고와 예로부터 최고급 장식재나 가구재, 식기나 조상을 모시는 제기, 농기구로 사용해 왔다. 더군다나 전 세계적으로 몇 종밖에 없는 우리나라 특산식물*이다.

　노각나무는 차나무과의 노각나무속 여러해살이 낙엽 교목이다. 일본, 말레이시아 등 동아시아와 북아메리카 등 전 세계적으로 8종이 분포한다. 우리나라에는 노각나무 1종이 자생하는데 광양 백운산, 지리산, 소백산, 가야산, 운장산 등 해발 400~1,200m의 높은 산 능선이나 비탈에서 볼 수 있다. 인적이 많은 야산에서는 볼 수 없고, 깊은 산 맑은 물이 흐르는 계곡 옆에 자태를 숨기고 조용히 살아간다.

　노각나무는 7~15m 정도로 자라며 잎은 어긋나게 달리는데 타원

---

*특산식물(特産植物) : 특정지역에서 오랜 세월 동안 기후변화는 물론 질병에 저항하며 살아남은 식물이다. 토착식물 또는 자생식물이라고도 하는데 지리적으로 격리되고 전파나 이동능력이 약하며, 그들만의 고유 유전정보를 축적하고 있다.

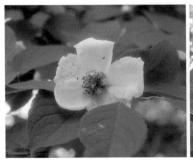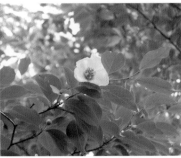

노각나무 꽃

형이고 가장자리에 톱니가 있다. 줄기는 회갈색으로 위로 뻗어 오르는데 생장하면서 수피가 얇은 조각으로 떨어지고 그 자리는 황갈색 얼룩반점이 생긴다. 6~8월에 커다란 흰 꽃이 피고 지면 9~10월에 오각뿔 모양의 열매를 맺고, 그 속에 조그만 날개 달린 갈색 씨앗이 들어 있다. 겨울눈은 긴 난형인데 흰색 털로 덮여 있다. 뿌리는 땅속으로 깊게 내린다.

노각나무는 나무껍질 모양이 사슴뿔을 닮아 녹각(鹿角)나무로 부르다가 노각나무가 되었다. 꽃이 모자 같고 목련처럼 생겨 모란(帽蘭), 줄기가 백로의 다리처럼 쭉쭉 뻗어 노각(鷺脚)나무, 수피가 비단에 수를 놓은 것 같아 금수목(錦繡木), 여름에 동백나무 꽃처럼 흰 꽃이 핀다고 하여 하동백(夏冬柏), 향이 있는 녹나무와 비슷하여 향장목(香樟木), 수피나 단풍이 비단처럼 곱다하여 비단나무, 노가지나무 등 다양한 이름으로 불린다.

중국《사천중약지》에는 노각나무에 대해 "맛은 맵고 쓰며 성질은 서늘하고 독이 없다. 근육과 힘줄을 풀고 혈액순환을 촉진시킨

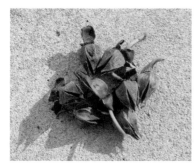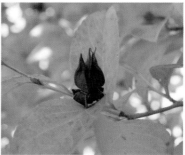

노각나무 열매

다. 풍습으로 인한 마비를 치료한다."라고 기록되어 있다. 우리나라는 노각나무를 약재로 쓰지 않아 옛 의서나 문헌에 기록되어 있지 않다.

필자는 고향 인근 장안산에 노각나무가 많이 자생하여 어렸을 때부터 가까이했고, 어르신들이 팔다리가 아프면 노각나무 가지와 줄기를 꺾어 달여 먹는 것을 많이 보고 자랐다. 이러한 인연으로 해서 성균관대학교 약학대학원 박사과정에서 노각나무의 약리활성에 관한 실험을 했다. 〈노각나무의 식물화학적 성분 및 약리활성에 관한 연구〉 논문으로 학위를 받았고, 다음과 같은 성분이 함유되어 있는 것을 확인했다.

노각나무에는 항암효과가 탁월한 스티그마스테롤(stigmasterol), 혈압강하작용을 하는 쿼르세틴(quercetin), 항염증작용을 하는 베타시토스테롤(β-sitosterol)과 타락세롤(taraxerol), 면역력을 강화시켜주는 다우코스테롤(daucosterol), 항산화작용이 우수한 하이페린(hyperin), 진통작용을 하는 알파스피나스테롤(α-spinasterol), 아로마

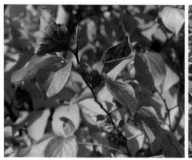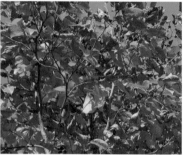

곱게 물든 노각나무(가을)

덴드린(aromadendrin), 암펠롭신(ampelopsin), 우르솔릭산(ursolic acid), 카테킨(chtechin), 켐페롤(keampferol) 및 새로운 화합물을 발견하여 스테와르티아사이드 A(stewartiaside A)로 명명한 바 있다. 노각나무는 항산화작용이 탁월하고 항암, 항염증, 진통, 혈압강하, 항인플루엔자, 항알레르기 효과가 있다.

한방에서는 노각나무 줄기껍질과 뿌리껍질[모란(帽蘭)]을 약재로 쓰고, 우리 몸의 혈액순환을 좋게 하고 뭉친 어혈을 풀어주는 활혈거어약(活血祛瘀藥)으로 분류한다. 맛은 맵고 쓰고 성질은 서늘하다. 노각나무는 줄기껍질과 뿌리껍질 외에 잎, 꽃, 줄기나 가지, 뿌리도 약재로 쓸 수 있다. 어린잎은 그대로 말려 달여 마시거나 볶아 차로 우려내어 마신다.

줄기와 가지는 가을부터 이듬해 봄에 채취해서 잘게 썰어 말려 달여 음용한다. 줄기껍질은 잘 벗겨지지 않으므로 그대로 잘라 쓰면 된다. 잎이나 줄기, 잔가지를 물에 달이면 약간 붉은 색깔의 은은한 물이 우러나온다. 꽃은 봉오리가 맺혔을 때 따서 살짝 찌거나

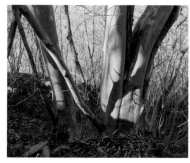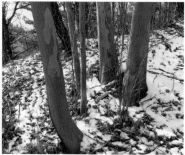

노각나무(겨울)

덖어 차로 우려내어 마셔도 되고 35도 술에 담가 음용한다. 열매는 익기 전에 따서 그대로 말려 달여 먹는다. 뿌리는 가을부터 이듬해 봄에 채취하여 껍질만 쓴다. 4~5월경에 노각나무에 구멍을 뚫으면 수액이 흘러나오는데 이것을 받아 마셔도 좋다.

노각나무는 내한성이나 공해에도 강하고 뿌리가 활착하면 적응을 잘해 전국적으로 재배가 가능하다. 최근에는 서울 도심의 가로수로 심어 놓은 것을 볼 수 있다. 어린 묘목은 음지를 좋아하나 생장하면 햇볕이 드는 반양지에서도 잘 자란다. 뿌리가 직근성이므로 토심이 깊고 배수가 잘되는 사질양토가 적지이다. 10월에 잘 익은 열매를 채종하여 1년 이상 노천 매장했다가 이듬해 봄에 파종한다.

비닐하우스에 사질토양의 두둑을 만든 다음 1~2cm 간격으로 종자를 조밀하게 파종하고, 흙을 종자 크기의 2배 정도로 덮고 손이나 삽으로 잘 다독거려 준다. 그 위에 짚을 덮어 습도가 유지되도록 해서 발아가 잘되도록 유도한다. 발아가 되면 서서히 짚은 걷어줘 새순이 견고하게 자라도록 한다. 이 시기에는 지면이 마르지 않도록 관수를 수시로 한다. 또한 낮에는 문을 활짝 열어 외부 온도와 일치하도록 환기시키고 밤에는 문을 닫아 줘야 건실한 묘목으로 자란다.

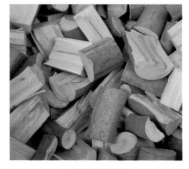

노각나무 약재

노각나무는 추위에 강한 고산식물이기 때문에 지표면이 건조하고 복사열이 심하면 생장이 저하되고 심하면 죽는다. 노각나무는 다양한 효능이 있는 약용식물로 가로수, 정원수, 관상수, 분재용으로 손색이 없다. 다만 재질이 치밀하다 보니 생장속도가 다른 식물에 비해 느리다. 노각나무 잎이나 꽃으로 차나 음료를 개발하면 좋을 것이다.

■ 노각나무로 질병 치료하기

간암, 피부암 등 암의 예방과 치료

노각나무는 항산화작용이 탁월하여 신체의 면역력을 강화시켜 암세포의 성장을 억제한다. 간암, 위암, 피부암 등의 예방과 치료에 좋다. 1일 줄기나 잔가지 30~50g을 달여 음용한다. 느릅나무뿌리 껍질로 환을 만들어 1일 3회 30~40알을 함께 복용하면 더 좋다.

풍습사(風濕邪)로 인한 사지마비나 반신불수

노각나무는 혈액순환을 활발하게 하고 막힌 경락을 뚫어 줄뿐만 아니라 경직된 근육과 힘줄을 이완시켜 준다. 풍습사로 인해 사지가 마비되었거나 반신불수에 사용하면 좋다. 1일 줄기나 잔가지 30~50g을 달여 상복한다. 1일 모과나무 열매 5~10g을 달여 함께 복용하면 더 좋다.

관절통 및 타박상

노각나무는 혈액순환을 좋게 하고 뭉친 어혈을 풀어주며 진통효과가 우수하다. 넘어지거나 다친 타박상, 관절이 쑤시고 아픈 통증, 어혈이 뭉친 데 좋다. 1일 줄기나 잔가지 30~50g을 달여 꾸준히 음용한다.

간염 등 간질환

노각나무는 간세포보호 및 항염증, 해독작용이 강해 간염, 지방간, 간경화 등 간질환에 좋다. 1일 줄기나 잔가지 30~50g을 달여 상복한다.

알코올 중독 및 숙취해소

노각나무는 다량의 카테킨(catechin) 성분이 함유되어 있어 숙취를 해소하고 주독을 풀어준다. 1일 잎 10~20g을 달여 먹거나 덖어 차로 만들어 상복한다.

소화불량 등 위장질환

노각나무는 위장기능을 강화하여 음식물의 소화를 돕는다. 조금만 먹어도 잘 체하거나 배 속에 가스가 차서 그득한 증상, 신트림이 자주 날 때, 역류성식도염, 위·십이지장궤양에 좋다. 1일 줄기나 잔가지 30~50g을 달여 상복하거나 잎을 덖어 차로 만들어 음용한다.

기타

노각나무는 피부가려움증 등 피부질환, 감기 몸살, 소변이 잘 나오지 않을 때, 얼굴이나 손발이 붓는 부종 등에 좋다.

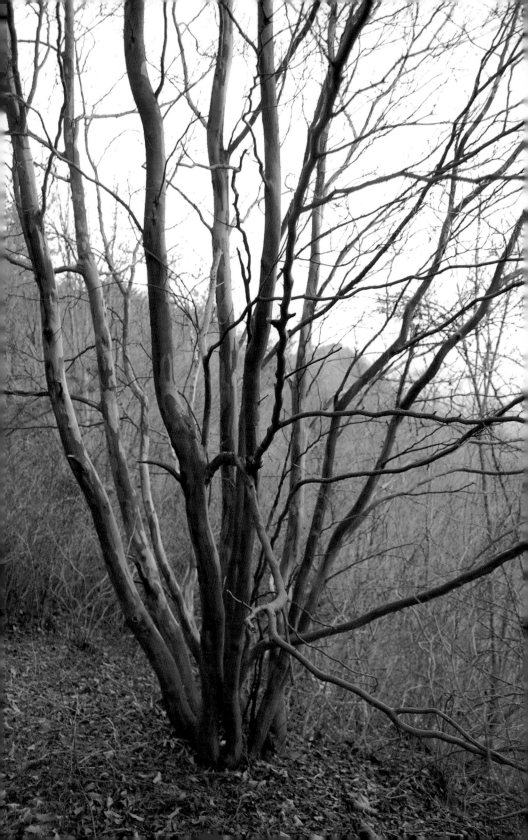

면역력을 높여 주고
항암작용이 뛰어난

바위솔 瓦松

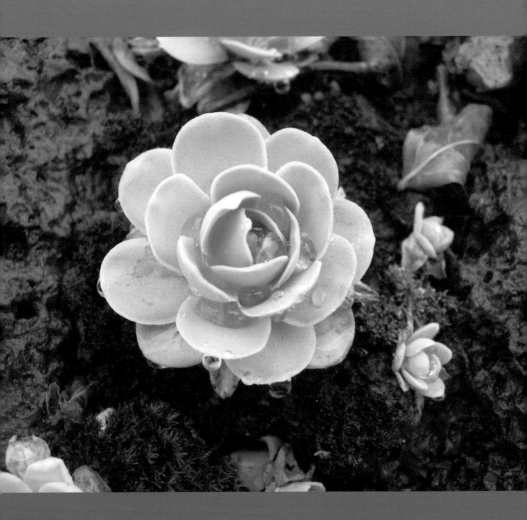

햇볕과 물은 식물이 살아가는데 가장 중요한 요소이다. 식물이 광합성을 하여 영양분을 만들려면 햇빛과 물이 필수적이기 때문이다. 식물이 햇빛을 이용하여 생명활동을 이어가고 꽃을 피우고 열매를 맺는데 없어서는 안 되는 가장 중요한 생명활동이라 하겠다. 물은 생물이 살아가는 생명력의 원천으로 물을 섭취하지 않으면 오래 버티지 못하고 죽게 된다. 이처럼 물은 사람 뿐만 아니라 지구상에 살고 있는 모든 생물에게 반드시 필요한 요소이다. 일반적인 식물은 풍성한 녹색 잎, 화려하고 아름다운 꽃, 잎을 지탱하는 단단한 줄기, 물과 영양분을 흡수하기 위해 땅속으로 뿌리를 깊게 뻗는다. 그러나 강력한 뙤약볕이 내리쬐는 바위틈, 오래된 한옥의 기왓장 틈새 등 물이 귀한 곳에 뿌리를 내리고 독특하게 살아가는 식물이 있는데 바로 바위솔이다.

바위솔은 우리 주변에서 흔히 볼 수 있는 식물의 생존 방식과 상식을 완전히 벗어난다. 외부가 뜨겁고 물이 없는 척박하고 열악한 환경임에도 때가 되면 화사하고 아름다운 꽃을 피우고, 아무리 건조해도 꿋꿋이 살아가는 강인한 생명력을 가지고 있다. 바위틈이나 기왓장은 비가 내려도 금방 증발해 버리고 직접적으로 햇볕이 닿기 때문에 항시 메마르고 건조한 곳이다.

바위솔은 물을 흡수하는 능력이 다른 식물에 비해 뛰어나서 비가 내리면 물을 최대한 많이 빨아들여 두터운 잎이나 줄기에 오랫동안 저장해 놓았다가 필요할 때 조금씩 사용한다. 잎과 줄기는 두터운 육질로 손으로 꾹 누르면 물컹물컹하다. 줄기에 붙어 있는 잎은

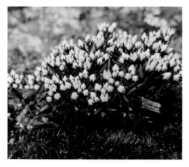
난장이바위솔

자그마한 돌탑을 쌓아 놓은 듯한 독특한 형상이다. 수분이 적고 건조한 날씨에 살아남기 위해 줄기나 잎에 많은 양의 수분을 저장하는 사막의 선인장처럼 살아가는 대표적인 다육식물이다.

바위솔은 돌나물과의 바위솔속 두해살이 다육질 초본식물이다. 바위솔속 식물은 중국, 일본 등 전 세계적으로 10여 종이 분포한다. 우리나라에는 지리산, 화학산, 설악산 등 깊은 산의 바위에 붙어사는 난장이바위솔*, 경기도 이북의 고산지대에 사는 좀바위솔, 잎이 둥근 모양인 둥근바위솔, 전국의 깊은 산이나 바닷가 돌이 많은 바위틈, 바위 위, 오래된 기와집의 기왓장에서 볼 수 있는 바위솔 등 7종이 자생한다.

바위솔은 30cm 정도로 자란다. 잎은 줄기와 뿌리에서 올라오는데 뿌리에서 나오는 잎은 땅 위에 편평하게 퍼지고, 줄기에서 나오는 잎은 잎자루가 없이 줄기에 다닥다닥 붙어 차곡차곡 포개져서 자란다. 잎은 둥그런 막대처럼 생겼는데 끝이 딱딱해져 가시처럼

*난장이바위솔 : 우리나라 각처의 높은 산 바위틈에서 자라는데 안개에서 뿜어주는 습기를 먹고 살아가는 식물이다. 키는 고작 10cm 내외이고 9월에 흰색과 연분홍색 꽃이 핀다. 습기가 없으면 연분홍색 꽃이 피다가 수분이 많아지면 흰색으로 변한다.

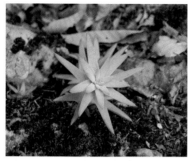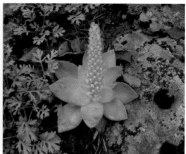

바위솔

보이나 만져보면 부드럽고 물렁물렁하다.

9월에 줄기 끝에서 흰 꽃이 벼이삭 모양으로 핀다. 마치 나지막한 촛대에 꽂은 초처럼 길쭉한 꽃대에는 흰색의 작은 꽃들이 가득 붙어 있다. 꽃이 지면 열매가 달리는데 종자가 너무 작아 손가락으로 만져보면 종자인지 흙인지 구별이 잘되지 않는다. 뿌리는 가늘고 긴 실뿌리가 길게 달린다. 바위솔은 꽃대가 올라오기 전에는 주변 바위나 식물과 흡사한 보호색을 띠고 있어 식별하기 어렵고 꽃이 피면 말라 죽어버린다.

바위솔은 바위에 붙어 자라는데 모양이 소나무 새순이나 솔방울을 닮아 붙여진 이름이다. 오래된 기와지붕 위에 자라서 와송(瓦松), 지붕에 무리지어 자라서 지붕지기, 잎이 탑을 쌓아 놓은 모습이어서 탑송(塔松) 또는 신탑(神塔) 등 다양한 이름으로 불린다.

《동의보감》에는 바위솔에 대해 "수곡리(水穀痢, 비위가 허약하여 음식이 제대로 소화되지 않고 그대로 나오는 설사병)와 혈리(血痢, 대변에 피가 섞이거나 순전히 피만 나오는 이질)를 낫게 한다."라고 기록되어 있다. 《중

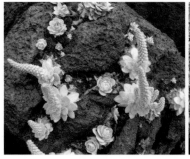 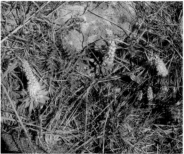

바위솔(석부작)   바위솔

약대사전》에는 "열을 내리고 해독한다. 지혈하고 습을 가라앉히는
효능이 있다. 토혈, 코피, 간염, 치질, 습진, 화상을 치료한다."라고
쓰여 있다. 《본초》에는 "오랜 기와집 위에서 나는데 멀리서 보면 소
나무와 비슷하여 와송이라고도 한다. 음력 6~7월에 캐서 말려 쓴
다."라고 적혀 있다.

　바위솔에는 사포닌(saponin), 사이토카인(cytokine), 니아신(niacin),
베타카로틴(β-carotene), 단백질, 당질, 아연, 엽산, 인, 지질, 철분, 칼
륨, 칼슘, 회분, 비타민 A. B$_1$, B$_2$, B$_6$, C, E 등의 성분이 함유되어 있다.

　바위솔은 항산화작용이 탁월하고 신체의 면역력을 높여 암세포
의 사멸을 촉진한다. 임상실험에서 강력한 항암효과가 입증된 대표
적인 식물 중의 하나이다. 우리 몸의 열을 내려 주고 해독작용을 한
다. 혈액순환을 좋게 하고 체내에 쌓인 습사를 소변으로 배출한다.

　한방에서는 바위솔의 잎과 줄기인 지상부[와송(瓦松)]를 약재로 쓰
고, 우리 몸의 열을 내려주는 청열약(淸熱藥)으로 분류한다. 맛은 시
고 쓰며 성질은 서늘하다. 우리 몸의 간장과 폐를 이롭게 하는 약재

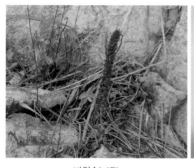
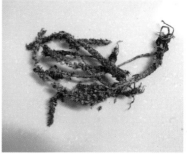

바위솔(겨울)   바위솔 약재

이다. 요즘 화원에 가면 흔히 볼 수 있는 청옥, 홍사, 화월 등 관상용의 다육식물은 약재로 쓰지 않는다.

바위솔 잎은 그냥 따서 생으로 먹으면 새콤하다. 잎과 줄기를 요구르트나 꿀과 함께 갈아 즙을 내어 먹는다. 그대로 말려 환을 지어 먹거나 설탕과 1 : 1 비율로 재어 발효액을 만들어 마신다. 35도 술에 담그면 바위솔주가 된다. 비위(脾胃)가 허하고 힘이 없는 신체허약자, 노인 등은 다량을 장복하지 않도록 유의한다.

바위솔은 전국적으로 재배하는 농가가 많다. 양지바르고 통풍이 잘되며, 실뿌리가 잘 뻗을 수 있는 사질 양토가 적지이다. 건조한 환경에 강한 식물이다 보니 지상부인 잎과 줄기는 비대하고 큰데 반해 지하부인 뿌리는 가느다란 실뿌리가 요리조리 땅속으로 뻗어 있다. 가을에 열매가 달린 꽃대를 잘라 말려 털면 작은 씨앗이 나오는데 이것을 그대로 파종한다. 종자가 미세하므로 포트보다는 조그만 상자나 중간 크기의 화분에 씨앗과 상토를 혼합하여 뿌린 뒤 복토하지 않고 그대로 꾹꾹 눌러주면 새순이 올라온다.

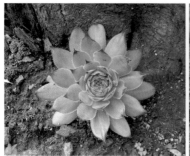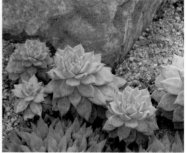

원예용 바위솔

 봄에, 2년 된 바위솔의 줄기 밑동에서 작은 새순 수십 개가 나오는데 이것을 조심스럽게 잘라 심어도 된다. 또한 개화되려고 할 때 꽃대를 잘라버리면 밑동에서 새로운 포기가 많이 생기므로 이것을 증식시켜 번식해도 된다. 바위솔은 건조한 환경에서는 잘 자라나 과습하면 잎과 줄기가 녹아서 죽어버린다. 새순이 돋아나면 물을 많이 주는 것은 지양해야 된다. 일반 식물처럼 물을 주지 않으면 말라죽을까 걱정하는 것보다 죽든지 말든지 내버려 두는 것이 좋을 정도이다.

 바위솔은 의외로 재배가 쉬운 식물이다. 일반 가정의 양지바른 곳이나 아파트 베란다, 사무실 창가에 부엽토를 섞은 사질양토에 몇 포기 심어 놓으면 1년 만에 여러 포기로 증식할 수 있다. 햇볕을 받지 못한다거나 통풍이 잘되지 않으면 줄기만 힘없이 곧장 올라오므로 수시로 창문을 열어주도록 한다.

■ 바위솔로 질병 치료하기

대장암 등 암의 예방과 치료

바위솔은 임상실험에서 대장암의 암세포 성장을 억제하고 간암세포의 사멸을 촉진하는 등 항암효과가 입증된 식물이다. 대장암, 간암, 폐암, 위암, 방광암 등 암의 예방과 치료에 좋다. 지상부를 말려 환을 지어 1일 3회 30~40알을 복용한다.

고혈압 등 혈관질환

바위솔은 혈액순환을 좋게 하고 혈관을 튼튼하게 하므로 고혈압, 고지혈증, 관상동맥경화증 등 혈관질환에 좋다. 1일 지상부 15~30g을 달여 먹거나 환을 지어 1일 3회 30~40알을 복용한다.

혈분(血分)의 열로 인한 코피 등 출혈성질환

바위솔은 혈분의 열을 식혀 혈의 순환을 촉진하고 혈액이 빠져 나가지 않도록 한다. 혈변, 혈뇨, 치질, 코피, 자궁출혈 등 출혈성질환에 좋다. 1일 지상부 15~30g을 달여 먹거나 환을 지어 1일 3회 30~40알을 상복한다.

위열(胃熱)로 인한 이질

바위솔은 위열을 식혀주고 혈과 경락이 잘 통하도록 한다. 위에 열이 쌓여 음식이 소화가 되지 않고 그대로 나오는 설사에 좋다. 1일

지상부 15~30g을 달여 먹거나 환을 지어 1일 3회 30~40알을 상복
한다.

오줌을 눌 때 열감과 함께 통증을 동반할 때

바위솔은 우리 몸의 열을 내리고 이뇨 및 진통작용이 강하다. 오
줌을 눌 때 열감과 함께 통증이 있고 잘 나오지 않을 때, 쌀뜨물이
나 우유처럼 부옇게 나오거나 잔뇨감이 있을 때 좋다. 1일 지상부
15~30g을 달여 먹거나 환을 지어 1일 3회 30~40알을 복용한다.

독충에 쏘였거나 뱀한테 물렸을 때

바위솔은 해독작용이 뛰어나 지네, 뱀, 광견에 물렸을 때나 독충에
쏘였을 때 좋다. 1일 지상부 15~30g을 달여 먹거나 환을 지어 1일
3회 30~40알을 복용한다.

기타

바위솔은 여성의 생리질환, 간염, 폐렴 등 염증성질환, 종기나 부스
럼, 화상 등에 좋다.

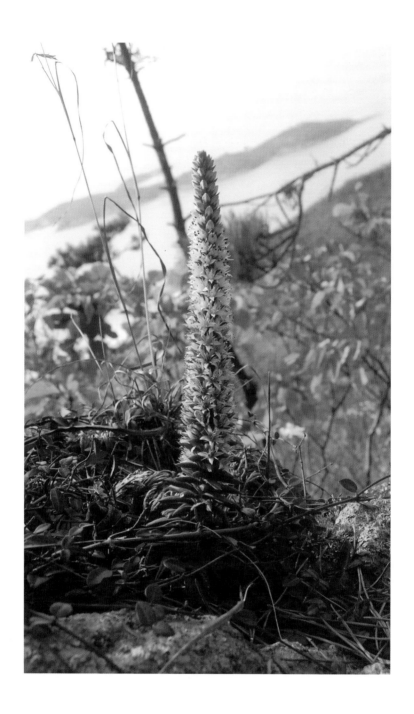

23

간신(肝腎) 기능을 자양하여
근육과 뼈를 강화해 주는

넉줄고사리 骨碎補

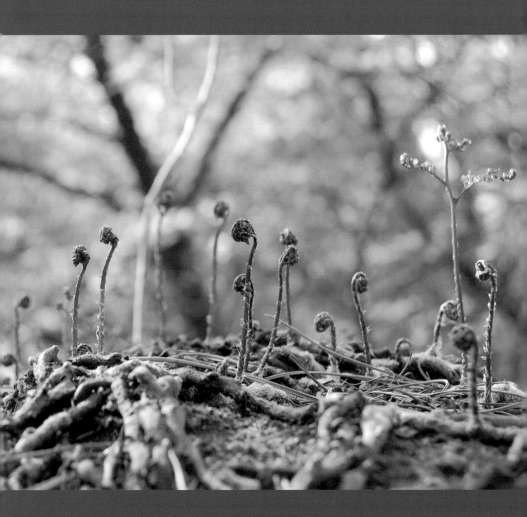

중국 후당(後唐)시대 제2대 황제였던 이사원(李嗣源, 926~933년)이 어느 날 신하들을 거느리고 사냥을 나갔다. 몰이꾼들이 사냥감을 황제와 황후가 있는 곳으로 몰고 있었다. 그런데 몰이꾼에게 놀란 표범 한 마리가 풀숲에서 황제 일행을 향해 달려들었다. 황후가 탄 말이 놀라서 앞발을 하늘로 높이 치켜들자 황후는 순식간에 몸의 중심을 잃고 말에서 떨어져 버렸다. 황후의 발목뼈가 부러져 상처 부위가 퉁퉁 부어오르고 통증까지 심해 황후는 몹시 고통스러워했다.

이날은 어의도 동행하지 않은 데다 황궁까지 되돌아가려면 며칠이 걸려 모두들 안절부절못하고 있었다. 그때 신하 한 명이 바위에 다닥다닥 붙어 있는 식물을 뜯어 짓이겨 황후의 부러진 다리에 붙이자 얼마 되지 않아 통증이 서서히 가시면서 부기도 빠지기 시작했다. 황후는 그 식물을 가지고 황궁으로 돌아와 환부에 붙이고 달여 마셨더니 부러진 발목뼈가 원래대로 아물어 버렸다.

이사원이 신하에게 황후를 치료한 식물이 무엇이냐고 묻자 신하는 선조들로부터 뼈가 부러졌을 때 효험이 좋다는 이야기만 들었지 식물 이름은 알지 못한다고 했다. 그러자 이사원은 부러진 뼈를 튼튼하게 이어주는 식물이니 앞으로 골쇄보(骨碎補)라고 부르도록 명했다고 한다. 이 일화에 등장하는 골쇄보는 고란초과 곡궐(槲蕨) 뿌리를 지칭한다. 곡궐은 중국 등지에만 자생하고 우리나라에는 없기 때문에 넉줄고사리를 골쇄보 대용품으로 활용한다.

넉줄고사리는 넉줄고사리과의 여러해살이 양치식물로 열대에서

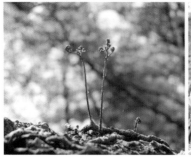
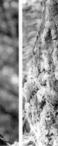

| 넉줄고사리 어린잎 | 나무에 붙어 자라는 넉줄고사리 |

온대에 이르기까지 100여 종이 분포한다. 우리나라에는 넉줄고사리 1종만 자생한다. 전국 산야의 습도가 높고 그늘진 바위나 나무껍질에 붙어 자란다. 20~40cm 정도로 자라고 봄에 올라오는 어린잎은 고사리처럼 동그랗게 말려 있다.

뿌리줄기는 바위나 나무에 딱 붙어 길게 뻗어 나가는데 마디가 있다. 마디에는 뾰족한 돌기가 달려 있고, 겉에는 비늘 조각에 갈색 또는 회갈색의 솜 같은 털이 빽빽이 달려 있다. 처음 뻗는 뿌리줄기를 보면 털이 복슬복슬하게 달린 강아지발이나 작은 녹용을 잘라 놓은 것처럼 보인다.

넉줄고사리는 뿌리줄기가 바위나 나무를 타고 생장하는 형태가 부정한 영혼을 막는 사당의 금줄(생명선)을 닮았다 하여 넋줄로 부르다가 넉줄로 변했고, 고사리과 식물이기 때문에 넉줄고사리로 부르게 된 것이다. 뿌리줄기가 바위에 붙어 자라고 털이 많은데 생강처럼 생겨 석모강(石毛薑), 뿌리줄기가 원숭이처럼 털이 많고 생강같다 하여 호강(猴薑) 또는 호손강(猢猻薑), 주로 참나무에 붙어 자

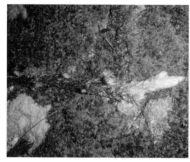
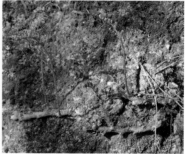

넉줄고사리 뿌리줄기   넉줄고사리

라는 고사리라 하여 곡궐(槲蕨), 바위에 붙은 암자처럼 보이는 풀이라 해서 석암려(石庵藘) 등 다양한 이름으로 불린다.

《동의보감》에는 넉줄고사리에 대해 "어혈을 풀어주고 피를 멎게 한다. 부러진 뼈를 이어지게 하고 악창이 썩어 들어가는 것을 낫게 하며 충(蟲)을 죽인다."라고 기록되어 있다. 《본초강목》에는 "치아가 아프고 흔들리면서 피가 나오는 것을 치료한다. 골쇄보 80g을 검게 볶아 가루 내어 양치질을 하거나 잇몸을 문지른 다음 뱉어버린다."라고 기술되어 있다.

넉줄고사리에는 알칼린 포스파타제(alkaline phosphatase), 프롤릴하이드록실라아제(prolylhydroxylase), 나린진(naringin), 다발릭산(davallic acid 골쇄보산), 플라보노이드(flavonoid), 전분, 포도당 등의 성분이 함유되어 있다. 넉줄고사리는 조골세포의 증식을 촉진하고 파골세포의 세포사멸을 유도한다. 치조골의 골밀도 감소 속도를 늦추어 주고 골다공증을 예방한다. 신장과 간장을 자양하여 근육과 뼈를 튼튼하게 한다. 뭉친 어혈을 풀어주고 통증을 완화한다.

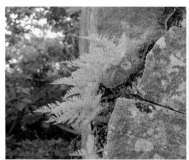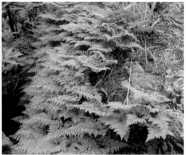

바위에 붙어 자라는 넉줄고사리

한방에서는 넉줄고사리 뿌리줄기[골쇄보(骨碎補)]를 약재로 쓰고, 우리 몸의 부족한 것을 보태주고 자양하는 보익약(補益藥) 중 양기를 보충해 주는 보양약(補陽藥)으로 분류한다. 맛은 쓰고 성질은 따뜻하다. 우리 몸의 신장과 간장을 이롭게 하는 약재이다. 넉줄고사리는 뿌리만을 약재로 쓰는데 반드시 겉에 있는 솜털과 겉껍질을 벗겨 써야 한다.

넉줄고사리의 솜털과 겉껍질을 벗기기 위해 한방에서는 사탕법(沙燙法)이라는 포제법(炮製法)을 쓴다. 가을부터 이듬해 봄까지 뿌리줄기를 채취하여 나뭇가지나 흙 등 이물질을 제거한 뒤 10cm 정도로 잘라 건조시킨다. 겉이 반질반질한 강모래를 솥에 넣고 센 불로 가열을 한다. 강모래가 달구어지면 식용유나 들기름을 한 숟가락을 부어 윤기가 나도록 한다. 그런 다음 건조한 넉줄고사리를 넣고 주걱으로 잘 휘저어주면 뜨겁게 달구어진 강모래에 의해 솜털이 타면서 겉껍질은 열을 받아 부드러워진다.

넉줄고사리 겉면이 초황색이 되고 약간 부풀어 오르면 꺼내 장갑을 끼고 비벼서 털과 겉껍질을 제거한다. 완성된 넉줄고사리는 옅은 황색 또는 녹색을 띤다. 이렇게 포제한 넉줄고사리를 사초골쇄보(沙炒骨碎補)라고 한다. 넉줄고사리를 건조하지 않고 생것을 사용해도 된다.

토치램프를 이용하여 손쉽게 솜털과 겉껍질을 제거할 수도 있다. 넉줄고사리 뿌리를 채취하여 이물질을 제거한 뒤 토치램프로 겉에 있는 융모를 태운다. 융모가 타서 재로 변하면 시멘트 바닥이나 빨래판 등에 올려 놓고 비벼 겉껍질이 벗겨지도록 한다. 완벽하게 벗겨지지 않으면 다시 한 번 불로 지져서 남아 있는 겉껍질을 벗긴다. 초록색의 속심이 깨끗하게 보이면 말려 쓴다.

솜털과 겉껍질을 제거한 넉줄고사리는 물에 달여 먹는데 면포에 넣어 끓여 마신다. 35도 술에 담가 음용하거나 설탕과 1 : 1 비율로 재어 발효액을 만들어 복용한다. 넉줄고사리를 끓이면 빨갛게 우러나오는데 찌개, 국, 라면을 끓일 때 물 대신 사용하면 좋다.

넉줄고사리는 뼈질환에 좋은 약용식물로 우리나라 전역에서 재배할 수 있다. 직사광선이나 햇볕이 덜 드는 반 그늘진 곳으로 습도가 높고 배수가 잘되며 부엽질이 풍부한 양토가 적지이다. 가을부터 이듬해 봄까지 뿌리줄기에 돌출된 마디를 3~5cm 정도로 잘라 흙에 반절만 묻어주면 뿌리가 활착하면서 새순이 올라온다. 골쇄보는 건조에 약하므로 뿌리나누기를 하고 난 다음에는 물을 수시로 뿌려준다. 넉줄고사리는 약용가치가 뛰어난 식물일 뿐만 아니라 일반 가정이나 사무실에서도 화분에 심어 가꾸어도 손색이 없다.

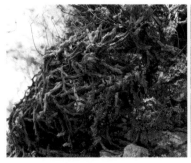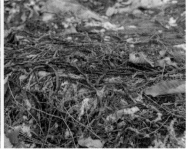

넉줄고사리(가을)   넉줄고사리(겨울)

■넉줄고사리로 질병 치료하기

골다공증 등 뼈질환

넉줄고사리는 간장과 신장을 보(補)해 근육과 뼈를 튼튼하게 한다.
한방에서 간(肝)은 근육(筋)을, 신(腎)은 골(骨)을 주관한다고 본다.
간이 튼튼하면 근육이, 신장이 건강하면 뼈가 강해지는 것이다. 넉
줄고사리는 조골세포의 생성을 촉진하고 치조골의 골밀도 감소를
억제한다.

　넉줄고사리는 근골을 강건하게 하고 끊어진 근골을 붙여주는 효
능이 탁월하며 뭉친 어혈을 풀어준다. 넘어지거나 부딪혀서 생긴
타박상, 외부 상처가 없이 인대나 근육이 늘어났거나 끊어진 질환,
뼈가 금이 가거나 부러졌을 때, 골다공증 등 여러 가지 뼈질환에
좋다. 1일 뿌리줄기 3~15g을 달여 먹거나 발효액을 꾸준히 음용
한다.

신허(腎虛 신장의 정기부족)로 생긴 요통과 치통

넉줄고사리는 신장의 기능을 강화하고 양기가 위로 떠오르는 것을 수렴하는 효능이 있기 때문에 신장 기능 허약으로 생긴 요통이나 치통*에 좋다. 1일 뿌리줄기 3~15g을 달여 복용한다. 허화치통(虛火齒痛)에는 사초골쇄보(沙炒骨碎補) 끓인 물로 양치질을 하고 가루 내어 잇몸을 문지른다.

정혈(精血)부족으로 탈모*가 진행될 때

넉줄고사리는 신장의 정기를 보(補)해 우리 몸의 정혈[(精血, 인체 생명 활동을 유지하는 정(精)과 혈(血)]을 자양해 준다. 신체허약, 피로누적, 과도한 스트레스 등으로 정혈이 부족하여 머리카락이 빠질 때 좋다. 1일 뿌리줄기 3~15g을 달여 복용한다.

고혈압, 고지혈증 등 혈관질환

넉줄고사리는 혈액 속의 찌꺼기인 혈전을 분해하는 효능이 있어

＊치통은 실화(實火)와 허화(虛火) 두 가지가 있다. 실화치통은 갑자기 발생한 치통으로 통증이 무척 심하다. 허화치통은 오래된 치통으로 통증이 심하지 않지만 이빨이 흔들리는 것이다.

＊손쉬운 탈모 자가 진단법 : 성인의 머리카락은 10만 개 정도 된다. 정상적인 경우 목욕, 빗질 등에 의해 1일 50~60개가 탈락하고 새로운 모발이 생기는데 100개 이상 빠지면 탈모이다. 손으로 머리카락 30~50개를 움켜쥐고 5~10회 정도 부드럽게 당겼을 때 1~2개 정도 빠지면 정상이나 3개 이상 빠지면 탈모가 진행되고 있다는 신호이다.

고혈압, 고지혈증, 동맥경화증 등 혈관질환에 좋다. 1일 뿌리줄기 3~15g을 달여 먹거나 발효액을 꾸준히 음용한다.

오래된 설사 및 이명
넉줄고사리는 신기(腎氣)를 보태고 따뜻하게 하는 효능이 탁월하여 신장 기능 허약으로 생긴 오래된 설사나 이명에 좋다. 1일 뿌리줄기 3~15g을 달여 먹거나 발효액을 상복한다.

티눈 제거
넉줄고사리는 티눈을 제거하는데도 쓸 수 있다. 뿌리줄기를 가루 내어 95도 알코올에 버무려 15일 정도 환부에 붙이면 티눈이 없어진다.

기타
넉줄고사리는 시력감퇴, 종기나 부스럼, 기생충 제거, 신장염 등 염증성질환 등에 좋다.

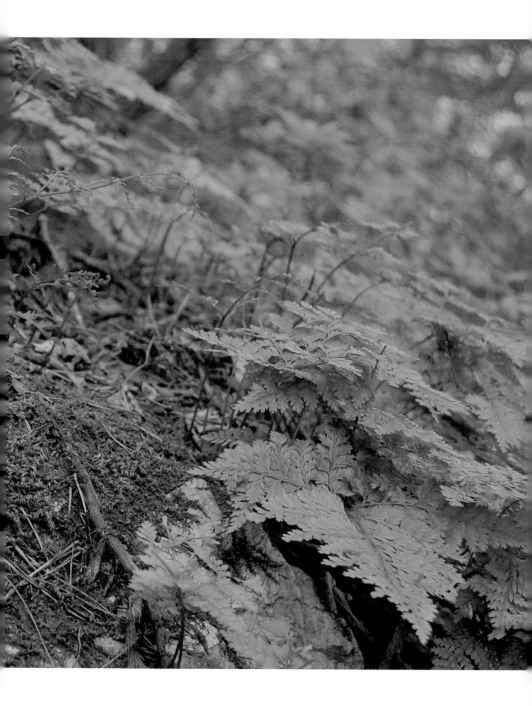

24

부러진 뼈를 신속하게 붙여 주는

딱총나무 接骨木

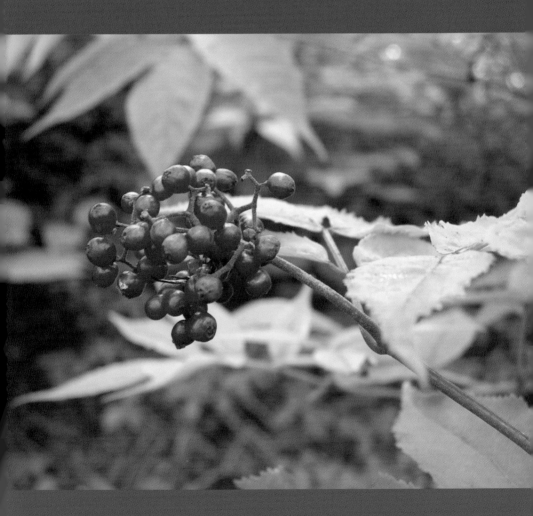

옛날 그리스에 요정들이 사는 나라와 악마들이 사는 나라가 있었다. 요정의 나라에는 얼굴이 곱고 아리따운 공주가, 악마의 나라에는 욕심 많고 심술궂은 왕자가 살고 있었다. 그러던 어느 날 악마나라 왕자가 부하들을 데리고 요정나라를 쳐들어와 닥치는 대로 부수고 빼앗자 고요한 숲속의 요정나라는 큰 소동이 벌어진다. 왕자는 행패를 부리다가 공주를 발견했는데 첫눈에 반해 공주를 악마나라로 데리고 가려 했다. 이 소식을 접한 공주 오빠는 왕자와 결투를 벌여 왕자는 죽고 부하들은 도망을 간다.

얼마 후 악마나라에서 왕자의 죽음에 대한 복수를 위해 대규모 군사를 이끌고 쳐들어오자 공주 오빠는 적들과 치열한 전투를 벌였지만 역부족이었다. 급한 나머지 마구간에 놓여 있는 말 오줌통을 집어던졌는데 말 오줌을 뒤집어쓴 악마나라 군사들이 힘을 쓰지 못하고 쓰러져 버렸다. 하지만 공주 오빠는 적장의 화살에 맞아 사망을 하고 만다. 요정나라 군사들은 공주 오빠의 복수를 위해 총공격을 감행하여 전쟁을 승리로 이끌었고 공주 오빠를 양지바른 곳에 고이 묻어 주었다. 이듬해 무덤 주변에서 말 오줌 냄새가 진하게 나는 한 식물이 자라났다. 이 일화에 등장하는 식물이 바로 딱총나무이다.

중국이나 유럽에서는 유행병이 돌 때 딱총나무 가지나 줄기를 집안에 걸어 둔다거나 나무인형을 만들어 길거리에 세워 병을 막는 풍습이 있었다. 일본에서는 딱총나무의 역한 냄새가 악귀를 물리친다고 해서 집 안 정원수로 심었다. 러시아에서는 딱총나무로 인

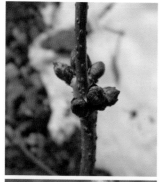
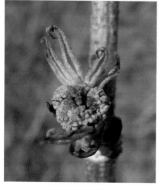
딱총나무 겨울눈

형부적을 만들어 어린이 옷깃이나 허리띠에 달아주면 악귀가 범접을 못한다고 믿었다.

딱총나무는 인동과의 딱총나무속 여러해살이 낙엽 관목으로 중국, 일본, 러시아 등 전 세계에 20여 종이 분포한다. 우리나라에는 말오줌대나무, 지렁쿠나무, 덧나무, 딱총나무 등 10여 종이 자생한다. 해발 100~1,600m의 산기슭, 계곡, 능선 등지에서 볼 수 있다. 2~3m 정도로 자란다. 잎은 줄기에 마주나고 끝이 뾰족하며 가장자리에 톱니가 있다.

이른 봄 다른 식물이 싹을 틔우기 전에 먼저 새순을 내민다. 줄기는 곧게 자라는데 잘라 보면 스펀지 같은 속심이 들어 있다. 5월에 황백색 꽃이 피고 지면 7~9월에 짙은 적색의 열매가 뭉쳐 공처럼 달리는데 멀리서 보아도 쉽게 식별할 수 있다. 뿌리는 땅속으로 깊게 뻗어 내린다.

딱총나무는 줄기 속의 말랑말랑한 심을 파내고 장난감 딱총을 만들어 사용했기 때문에 붙여진 이름이다. 잎과 줄기에서 말 오줌 냄새가 난다고 하여 말오줌나무, 넘어지거나 다쳐 뼈가 부러졌을 때

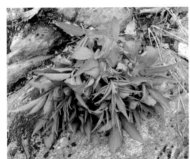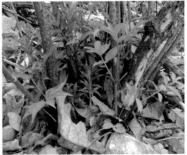

딱총나무 잎

이 나무를 끓여 먹으면 뼈가 잘 붙어 접골목(接骨木), 잎을 나물로 무치면 구수한 향이 나 꾸순대나물, 고려접골목, 당접골목, 청딱총나무 등 다양한 이름으로 불린다.

《동의보감》에는 딱총나무에 대해 "몸에 두드러기가 돋고 가려운 것, 와창(䘌瘡, 손가락이나 발가락 사이에 뾰루지가 나서 몹시 가렵고 아픈 질환), 문둥병, 풍비(風痹, 몸과 팔다리가 마비되고 감각 이상과 동작이 부자연스런 질환)를 낫게 한다."라고 기록되어 있다. 《중약대사전》에는 "풍사를 몰아내고 습을 배출시키며 혈액순환을 촉진시키고 통증을 완화시키는 효능이 있다. 풍습에 의한 근골 동통, 요통, 산후 빈혈, 타박상에 의한 부종, 골절, 창상(創傷)출혈을 치료한다."라고 쓰여 있다.

딱총나무에는 베투린(betulin), 세일알코올(cerylalcohol), 에멀신(emulsin), 올레아놀산(oleanolic acid), 알파아미린(α-amyrin), 우르솔릭산(ursolic acid), 베타시토스테롤(β-sitosterol), 캄페스테롤(campesterol), 스티그마스테롤(stigmasterol), 바닐린(vanillin), 탄닌(tannin), 콜린(choline), 수지, 당류 등의 성분이 함유되어 있다.

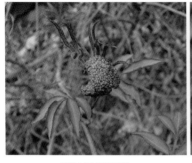
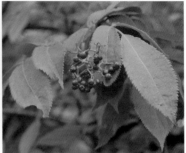

딱총나무 꽃봉오리　　　　　　　　딱총나무 열매

　딱총나무는 조골세포를 활성화하고 파골세포의 생성을 억제한다. 뼈의 골수를 보충하고 골밀도를 높여 부러진 뼈의 접합을 촉진한다. 혈액순환을 활발하게 하고 통증을 완화한다. 체내의 풍사를 제거하고 습사를 소변으로 배출한다.

　한방에서는 딱총나무 줄기와 잔가지[접골목(接骨木)]를 약재로 쓰고, 우리 몸의 풍사(風邪)와 습사(濕邪)를 제거해 주는 거풍습약(祛風濕藥)으로 분류한다. 맛은 달고 쓰며 성질은 평하다. 딱총나무는 줄기와 잔가지 외에 잎, 꽃, 열매, 뿌리도 약재로 쓸 수 있다. 이른 봄 새순을 따서 끓는 물에 살짝 데쳐 찬물에 하루 정도 충분히 우려낸 다음 갖은 양념을 넣고 무쳐 나물로 만들어 먹는다. 국에 넣어 먹거나 나물밥을 해서 먹어도 된다. 잎을 데쳐서 오랫동안 우려내지 않으면 속이 메스껍다거나 구토, 설사를 일으킬 수 있다. 꽃은 봉오리가 맺혔을 때 따서 그대로 말리거나 쪄서 달여 음용한다.

　묵은 줄기와 잔가지는 약재로 쓰지 않고 그해 자란 햇가지와 줄기를 잘라 달여 먹는다. 뿌리는 가을부터 이듬해 봄까지 채취하여

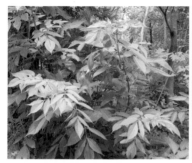
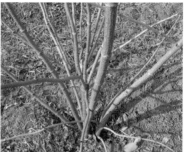

딱총나무(여름)   딱총나무(겨울)

잘게 썰어 말려 달여 마신다. 열매는 빨갛게 익었을 때 따서 35도 술에 담가 3개월간 숙성시킨 뒤 마신다. 뼈의 접합작용이 탁월하기 때문에 팔, 다리 골절상에는 줄기나 가지를 끓여 먹고 줄기나 뿌리 껍질을 말려 가루 내어 식초와 달걀 흰자위 또는 밀가루로 반죽을 하여 환부에 붙인다. 두드러기나 아토피 등 피부가려움증에는 줄기나 가지를 진하게 끓여 욕조에 부은 다음 입욕을 한다. 딱총나무는 줄기나 가지에서 말오줌 냄새가 나지만 끓이거나 술에 담그면 냄새가 거의 나지 않는다. 활혈작용이 강하므로 임산부는 복용하지 않도록 유의한다.

　딱총나무는 내한성이 강하고 환경이나 토양을 가리지 않아 전국적으로 재배가 가능하다. 햇볕이 잘 드는 양지바른 곳으로 배수가 잘되고 부식질 함량이 풍부한 양토가 적지이다. 가을에 잘 익은 열매를 따서 노천 매장했다가 이듬해 4월 파종하는데 발아율이 저조하다. 가을부터 이듬해 봄에 뿌리를 15~20cm 정도로 잘라 심으면 새순이 올라온다. 뿌리가 달려 있는 지하부와 줄기가 있는 지상부를 같이 잘라 심어도 된다.

딱총나무는 몇 년이 지나면 원줄기 옆에서 작은 줄기가 많이 나와 무성하게 자라므로 집의 경계면, 울타리, 정원의 뒤쪽 등 장소를 적절히 선택해서 심는다. 딱총나무는 생명력이 강

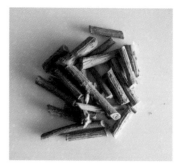

딱총나무 약재

해 어디든 잘 적응을 하고, 한 여름에 빨간 열매가 달려 있는 모습이 풍성하고 아름답기 때문에 조경수나 관상수, 정원수, 공원수로 가치가 높다.

■ 딱총나무로 질병 치료하기

뼈가 부러졌거나 금이 갔을 때

딱총나무는 뼈의 조골세포 생성을 활성화하여 뼈가 부러졌거나 금이 갔을 때 접합을 촉진하므로 골절상, 타박상, 골다공증, 요통에 좋다. 1일 줄기나 가지, 뿌리 20~40g을 달여 상복한다. 손발을 삐어 붓고 아픈 통증에는 줄기를 진하게 달인 물과 뿌리를 말려 가루 낸 것을 섞어 환부에 붙인다. 1일 호랑가시나무

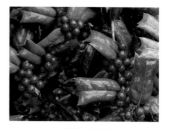

호랑가시나무

잎, 줄기, 뿌리 20~40g을 달여 함께 복용하면 더 좋다.

풍습사(風濕邪)로 인한 풍습성관절염과 요통

딱총나무는 우리 몸의 풍사를 제거하고 습사를 소변으로 배출하는
작용이 강하다. 풍습사로 인해 비가 온다거나 날씨가 습하면 관절
이 쑤시고 아픈 풍습성관절염, 류머티즘관절염에 좋다. 1일 줄기나
가지, 뿌리 20~40g을 달여 음용한다.

땀띠, 두드러기 등 피부질환

딱총나무는 혈액순환을 좋게 하고 해독작용을 하므로 한여름 땀을
많이 흘려 생긴 땀띠, 음식이나 약을 잘못 먹어 생긴 두드러기, 옻
이 올랐을 때 좋다. 1일 줄기나 가지, 뿌리 20~40g을 달여 음용하
고, 잎이나 줄기, 가지나 뿌리를 진하게 달인 물을 욕조에 붓고 입
욕을 한다.

얼굴이나 손발이 붓는 부종 또는 소변불통

딱총나무는 체내의 습사를 소변으로 배출하여 얼굴이나 손발이
붓는 부종, 소변이 방울방울 떨어진
다거나 잔뇨감이 있을 때 좋다. 1일
줄기나 가지, 뿌리 20~40g(꽃은 1일
3~11g)을 달여 음용한다. 1일 옥수수
수염 10~30g을 달여 먹으면 더 좋다.

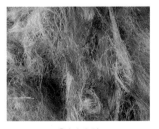

옥수수염

물이나 불에 데어 화상을 입었을 때

딱총나무는 물이나 불에 데어 화상을 입었을 때도 쓸 수 있다. 잎과 뿌리껍질을 말려 가루 내어 참기름에 개어 환부에 바른다.

창상출혈 등 출혈성질환

딱총나무는 뭉친 어혈을 풀어주고 지혈작용이 우수하다. 칼 등 날이 예리한 연장에 의해 다쳐 출혈이 지속될 때 좋다. 1일 줄기나 가지, 뿌리 20~40g을 달여 음용한다.

기타

딱총나무는 황달, 종기나 부스럼, 여성의 산후 빈혈, 이질, 어린이 야뇨증 등에 좋다.

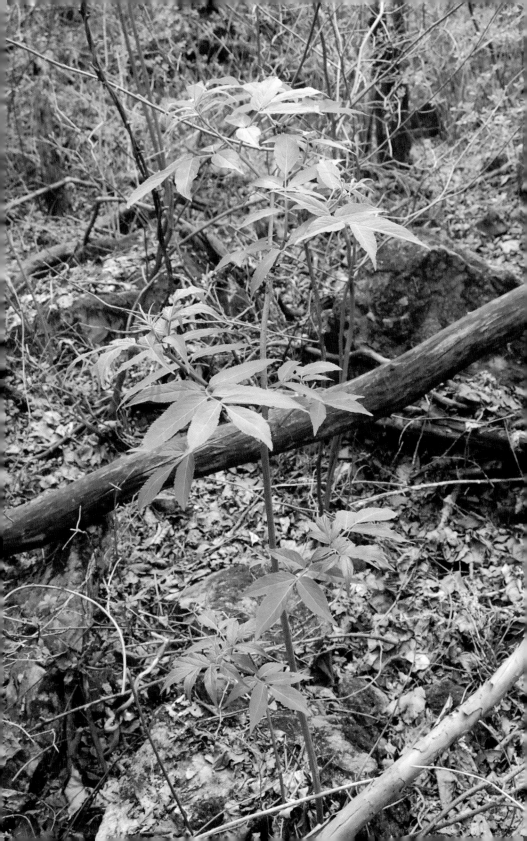

근골을 강화하고
혈액순환을 좋게 하는

골담초 金雀根

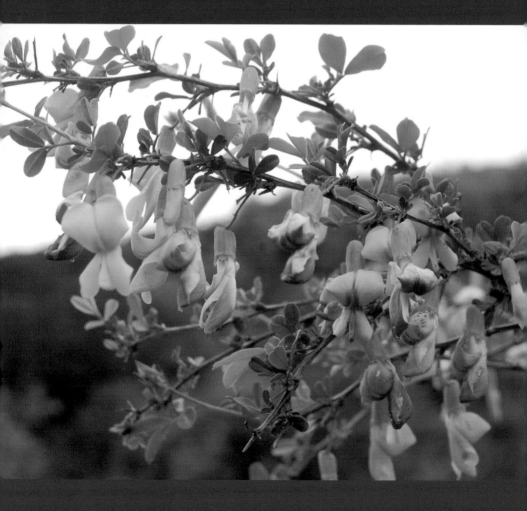

조선 영조 27년(1751년) 실학자 이중환(李重煥)의《택리지(擇里志)》(현지답사를 기초로 저술한 우리나라 지리서)에 수록되어 있는 골담초와 관련한 일화를 소개한다. 통일신라시대 의상대사가 불법을 깨우치기 위해 인도로 떠나기 전에, 자신이 거처하던 곳(영주 부석사 조사당)의 처마 밑에 평소 지니고 다녔던 지팡이를 땅에 꽂으면서 "앞으로 이 지팡이에서 잎이 돋아나고 가지가 자랄 것이다. 이 나무가 말라죽지 않으면 나도 죽지 않은 것이다."라는 말을 남겼다고 한다. 의상대사가 떠난 뒤에 지팡이에서 가지와 잎이 돋아났는데, 오랜 세월이 지난 지금까지 생장한다고 한다.

조선 광해군 때 경남감사가 이 나무를 탐내 선인이었던 의상대사가 짚던 것이니만큼 나도 지팡이를 만들어 갖고 싶다면서 일부를 잘라 갔는데, 이 경남감사는 인조 때 역적으로 몰려 참형을 당했다고 한다. 이 나무는 지금도 의상대사가 창건한 영주 부석사 조사당 옆 처마 밑에서 자라고 있는데 이 식물이 바로 골담초다. 부석사 골담초 뿌리를 달여 마시면 아이를 가질 수 있다는 소문이 돌아 수난을 당하자 1957년부터 철조망으로 둘러 보호 중이다.

만물이 소생하고 꽃을 활짝 피우는 5월, 시골길을 가다가 담장 너머로 수백 개의 황적색 꽃이 피어 있는 골담초를 보면 나도 모르게 꽃을 따서 입으로 가져가게 된다. 시골에서 자란 사람은 약간 시고 달짝지근한 골담초 꽃 맛을 기억하고 있을 것이다. 골담초 꽃이 만발할 때는 마치 참새 수백 마리가 가지에 매달려 있는 모습을 연출하는데 장관이다.

골담초는 콩과의 골담
초속 여러해살이 관목으
로 중국, 일본 등 전 세
계적으로 20여 종이 분
포한다. 우리나라에는
중부 이남의 산지와 마
을 부근에서 볼 수 있는

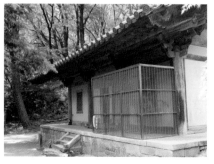

철조망으로 보호 중인 영주 부석사 조사당 앞의 골담초

데, 작은 잎이 많이 달리는 좀골담초와 골담초 등 2종이 자생한다.
1~2m 정도로 자란다. 잎은 타원형으로 마주나고 반질반질한 광택
이 난다. 줄기는 곧게 서는데 날카롭고 예리한 가시가 많이 달린다.
5월에 황적색의 꽃이 피고 지면 8~10월에 열매가 달린다. 뿌리는
직근성으로 땅속 깊이 뻗는다.

골담초라는 말은 뼈[골(骨)]를 이롭게[담(擔)]하는데 잎과 줄기가
올라올 때 풀[초(草)]처럼 생겨 나무임에도 골담초(骨擔草)라고 부른
다. 뼈를 튼튼하게 하고 가래를 없애준다고 해서 골담초(骨痰草), 참
새 모양의 노란 꽃이 핀다고 해서 금작화(金雀花), 뿌리의 목심이 흰
색이고 뿌리껍질을 약재로 써 백심피(白心皮), 노란 꽃이 병아리를
닮아 금계아(金鷄兒), 땅속 뿌리가 황기와 비슷하여 토황기(土黃芪)
또는 야황기(野黃芪), 꽃봉오리가 도끼처럼 생겨 부두화(斧頭花), 활
짝 핀 꽃이 하늘을 나는 봉황새를 닮아 비래봉(飛來鳳), 판삼(板參),
양작화근(陽雀花根) 등 다양한 이름으로 불린다.

《중약대사전》에는 골담초에 대해 "맛은 쓰고 매우며 성질은 평하

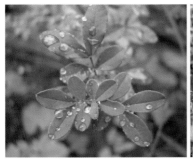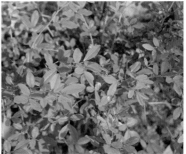

골담초 잎

다. 몸이 쇠약해서 나는 열, 기침, 고혈압, 여성의 백대하와 자궁출혈, 류머티즘관절염, 타박상을 치료한다."라고 기록되어 있다. 《본초강목습유》에는 "근골을 따뜻하게 하고 류머티즘을 치료하며 혈액순환을 좋게 한다."라고 쓰여 있다.

골담초에는 칼로파낙스사포닌 F(kalopanax saponin F), 치쿠세쓔사포닌 IV(chikusetsu saponin IV), 피토에스트로겐(phytoestrogens), 알파비니페린(α-viniferin), 코보페놀 A(kobophenol A), 플라보노이드(flavonoid), 베타시토스테롤(β-sitosterol), 알칼로이드(alkaloid), 전분 등의 성분이 함유되어 있다.

골담초는 폐를 맑게 하고 비장을 튼튼하게 한다. 혈액순환을 좋게 하여 혈압을 떨어뜨린다. 경락을 잘 통하게 하고 근육과 뼈를 자양한다. 우리 몸의 풍사(風邪)와 습열(濕熱)을 제거하고 해독작용을 한다. 기침을 멈추고 가래를 삭이며 숨이 찬 것을 막아준다.

한방에서는 골담초 꽃[금작화(金雀花)]과 뿌리 또는 뿌리껍질[금작근(金雀根)]을 약재로 쓰고, 기침과 가래를 삭이고 숨이 차는 것을 없

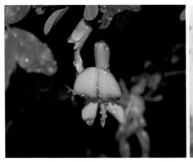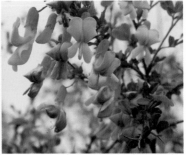

골담초 꽃

애주는 화담지해평천약(化痰止咳平喘藥)으로 분류한다. 금작근은 맛이 쓰고 매우며 성질은 평하다(금작화는 맛이 달고 성질은 따뜻하다). 우리 몸의 폐와 비장을 이롭게 하는 약재이다.

골담초는 꽃과 뿌리, 뿌리껍질 외에 잎과 줄기도 약재로 쓸 수 있다. 어린잎과 줄기는 잘게 썰어 말려 물에 달여 먹으면 되는데 줄기에 뾰족한 가시가 많기 때문에 채취할 때 조심한다. 꽃은 생으로 먹으면 약간 새콤하고 달다. 꽃은 덖어서 차로 마셔도 되고 말려 물에 달여 먹거나 가루 내어 환을 지어 먹는다.

옛날에는 꽃을 쌀가루와 섞어 시루떡을 해 먹기도 했다. 밥을 지을 때 또는 샐러드에 생으로 올려놓아도 된다. 껍질을 벗길 수 없는 가는 뿌리는 가을부터 이듬해 봄까지 채취해서 잘게 썰어 말려 물에 달여 먹는다. 굵은 뿌리는 겉껍질을 벗겨 말려 달여 마시거나 식혜, 조청을 만들어 복용한다. 35도 술에 담가 3개월이 지나면 건져낸다. 닭이나 오리, 돼지고기를 삶을 때 꽃이나 뿌리껍질을 넣으면 비린내가 나지 않는다. 골담초 뿌리나 뿌리껍질을 다량으로 장복

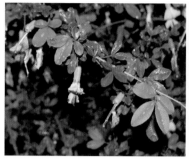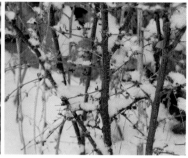

골담초(봄)　　　　　　　　　　골담초(겨울)

하게 되면 어지럼증 등의 부작용이 발생할 수 있으나 복용을 중단
하면 회복된다.

　골담초는 내한성이 강하고 토지나 기후를 가리지 않아 전국에서
재배가 가능하다. 햇볕이 잘 드는 양지바른 곳으로 토심이 깊고 배
수가 잘되는 부식질이 풍부한 사질 양토가 적지이다. 골담초 꽃은
수없이 많이 피고 9월에 콩꼬투리 모양의 열매가 달리지만 종자가
완벽하게 형성되지 않아 열매를 채취하기가 쉽지 않다. 뿌리나누
기로 번식을 하는데, 가을부터 이듬해 봄에 뿌리를 15~30cm 간격
으로 잘라 심으면 발근이 되면서 새순이 올라온다. 뿌리의 굵기에
따라 올라오는 줄기도 비례하므로 가능한 굵은 뿌리를 잘라 심으
면 된다.

　골담초는 생장속도가 빨라 2~3년 내에 줄기가 1m 이상 자라고,
원줄기에서 곁가지가 많이 나오며 뾰족한 가시가 무수히 달려 있
다. 꽃이나 뿌리를 채취할 때 손이나 발 등 신체에 상처를 입기 쉬
워서 처음부터 재식거리와 정식 장소를 잘 선택해서 심어야 한다.

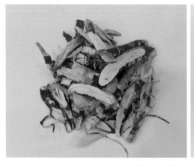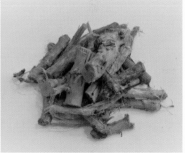

국내산(왼쪽)과 중국산(오른쪽) 골담초 뿌리

평지는 직근성의 뿌리를 채취할 때 어려움이 많으므로 비탈, 언덕, 경사지에 심으면 좋다.

또한 밀식하게 되면 뿌리와 줄기가 가늘어져 상품성이 떨어지기 때문에 재식거리는 최소한 1m 이상 되어야 한다. 줄기가 1m 이상 되는 것은 수시로 가지를 잘라주면 뿌리가 비대해 진다. 골담초는 관상가치가 높아 조경용, 절화용, 화단식재용, 분재용, 생울타리용으로 심어도 좋고 꽃은 꽃차나 향수, 화장품을 개발해도 좋다. 최근에는 유럽에서 반입된 서양골담초를 재배하는 농가가 늘고 있는데, 가능한 우리나라에 토착화된 토종 골담초 재배를 권장한다.

■ **골담초로 질병 치료하기**

류머티즘관절염 등 뼈질환

골담초는 혈맥을 잘 통하게 하여 근골을 튼튼하게 한다. 허리와 무릎이 시큰시큰 쑤시고 아픈 요통이나 류머티즘관절염, 신경통, 관절통 등 뼈질환에 좋다. 1일 꽃 4~19g을 달여 먹는다. 1일 뿌리나 뿌리껍질 19~37g을 달여 복용한다.

고혈압 등 혈관질환

골담초는 혈액순환을 좋게 하고 모세혈관을 튼튼하게 하여 혈압을 떨어뜨린다. 중국에서 고혈압 환자 100명(혈압 160/100mmHg 이상인 자)을 대상으로 임상실험을 했는데, 골담초 뿌리를 달여 1~4주 복용한 결과 75명의 환자 혈압이 현저하게 떨어졌다는 내용을 발표한 바 있다. 1일 뿌리껍질 19~37g을 달여 상복한다.

기침, 가래, 천식 등 호흡기질환

골담초는 폐열(肺熱)로 손상된 폐기를 맑게 하여 기침을 멈추고 가래를 삭이며 숨이 찬 것을 없애준다. 노열(勞熱, 허로로 나는 열로, 기운이 가슴으로 치밀어 오르고 가슴과 옆구리가 답답한 증상)과 폐허(肺虛)로 인한 기침, 가래, 천식, 폐결핵에 좋다. 1일 꽃 4~19g을 달여 복용한다.

월경불순 등 여성의 생리질환

골담초는 혈액순환을 활발하게 하고 경락을 잘 통하게 한다. 여성의 생리주기가 일정하지 않고 불규칙하거나 생리 때 심한 통증을 동반하는 생리질환에 좋다. 1일 뿌리나 뿌리껍질 19~37g을 달여 먹는다.

비위(脾胃) 기능 허약으로 인한 소화불량

골담초는 원기를 회복시켜 주고 비위(脾胃)를 튼튼하게 한다. 음식을 조금만 먹어도 체하거나 소화가 잘되지 않을 때 좋다. 1일 꽃 4~19g을 달여 복용한다.

눈이 침침하거나 산모의 젖이 잘 나오지 않을 때

골담초는 기혈(氣血)을 보양하고 산모의 유즙분비를 촉진한다. 허로(虛勞)로 머리가 찔찔하고 귀에서 소리가 난다거나 기력이 없고 눈이 침침할 때, 산모가 젖이 잘 나오지 않을 때 좋다. 1일 꽃 4~19g을 달여 마신다.

기타

골담초는 임질, 여성의 백대하, 자궁탈수, 자궁출혈, 두통, 화농성 유선염, 빈혈 등에 좋다.

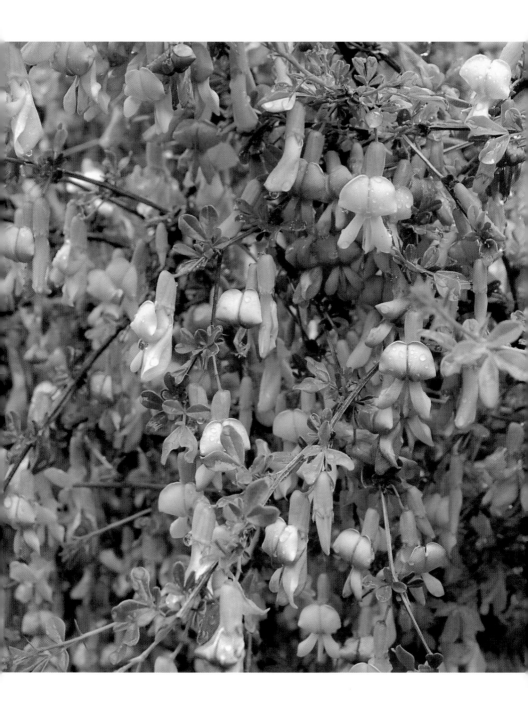

뼈를 튼튼하게 하고
혈액순환을 활발하게 하는

마삭줄 絡石藤

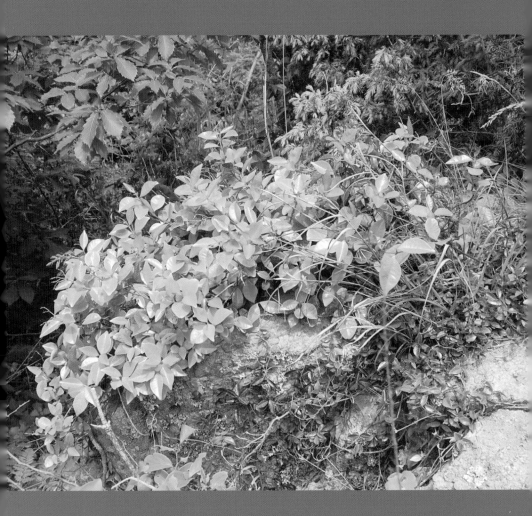

어린 시절, 수수깡이나 얇게 깎은 나무막대기 중심축에 종이를 접어 날개 달린 바람개비를 만들어 가지고 놀던 추억이 있었다. 바람개비를 손에 쥐고 바람이 부는 방향으로 뛰어 간다거나 제자리에 서서 바람을 일으키면 종이 바람개비가 빙빙 돌아간다. 때로는 장대 끝이나 기다란 나무에 바람개비를 달아서 돌리기도 하고 공중에 날려 보내기도 했다. 바람개비를 가지고 정해진 곳까지 달려가거나 그 자리에 서서 누가 만든 바람개비가 더 잘 돌아가는지 경쟁을 하다보면 어찌나 재미있는지 시간가는 줄 몰랐다. 승부를 겨루는 것이 아니라 자신이 만든 바람개비가 더 잘 도는 것을 뽐내며 뿌듯함을 즐겼던 놀이였다.

따사로운 햇살이 비치는 5월, 고즈넉한 산길을 걷다보면 반질반질 윤이 나는 조그만 잎 사이로 하얀 바람개비 모양의 꽃을 내밀고 나비나 곤충들을 유혹하는 식물이 있다. 우리가 가지고 놀던 바람개비는 날개가 2개 또는 4개인데, 이 꽃은 날개가 5개나 달려 있지만 돌아가지도 않고 바람에는 관심이 없다. 은은하고 매혹적인 향기를 내뿜으며 오직 가루받이를 위해 곤충들을 유혹하는데 이 식물이 바로 마삭줄이다. 마삭줄은 제주도를 비롯한 남부지방에서는 흔하게 볼 수 있지만 중부 이북에서는 자라지 않아 잘 모르는 사람이 많다.

마삭줄은 협죽도과의 여러해살이 덩굴성 늘푸른 떨기나무로 중국, 일본, 대만 등 전 세계에 30여 종이 분포한다. 우리나라에는 마삭줄, 털마삭줄, 백화등 등 3종이 자생한다. 중부 이남의 숲속이나

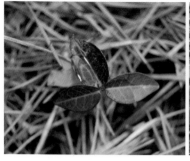

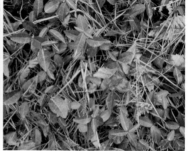

마삭줄 어린잎   마삭줄 잎

산기슭, 해안가 나무숲 또는 바위 위, 민가 주변, 대나무 숲 등지에서 볼 수 있다. 마삭줄은 기다랗게 달리는 열매가 말[마(馬)]의 얼굴 형상과 비슷하여 마삭(馬蒴)덩굴로 부르다가 마삭줄이 되었다. 또는 줄기 모양이 삼[마(麻)]으로 꼰 동아줄이나 밧줄처럼[삭(索)] 생겼다 하여 마삭(麻索)덩굴로 부르다가 마삭줄이 되었다고도 한다. 마삭줄이 다른 물체를 덮고 살아가는 모습을 보면 바위나 나무를 동아줄로 칭칭 동여맨 것처럼 보인다.

마삭줄 잎은 긴 타원형 또는 버들잎 모양으로 마주나는데, 약간 두터운 가죽질의 짙은 녹색으로 반질반질 윤기가 난다. 가을부터 갈색이나 붉은색의 단풍이 들기 시작하여 겨울에도 아름다운 자태를 뽐내며 줄기에 달려 있다. 덩굴성의 흑갈색 줄기는 5m 이상 뻗어 나가는데 주변의 바위나 나무, 돌담에 착 달라붙어 타고 올라간다. 줄기 끝 부분에 기근(氣根, 공기뿌리)이 있어 떨어지지 않는다.

5~6월에 꽃잎이 다섯 개로 갈라져 바람개비 모양의 흰 꽃이 피는데 매혹적인 향기가 난다. 9~10월에 기다란 열매 두 개가 축 늘

어져 달리는데 모양이 특이하다. 두 줄로 나란히 달리기도 하고 아래가 벌어져 사람 인(人) 모습을 하거나 끝이 붙어 동그란 원형을 만들어 보는 이로 하여금 눈을 즐겁게 한다.

열매는 시간이 지나면 가운데가 벌어지고, 안에는 깃털 달린 조그만 씨앗 수십 개가 들어 있다. 이 씨앗은 바람이 불면 깃털과 함께 멀리 날아가 새로운 곳에 터전을 마련한다. 뿌리에는 무수히 많은 실뿌리가 달려 있다. 마삭줄 줄기는 최대한 많은 가지를 뻗어 주변을 덮고, 뿌리에 달린 실뿌리는 다른 식물이 생장할 수 없도록 촘촘하게 난다.

마삭줄은 군락을 이루면서 주변 식물 터전을 잠식해 다른 식물이 잘 자라지 못한다. 이러한 마삭줄도 말, 소, 염소 등 초식동물이 무척 좋아하다 보니 이들한테는 꼼짝을 못하고 먹잇감이 되기도 한다. 최근에는 지구온난화 영향으로 자생지가 중부 내륙지방까지 북쪽으로 확대되고 있다.

마삭줄은 줄기가 돌이나 바위를 타고 올라가는 덩굴식물이어서 낙석(絡石) 또는 낙석등(絡石藤), 겨울에도 잎이 떨어지지 않고 달려 있어 내동(耐冬), 사석(鮻石) 등 다양한 이름으로 불린다. 일부 학자들은《동의보감》〈탕액편〉에 낙석(絡石)을 담쟁이덩굴로 번역을 해놓아 낙석이 담쟁이덩굴이라고 주장하기도 한다. 하지만 해설에 보면 "맛이 쓰고 꽃이 희며, 자질구레한 굴잎 비슷하다."라고 쓰여 있는 것을 보면 담쟁이덩굴이 아니고 마삭줄이라는 것을 알 수 있다.

《동의보감》에는 마삭줄에 대해 "바위나 나무에 붙어 자라는데 겨

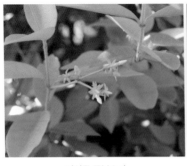
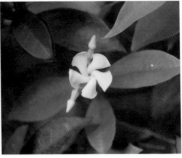

마삭줄 꽃봉오리   마삭줄 꽃

울에도 시들지 않는다. 음력 6~7월 줄기와 잎을 볕에 말려 쓴다. 잎이 잘고 둥근 것이 상품이며, 종기, 상처, 목 안이 붓는 데 쓴다."라고 기록되어 있다.

마삭줄에는 트라체로사이드(tracheloside), 악티인(arctiin), 악티게닌(arctigenin), 베타시토스테롤(β-sitosterol), 마타이레시놀(matairesinol), 담보니톨(dambonitol), 시마린(cymarin), 시마로스(cymarose), 포도당 등의 성분이 함유되어 있다.

마삭줄은 혈액순환을 촉진하고 심장을 튼튼하게 하는 강심작용을 한다. 혈중콜레스테롤 수치를 낮추고 혈당을 떨어뜨린다. 면역력을 증강하고 항암작용을 한다. 근육과 뼈를 튼튼하게 하고 항염증작용을 한다.

한방에서는 마삭줄의 잎과 줄기[낙석등(絡石藤)]를 약재로 쓰고, 우리 몸의 풍사(風邪)와 습사(濕邪)를 제거해주는 거풍습약(祛風濕藥) 중 서근활락약(舒筋活絡藥)으로 분류하고 있다. 맛은 쓰고 성질은 차다. 우리 몸의 심장, 간장과 신장을 이롭게 하는 약재이다.

마삭줄은 잎과 줄기 외에 꽃과 열매, 뿌리도 약재로 쓸 수 있다. 잎은 상록성이어서 일 년 내내 채취할 수 있으나 봄부터 여름까지 싱싱한 잎을 따서 말려 달여

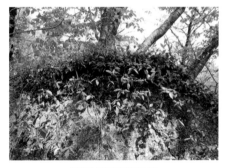
바위를 덮어버린 마삭줄

마신다. 잎과 줄기를 함께 둥글게 말아 건조했다가 필요할 때 잘게 썰어 달여 음용하거나 35도 술에 담가 마신다.

꽃은 피기 전에 따서 그대로 말려 달여 먹거나 살짝 덖어서 차로 우려내어 음용한다. 열매는 꼬투리가 터지기 전에 따서 35도 술에 담가 마신다. 뿌리는 아무 때나 채취하여 잘게 썰어 말려 복용한다. 마삭줄은 찬 성질로 비장과 위장이 약하고 속이 냉한 사람이 다량을 장복하면 복통과 설사를 일으킬 수 있다. 또한 체질에 따라 호흡곤란, 피부발적 등의 부작용이 발생할 수 있으므로 복용량을 준수해야 한다.

마삭줄은 원예종과 함께 관상용, 조경용, 분재용으로 많이 재배를 하고 있다. 내한성이 약해 중부 이북에서는 겨울에 월동을 하지 못하고 죽는다. 반 그늘지고 배수가 잘되는 부식질의 양토가 적지이지만 화려한 꽃을 보기위해서는 반양지에 심어야 된다. 번식은 가을에 꼬투리가 달린 열매를 따서 씨앗만 가려 그대로 직파하거나 모래와 섞어 파묻었다가 이듬해 봄, 흐르는 물에 2~3일 담가 놓

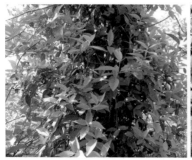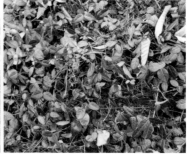

마삭줄(여름)　　　　　　　　　　마삭줄(겨울)

앗다가 파종하면 발아가 된다.

　꺾꽂이는 이른 봄이나 6~7월 장마철에 줄기를 20cm 정도로 잘라 땅에 묻어 건조하지 않게 수시로 물을 주면서 관리하면 발근이 된다. 뿌리나누기는 봄부터 여름까지 길게 뻗어 나온 뿌리에 새순을 몇 개 붙여 20cm 내외로 잘라 땅에 비스듬히 묻어 놓으면 발근이 된다.

　마삭줄은 어떠한 방법이든 번식이 잘되나 줄기가 뻗어가는 덩굴식물이기 때문에 처음부터 담벼락, 나무, 바위 주변에 심어서 타고 올라갈 수 있도록 유인재배를 하는 것이 좋다. 마삭줄은 꽃이 특이하여 꽃차로, 은은한 향은 향수, 향신료, 화장품으로 개발해도 손색이 없다. 사시사철 변하는 상록성의 잎이 고와서 분재용, 관상용, 조경용으로도 적합한 식물이다. 마삭줄은 덩굴식물이기는 하지만 등나무처럼 무성하게 자라지 않고 지면에 붙어 자라기 때문에, 담벼락이나 건물 벽면 녹화용, 절개지의 사방공사용, 주택의 정원 조경용으로 활용하면 좋다.

■ 마삭줄로 질병 치료하기

팔다리가 아픈 신경통 및 근육통

마삭줄은 우리 몸의 풍사(風邪)와 습사(濕邪)를 제거하고 경락을 잘 통하게 한다. 팔다리가 쑤시고 아프거나 근육과 뼈가 아픈 근육통, 신경통, 사지마비에 좋다. 1일 잎과 줄기 8~16g을 달여 마신다.

골다공증 등 뼈질환

마삭줄은 간장과 신장의 기능을 강화하고 진액을 생성하여 근육과 뼈를 튼튼하게 한다. 류머티즘관절염, 골다공증, 퇴행성관절염, 타박상 등 뼈질환에 좋다. 1일 잎과 줄기 8~16g을 달여 꾸준히 음용한다.

고혈압 등 혈관질환

마삭줄은 혈액순환을 촉진하여 혈중 콜레스테롤 수치를 낮추고 심장을 튼튼하게 한다. 혈압, 고지혈증, 동맥경화증 등 혈관질환에 좋다. 1일 잎과 줄기 8~16g을 달여 상복한다.

간암 등 암의 예방과 치료

마삭줄은 면역력을 강화하여 암세포의 생성을 억제한다. 간암 등 암의 예방과 치료에 좋다. 1일 잎과 줄기 8~16g을 달여 음용한다.

편도선염 등 염증성질환

마삭줄은 항염증작용이 탁월하다. 목구멍이 붓고 아픈 인후염이나 편도선염 등 염증성질환에 좋다. 1일 잎과 줄기 8~16g을 달여 음용한다. 목구멍이 붓고 아파 침을 삼킬 수 없을 때는 잎과 줄기를 진하게 달여 그물을 한참 머금고 있다가 뱉는다. 1일 범부채 뿌리[사간(射干)] 4~12g을 함께 달여 복용하면 더 좋다.

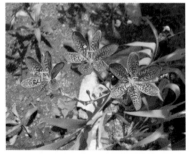

범부채

감기 몸살

마삭줄은 우리 몸의 열을 내려 주고 풍사나 습사를 제거하기 때문에 높은 고열과 함께 온몸이 욱신욱신 쑤시고 아픈 감기 몸살에 좋다. 1일 잎과 줄기 8~16g을 달여 음용한다.

기타

마삭줄은 종기나 부스럼이 잘 낫지 않을 때, 독충에 쏘였거나 독사한테 물렸을 때, 코피 등 출혈성질환 등에 좋다.

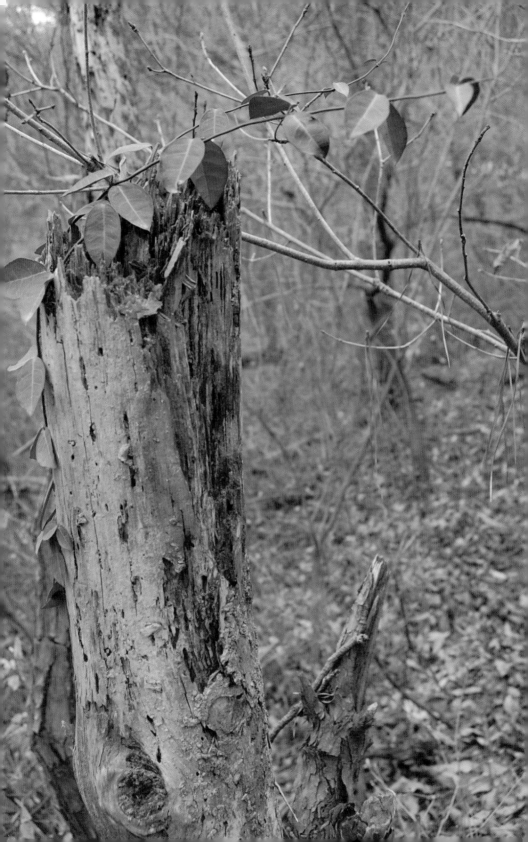

혈액순환을 촉진하고
관절통을 치료하는

담쟁이덩굴 地錦

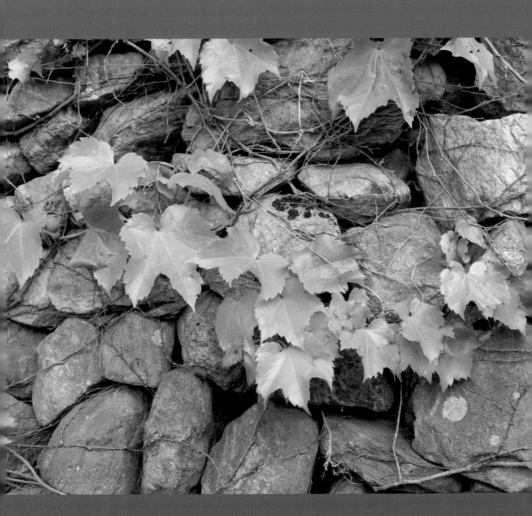

오랜 옛날 그리스에 마음씨 착하고 얼굴이 예쁜 히스톤이라는 소녀가 살고 있었다. 히스톤이 성년이 되자 그녀의 부모는 소녀의 의사도 묻지 않고 이웃 마을 청년을 정혼자로 결정했다. 히스톤은 얼굴 한 번 보지 못한 그 청년과의 결혼을 따를 수밖에 없었는데, 결혼을 며칠 앞두고 이웃 나라와 전쟁이 일어났다. 이 청년은 강제징집이 되자 전쟁터로 나가기 전 히스톤의 부모를 찾아와 인사를 했다. 이때도 히스톤은 정혼자의 얼굴을 보지 못했다.

　수년간의 전쟁 중에 히스톤의 부모는 죽고, 전쟁도 끝이 났지만 히스톤이 기다리던 정혼자는 돌아오지 않았다. 히스톤은 정절을 지키며 정혼자가 돌아오길 기다리다가 결국 병사하고 만다. 마을 사람들은 히스톤의 유언대로 꽃밭 담장 아래에 시신을 고이 묻어 주었는데, 이듬해 봄에 무덤에서 가느다란 줄기를 뻗어 담장을 타고 오르는 식물이 자라났다. 사람들은 히스톤이 저승에서도 정혼자를 못 잊어 담장 밖을 내다보기 위해 덩굴식물로 변한 것이라고 생각했다. 이 일화에 등장하는 식물이 바로 담쟁이덩굴이다.

　담쟁이덩굴은 포도과의 담쟁이덩굴속 식물로 일본, 중국, 히말라야, 북아메리카 등 전 세계적으로 10여 종이 분포한다. 우리나라에는 담쟁이덩굴과 수입종인 미국담쟁이덩굴 등이 자생한다. 담쟁이덩굴은 봄과 여름에는 전국 각처의 산골짜기 숲의 나무나 바위, 도심에서는 도로 벽, 주택 담장, 정원의 벽을 녹색으로 물들이다가 가을이 되면 붉은색으로 단풍드는 모습을 볼 수 있다. 길을 가다가 오래된 토담이나 돌담과 조화를 이루며 자라는 담쟁이덩굴을 만나면

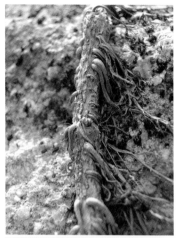

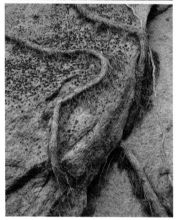

바위에 붙어 자라는 담쟁이덩굴

그렇게 기쁠 수가 없다.

담쟁이덩굴은 줄기가 10m 이상 길게 뻗어나가는데 칡이나 등나무처럼 옆에 있는 식물을 휘감고 올라가는 것이 아니라 나무나 담에 착 달라붙어 타고 올라간다. 줄기 끝부분에는 덩굴손 대신 청개구리 발가락처럼 생긴 부착근이 있어서 줄기가 평면이나 수직 등 어떤 방향으로도 뻗어갈 수 있다.

수피는 성장하면서 두터워지고 줄기도 굵어지며 오래된 줄기 마디에는 기근(氣根, 공기뿌리)이 있다. 잎은 끝이 셋으로 크게 갈라져 삼지창 같기도 하고 산(山)자를 거꾸로 해 놓은 모양으로 땅을 향해 달린다. 가장자리에 톱니가 있고, 잎을 달고 있는 잎자루가 길다. 6~7월에 황록색의 자잘한 꽃이 피고 지면 8~10월에 하얀 분가루가 덮여 있는 새까만 열매가 머루송이처럼 달리는데, 한겨울 산새들의 훌륭한 먹잇감이 되기도 한다.

담쟁이덩굴이라는 말은 울타리(담)에 붙어사는(쟁이) 덩굴식물이라는 순수한 우리말이다. 담과 장이가 합성되어 담장이가 담장이, 담쟁이로 변했다. 담쟁이덩굴은 산에서 기어 다니는 용맹스러운 풀이라는 의미로 파산호(爬山虎), 가을에 붉게 물든 단풍이 비단에 수를 놓은 것처럼 아름다워 지금(地錦), 바위에 줄기가 꼬여 있는 것처럼 붙어산다고 해서 석벽려(石薜荔), 가을에 비단처럼 붉게 단풍이 물드는 덩굴식물이어서 지금상춘등(地錦常春藤), 줄기가 돌에 붙어 연이어 자라 낙석(洛石), 장춘등(長春藤), 나만(蘿蔓), 지금상춘등(地錦常春藤), 산포도, 담장넝쿨, 돌담장이 등 다양한 이름으로 불린다.

담쟁이덩굴에는 시아니딘(cyanidin), 리소핀(lysopine), 레스베라트롤(resveratrol), 카테킨(catechin), 옥토피닉산(octopinic acid), 팔미트산(palmitic acid), 팔미톨레산(palmitoleic acid), 스테아르산(stearic acid), 리놀레산(linoleic acid) 등의 성분이 함유되어 있다.

담쟁이덩굴은 혈액순환을 활발하게 하고 뭉친 어혈을 풀어준다. 우리 몸에 침입한 풍사(風邪)와 습사(濕邪)를 없애고 통증을 줄여 준다. 췌장기능을 활성화하여 인슐린 분비를 촉진한다. 항암 및 항염증작용이 탁월하다.

《동의보감》에는 담쟁이덩굴에 대해 "부스럼이 잘 낫지 않고 목안과 혀가 부은 것, 쇠붙이에 상한 것에 쓴다. 뱀독으로 가슴이 답답한 것을 없앤다. 입안이 마르고 혀가 타는 것을 치료한다."라고 기록되어 있다. 《중약대사전》에는 "담쟁이덩굴은 혈을 잘 순환하게 하고 풍을 제거하며 통증을 완화시킨다. 산후 어혈, 부인의 몸이 허약한 데, 식욕부진, 배 속의 덩어리, 적백대하, 풍습성 관절통과 근

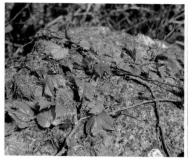
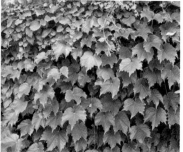

담쟁이덩굴(봄)   담쟁이덩굴 잎(여름)

육통, 편두통을 치료한다."라고 쓰여 있다.

한방에서는 담쟁이덩굴 줄기와 뿌리[지금(地錦)]를 약재로 쓰고, 우리 몸의 혈액순환을 좋게 하고 뭉친 어혈을 풀어주는 활혈거어약(活血祛瘀藥)으로 분류한다. 맛은 달고 성질은 따뜻하다. 담쟁이덩굴은 줄기와 뿌리 외에 잎, 열매도 약재로 쓸 수 있다. 어린잎은 봄에 채취하여 끓는 물에 데쳐 말려 차로 우려내어 마신다.

줄기는 가을부터 이듬해 봄에 채취하여 겉껍질을 벗겨 잘게 썰어 말려 쓴다. 어린 줄기는 겉껍질을 벗길 수 없으므로 깨끗이 씻어 쓴다. 35도 술에 담가 마시거나 설탕과 1 : 1 비율로 재어 발효액을 만들어 음용한다. 열매는 가을에 까맣게 익었을 때 따서 35도 술에 담그거나 그대로 말려 달여 먹는다. 뿌리는 가을부터 이듬해 봄에 채취해서 잘게 썰어 말린다.

일부 책자에 담쟁이덩굴이 바위나 밤나무, 버드나무를 타고 올라간 것은 독성이 있어 쓸 수 없고, 참나무 종류를 타고 올라간 것만 쓴다고 기록되어 있을 뿐만 아니라 소나무를 타고 올라간 담쟁이덩굴은 송담으로 약효가 뛰어나다고 주장하기도 한다.

　담쟁이덩굴은 줄기가 다른 나무를 감고 올라가면서 영양분을 빼앗아 자라는 기생식물이 아니다. 줄기는 단순히 떨어지지 않도록 부착해서 타고 오르는 역할만 한다. 그렇기 때문에 담쟁이덩굴이 바위나 밤나무를 타고 올라갔다고 해서 유독성분이 발생할 수 없다. 소나무를 타고 올라간 담쟁이덩굴 또한 약효가 탁월하지 않고, 일반 담쟁이덩굴과 똑같다. 담쟁이덩굴을 약재로 쓸 때 가장 중요한 점은 송담이냐 아니냐가 아니라, 깨끗한 환경에서 자란 것인지를 가려서 사용하는 것이다. 오염되지 않은 땅에 뿌리를 내렸는지 살피고, 줄기가 타고 올라간 지지물이 페인트를 칠한 담장이나 콘크리트 벽과 같이 오염된 환경인지 살펴야 한다. 봄에 담쟁이덩굴 줄기를 자르면 수액이 뚝뚝 떨어지는데 그냥 먹게 되면 목이 텁텁하고 가려운 증상이 나타나기 때문에 물에 희석해서 마셔야 된다.

　담쟁이덩굴은 내한성이나 공해에 강할 뿐만 아니라 옮겨 심어도 잘 자라는 식물이다 보니 조경수로 좋다. 햇볕이 드는 반양지로 통풍이 잘되고, 보습력이 풍부한 부식질의 양토가 적지이다. 가을에 잘 익은 열매를 따서 이듬해 봄에 흐르는 물에 1~2일 정도 담갔다가 파종하면 된다.

　꺾꽂이는 이른 봄 새순이 나오기 전이나 6~7월에 줄기를 15cm 정도로 자른 다음 절반 아래의 잎은 따 버리고 모래흙에 묻어 수분이 마르지 않도록 하면 발근이 된다. 뿌리나누기는 가을부터 이듬해 봄까지 원줄기에서 뻗어 나와 땅에 닿는 곳이나 아니면 뿌리에

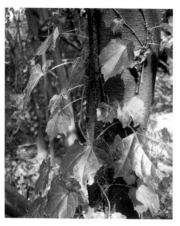
담쟁이덩굴(가을)

서 돋아난 줄기를 잘라 심는다. 담쟁이덩굴은 주로 꺾꽂이로 쉽게 번식을 한다.

담쟁이덩굴은 뿌리에 충분한 수분이 공급되면 줄기와 잎이 달려 있는 지상부가 바위 위처럼 강한 햇볕이 내리쬐는 곳이든 복사열이 심한 곳에서도 잘 견디지만, 뿌리에 수분이 공급되지 않아 건조하면 죽기 때문에 수분을 넉넉히 공급하도록 한다.

담쟁이덩굴은 생장하면서 수피가 발달하고 줄기가 굵어지면 줄기마디에서 기근(공기뿌리)이 생기기 때문에 흙집이나 나무로 만든 벽면은 외벽이 풍화될 수 있다. 하지만 콘크리트나 벽돌로 된 건물은 문제되지 않으므로 햇볕 차단과 녹화용으로 심으면 좋다.

담쟁이덩굴은 여름에 녹색의 시원스런 잎과 가을에 붉게 물드는 단풍이 아름답기 때문에 도시 건물 외벽 운치를 더할 뿐만 아니라 복사열 차단 효과가 큰 조경수이다. 아파트, 옹벽, 건물 벽면, 옥상, 도로 비탈면 등의 건물 녹화용이나 미관을 조성하는 용도로 심으면 좋다. 또한 자잘한 꽃이 필 때면 밀원이 풍부해 수많은 벌들이 달라붙어 있는 것을 볼 수 있다. 꿀벌이나 양봉꿀벌을 키우는 사람들에게 좋은 밀원식물일 뿐만 아니라 가을에 새까맣게 달리는 열매는 겨울 철새들의 훌륭한 먹잇감이다.

■ 담쟁이덩굴로 질병 치료하기

관절통, 근육통 및 손발마비

담쟁이덩굴은 우리 몸의 풍사(風邪)와 습사(濕邪)를 없애주고 통증을 줄여 주는 효능이 탁월하다. 풍습사(風濕邪)로 팔다리가 저리고 아픈 관절통이나 근육통, 류머티즘관절염, 뼈마디가 쑤시고 아픈 통증, 두통, 손발마비에 좋다. 1일 줄기 10~20g을 달여 복용한다.

임산부가 산후에 어혈이 뭉쳐 생긴 복통

담쟁이덩굴은 혈액순환을 활발하게 하고 몸속에 뭉친 어혈을 풀어 주는 효능이 우수하다. 여성이 출산 후 혈액순환이 잘되지 않고 어혈이 뭉쳐 복통이 심할 때 좋다. 1일 줄기 10~20g을 달여 복용한다.

당뇨병

담쟁이덩굴은 췌장 기능을 강화하여 혈당을 떨어뜨려 주므로 당뇨병에 좋다. 1일 줄기 10~20g을 달여 복용한다. 1일 여주 10~20g을 같이 달여 먹거나 여주로 환을 지어 1일 3회 30~40알을 복용하면 더 좋다.

간암 등 암의 예방과 치료

담쟁이덩굴은 항암작용이 강해 피부에 생기는 육종, 간암 등 암의 예방과 치료에 좋다. 1일 줄기 10~20g을 달여 꾸준히 음용한다.

대상포진

담쟁이덩굴은 대상포진*에도 쓸 수 있는데 뿌리로 생즙을 내어 고운 천에 걸러 환부에 바른다. 한방에서 쓰는 탁리소독음*(托裏消毒飮, 기혈부족으로 종기가 잘 아물지 않고 고름이 나올 때 쓰는 처방)도 대상포진에 좋은 효과가 있다.

소변이 잘 나오지 않을 때

담쟁이덩굴은 이뇨작용이 있어 오줌 줄기가 가늘고 소변이 시원스럽게 나오지 않을 때 좋다. 1일 줄기 10~20g을 달여 음용한다.

기타

담쟁이덩굴은 기침, 식욕부진, 여성의 대하, 신경쇠약, 편도선염 등 염증성질환 등에 좋다.

---

*대상포진 : 소아기에 수두를 앓은 뒤 신경절에 잠복상태로 있던 수두 바이러스가 다시 활성화되면서 발생하는 질병이다. 수일 내에 피부발진과 물집이 생기면서 심한 통증을 동반한다. 60대 이상 노인, 장기이식이나 항암치료를 받아 면역기능이 떨어진 사람에게서 많이 발생한다.

*탁리소독음(托裏消毒飮) : 인삼(人參), 황기(黃芪), 백작약(白芍藥), 당귀(當歸), 백출(白朮), 백복령(白茯苓), 진피(陳皮), 연교(連翹), 금은화(金銀花) 각 4g, 백지(白芷), 감초(甘草) 각 2g을 한 첩으로 물에 달여 먹는 처방이다. 《동의보감(東醫寶鑑)》에는 "옹저(癰疽)가 터진 뒤에 원기(元氣)가 허하여 오래도록 아물지 않고 고름이 계속 나오는 데 쓴다."라고 기록되어 있다.

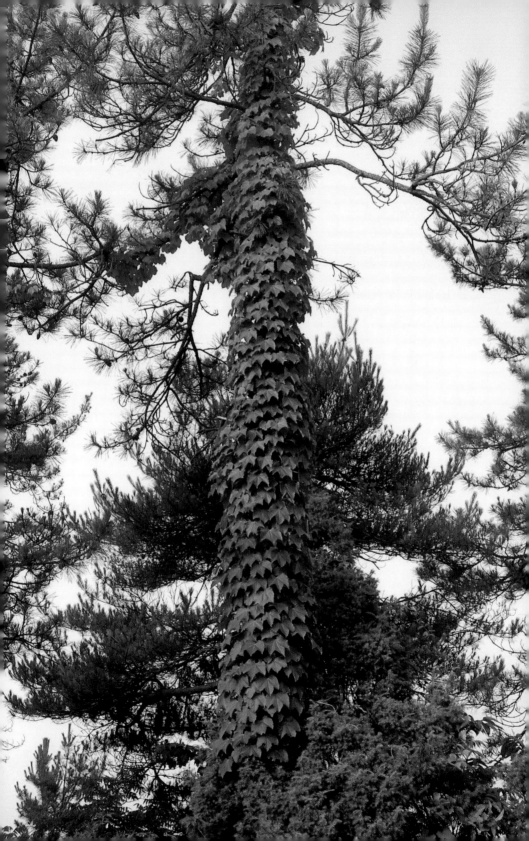

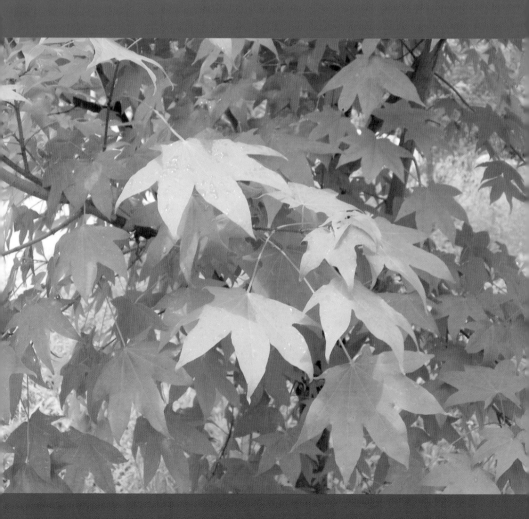

28

혈액을 맑게 하고
뼈를 튼튼하게 하는

고로쇠나무 楓糖

통일신라시대 문무왕 시절 도선국사(道詵國師)가 경기도 포천 백운산에서 오랜 시간 좌선(坐禪)을 하고 일어나려는데 무릎이 잘 펴지지 않았다. 주변에 있는 나뭇가지를 잡고 일어나려는데 가지가 뚝 부러져 정신을 잃고 쓰러졌다. 한참 뒤 정신을 차려보니 부러진 가지에서 물방울이 뚝뚝 떨어져서 그 물로 목을 축였는데 신기하게 무릎이 펴졌다고 한다. 이후 도선국사가 이 나무를 뼈를 이롭게 하는 수액[骨利水]이 나온다고 하여 골리수(骨利樹)나무라 명명하였는데, 골리수나무가 고로쇠나무가 되었다고 한다.

고로쇠나무는 단풍나무과의 여러해살이 목본식물로 중국, 일본, 대만 등 전 세계에 100여 종이 분포한다. 우리나라에는 단풍나무, 당단풍나무, 복장나무, 신나무, 우산고로쇠나무, 고로쇠나무 등 20여 종이 자생한다. 고로쇠나무는 경기도와 강원도, 전라도 등지의 해발 500~1,000m 고지에 돌이 많은 산골짜기, 산비탈, 계곡, 햇볕이 잘 드는 양지나 음지에서 볼 수 있다. 고로쇠나무는 뼈를 이롭게 하는 수액이 나온다 하여 골리수(骨利樹), 땅에 비단을 두를 정도로 단풍이 아름다워 지금축(地錦槭), 산을 곱게 물들게 해 산축수(山槭樹), 잎이 다섯 갈래로 단풍이 들어 오각풍(五角楓), 단풍의 색이 빼어난 나무여서 수색수(秀色樹), 아름답게 물드는 나무여서 색수(色樹), 고로실나무 등 다양한 이름으로 불린다.

고로쇠나무는 20m 정도로 자란다. 잎은 마주나고 잎 몸이 손바닥처럼 다섯 갈래로 갈라져 있다. 줄기는 원줄기에서 가는 줄기가 뻗어 나오는데 작살이나 삼지창처럼 생겼다. 4~5월에 연한 노란색

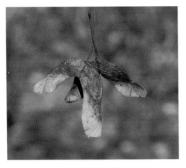
고로쇠나무 씨앗

꽃이 피고 지면 9~10월에 열매가 달린다. 열매에는 프로펠러 모양의 날개 2개가 달려 있어 바람이 불면 빙글빙글 돌면서 땅에 떨어진다. 고로쇠나무는 단풍나무 가운데 가장 크게 자라 둘레가 어른이 두 팔을 벌려야 잡을 수 있을 정도로 큰 고목이 많다.

고로쇠나무와 단풍나무 종류를 쉽게 구별하는 방법은 잎 몸이 어떻게 갈라져 있고 가장자리에 톱니가 있는지 없는지를 확인하면 된다. 신나무, 중국단풍나무, 복자기, 복장나무는 잎 몸이 세 갈래로 깊게 갈라지거나 파여 있고, 가장자리에 톱니가 있다. 단, 중국단풍나무에만 가장자리에 톱니가 없다.

우리 산야에 가장 흔한 단풍나무와 당단풍나무는 잎몸이 5~14개까지 갈라지는데 가장자리에 톱니가 있다. 고로쇠나무는 크게 갈라진 잎 몸이 다섯 개이고 잎자루 밑에 아주 작은 잎 몸 2개가 보일 듯 말 듯 달려 있다. 우산고로쇠나무는 크게 갈라진 잎 몸이 6~9개인데 가장자리에 톱니가 없고 밋밋하다. 고로쇠나무 줄기는 다른 단풍나무에 비해 조금 투박한 느낌이 든다. 고로쇠나무의 특징은 잎 몸이 5~9개로 갈라지는데 가장자리에 톱니가 없고 줄기가 원줄기에서 대칭으로 가는 줄기가 뻗어 삼지창 모양이다.

한방에서는 고로쇠나무 줄기껍질[지금축(地錦槭)]과 수액[풍당(楓

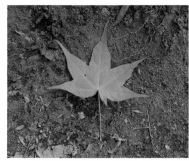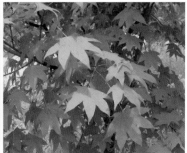

고로쇠나무 잎

糖)]을 약재로 쓰고, 우리 몸의 풍사(風邪)와 습사(濕邪)를 없애주는 거풍습약(祛風濕藥)으로 분류한다. 줄기껍질은 거의 사용하지 않고, 수액만 음료나 뼈를 이롭게 하는 약재로 사용하고 있다. 고로쇠나무 수액은 지방마다 채취시기가 다르다. 경상남도와 전라남도 지역은 1월 중순, 전북 지역은 2월 중순, 경기도나 강원도는 2월말부터 채취하기 시작한다. 3월말이나 4월 중순이 되면 수액이 혼탁해지다가 더 이상 나오지 않는다.

고로쇠나무 수액은 아무나 채취하는 것이 아니라 반드시 관할 지자체장의 허가를 받은 자만이 가능하며 불법으로 채취하게 되면 처벌을 받는다. 허가를 받았더라도 지름 10cm 이상의 나무에서 1년 1회, 수액채취 복장 착용, 허가증 소지 등의 규정을 지켜야 된다.

과거에는 고로쇠나무 껍질에 V자형으로 칼집을 내고 그 사이에 나뭇잎을 끼워 흘러내리는 수액을 받았다. 요즘은 드릴로 구멍을 뚫고 그 속에 플라스틱 마개를 끼운 다음 호스를 연결하여 통에 받는 방법을 쓴다. 규모가 작은 경우는 3ℓ 되는 플라스틱 통에 호스

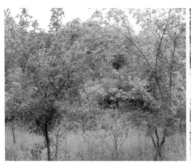
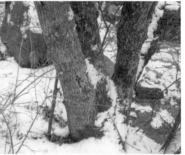

고로쇠나무(여름)   고로쇠나무(겨울)

를 직접 연결해서 채취하거나 기다란 비닐봉지를 두 겹으로 접어 나무에 걸어 채취한다. 수액이 차면 넘치기 때문에 며칠에 한 번씩 나무마다 돌아다니면서 받는다. 높은 산에는 고로쇠나무와 나무 사이를 긴 호스로 연결한 뒤 산 아래까지 굵은 호스로 흘러내리도록 하여 채취하고 있다.

고로쇠나무 수액은 즉시 마실 수 있으나 채취하는 과정에 이물질이 혼합될 수 있기 때문에 아주 미세한 망사로 걸러낸 다음 음용한다. 그해 처음 구멍을 뚫어 수액을 받게 되면 당도도 높고 청명한 맑은 물이 나오지만 시일이 지날수록 당도가 점점 떨어진다. 나중에 나오는 물은 뿌옇고 점점 혼탁해 지다가 물이 나오지 않는다. 고로쇠나무는 구멍을 뚫어 수액을 받더라도 구멍에 끼워 놓은 마개만 빼 주면 나무 스스로 구멍을 막아 죽지 않는다. 우리 몸의 피부에 상처가 나면 스스로 치유가 되는 것과 동일하다.

고로쇠나무 수액은 나무가 생장하는데 필요한 다량의 영양물질이 포함되어 있다. 90%는 수분이고 포도당, 자당, 과당류 등의 당분이 들어 있다. 골격을 형성하는 중요한 영양소인 칼슘은 일반 물의 30~40배, 혈압을 안정시키는 칼륨은 20배, 마그네슘은 30배 정도 많다. 또한 성장을 촉진하는 망간, 빈혈과 임산부 산후조리에 좋은 철분, 허약체질을 개선하는 아연 및 아미노산, 비타민 A, C 등의 성분이 함유되어 있다. 고로쇠나무 수

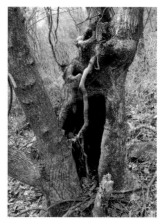

수십 년 된 고로쇠나무

액은 이상적인 천연음료로 골밀도를 높여 뼈를 튼튼하게 한다. 혈액 속의 불순물을 소변으로 배출해 주고 혈액순환을 좋게 한다. 위장이나 대장에 쌓인 노폐물을 배출하고 신진대사를 촉진한다.

　고로쇠나무 수액은 그대로 마셔도 되고 된장, 고추장, 간장 등을 담글 때 물 대신 사용해도 좋다. 고로쇠나무 수액으로 밥을 지으면 누룽지에서 단맛이 나고 물김치, 국수, 라면을 끓여도 자연의 단맛을 느낄 수 있다. 오미자나 매실 발효액을 섞어 마시면 체내 흡수도 빠르고 효능도 배가 된다. 고로쇠나무 수액은 장기 보관이 어렵기 때문에 1주일 내로 음용하는 것이 좋고 15일 정도 보관할 때는 냉장고에 보관한다. 장기 보관이 필요할 때는 페트병에 담아 그대로 냉동시켰다가 한여름에 하나씩 꺼내 등산을 간다거나 일을 할 때 녹여 마시면 되는데 설탕물처럼 달다.

　고로쇠나무 수액이 몸에 좋고 부작용이 없기 때문에 한 번에 많

이 마셔도 괜찮다고 생각할 수도 있지만, 아무리 좋은 식품이라도 한꺼번에 많이 먹게 되면 배탈 등의 부작용이 발생할 수 있으므로 적당히 음용해야 한다. 고로쇠나무 수액은 이뇨작용

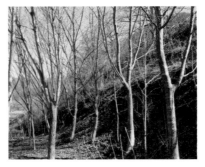
고로쇠나무

이 탁월하여 마신 뒤 2~3시간이 지나면 화장실을 자주 가게 된다.

우리 산야에는 고로쇠나무 외에 수액을 받아 마실 수 있는 나무가 많다. 신나무, 복장나무, 당단풍나무 등 단풍나무 종류는 전부 다 수액을 받을 수 있다. 기타 거제수나무, 자작나무, 박달나무, 층층나무, 노각나무, 피나무, 서어나무, 헛개나무 등이 있지만 고로쇠나무에 비해 당도도 떨어지고 빠르게 변질이 되기 때문에 일반인들이 선호를 하지 않는다.

고로쇠나무는 우리 선조들이 오랫동안 가까이 했던 나무로 전국 어디서나 재배가 가능하다. 고로쇠나무는 배수와 통풍이 잘되면 토양을 크게 가리지 않는다. 특히 음지나 자갈밭 등 척박한 땅에서 자란 것일수록 수액이 많이 나오고 당도도 높다. 평소 쓸모없는 땅이라고 생각하는 곳에 고로쇠나무를 심어도 좋을 것이다. 고로쇠나무는 아무리 큰 고목이라 할지라도 토양이나 주변 환경에 따라 수액이 전혀 나오지 않는 것이 있다.

고로쇠나무는 수액도 좋지만 단풍나무 중에서 가장 큰 목재를 얻

을 수 있기 때문에 가구재, 악기재로도 활용 가능하다. 등산을 하다 보면 고로쇠 수액을 채취한 뒤 마개를 빼지 않거나 나무에 비닐을 그대로 매달아 놓은 것을 본 적이 있는데, 수액을 채취한 다음에는 반드시 수거를 해서 자연을 훼손하지 않도록 주의를 당부한다.

■고로쇠나무로 질병 치료하기

골다공증 등 뼈질환

고로쇠나무는 칼슘과 마그네슘이 풍부하여 골밀도를 높이고 뼈를 튼튼하게 한다. 류머티즘관절염, 골다공증 등 뼈질환에 좋다. 1일 수액 500~1,000㎖를 수시로 마신다. 1일 호랑가시나무 잎이나 줄기, 뿌리 20~40g을 고로쇠나무 수액으로 달여 마시면 더 좋다.

고혈압 등 혈관질환

고로쇠나무는 혈액을 맑게 하여 혈액순환을 활발하게 하므로 고혈압, 고지혈증, 동맥경화증 등 혈관질환에 좋다. 1일 수액 500~1,000㎖를 꾸준히 음용한다.

전립선 비대증 등 소변이 잘 나오지 않을 때

고로쇠나무는 이뇨작용이 탁월하여 소변이 시원하게 나오도록 도와준다. 오줌 줄기가 가늘고 잘 나오지 않는 전립선비대증, 소변이 방울방울 떨어진다거나 잔뇨감이 있을 때, 몸이나 손발이 붓는 부종에 좋다. 1일 수액 500~1,000㎖를 꾸준히 음용한다. 1일 청미래덩굴 뿌리 20~40g을 고로쇠나무 수액으로 달여 마시면 더 좋다.

체내 노폐물 배출 및 신진대사 촉진

고로쇠나무는 혈관을 비롯하여 위장이나 대장에 쌓인 노폐물을 배출하고 신진대사를 촉진하므로 위장병에 좋다. 1일 수액 500~1,000㎖를 음용한다.

알코올 해독 및 숙취해소

고로쇠나무는 음주 후 숙취를 일으키는 아세트알데하이드(acetaldehyde)를 분해하여 주독을 풀어준다. 술을 마실 때 고로쇠수액을 같은 양으로 마시거나 음주 후 수액 500~1,000㎖를 음용한다.

오래된 변비 해소

고로쇠나무는 장을 촉촉하게 해서 굳어진 변이 잘 배출되도록 도와주므로 오래된 변비에 좋다. 1일 수액 500~1,000㎖를 꾸준히 복용한다.

기타

고로쇠나무는 비만, 면역력 강화, 스트레스 해소, 피부미용, 간장이나 신장병 환자 등에 좋다.

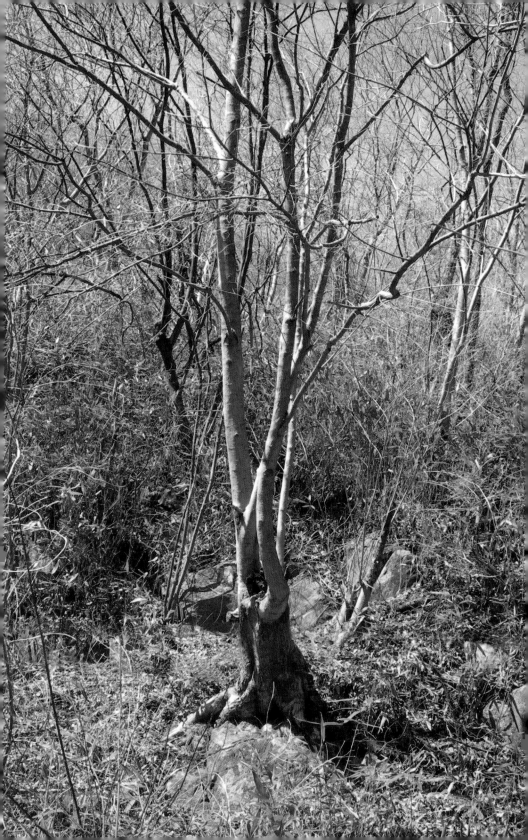

중풍을 막아주고
관절염을 낮게 하는

독활 獨活

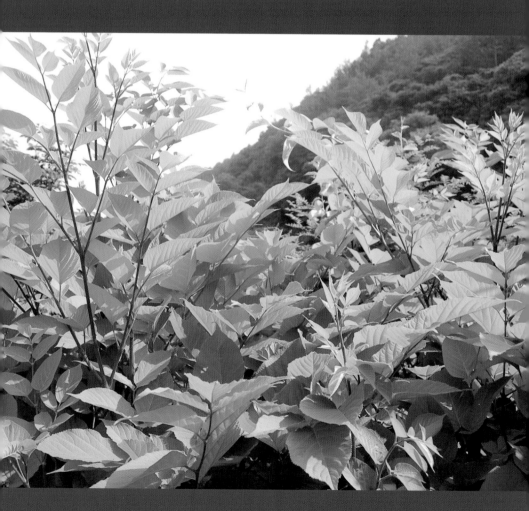

사람들은 풀과 나무에 대해 어떻게 생각할까? 풀은 줄기가 연하고 뿌리가 작은 것, 나무는 줄기가 단단하고 뿌리가 크다고 할 것이다. 우리나라 산야에 자생하는 식물 중에 풀이지만 나무처럼 보이는 것이 바로 독활(獨活)이다. 마디가 있는 굵은 줄기는 위로 곧게 뻗고 뿌리는 땅속으로 단단히 내린 모습이 영락없는 나무처럼 보인다. 겨울에 앙상한 줄기와 축 늘어진 잎에 소복이 쌓인 눈 덮인 모습을 보게 되면 더욱 그렇다. 한겨울에도 단단하고 굵은 줄기가 넘어지지 않고 그대로 있기 때문이다. 더군다나 뿌리를 캐보면 노두 아래에서 굵은 동아줄 10여 개를 땅속으로 내린 것처럼 길게 뻗어 있어 나무뿌리로 착각할 수밖에 없다.

독활은 우리 선조들이 식용과 약용으로 활용해 왔다. 새순은 두릅나무의 두릅처럼 생겼고 먹는 방법도 비슷하다. 이른 봄 땅속에서 두릅처럼 생긴 새순이 올라온다 하여 땅두릅이라고도 부른다. 독활의 자줏빛 새순을 잘라 끓는 물에 살짝 데쳐 된장이나 초고추장에 찍어 먹는다. 상큼하고 담백한 맛과 입안을 가득 채우는 그윽한 향, 사각사각 씹히는 식감이 일품이다. 어린잎과 새순은 묵나물, 절임, 김치로, 줄기는 겉껍질을 벗겨 고추장이나 된장에 넣어 장아찌를 만들어 먹는다. 뿌리는 중풍으로 눈과 입이 돌아가고 신체가 마비되는 반신불수나 풍습성관절염 치료제로 써 왔던 약용식물이다.

많은 사람들이 독활을 땅두릅이라고 부르기 때문에 두릅나무나 땃두릅나무와 혼동을 한다. 독활은 초본식물이고, 두릅나무와 땃두릅나무는 목본식물이다. 독활과 두릅나무는 두릅나무과 식물이나

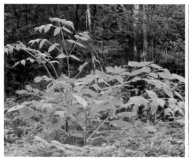
두릅나무

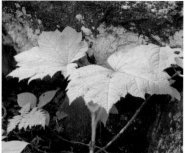
땃두릅나무

땃두릅나무는 엄나무과 식물이다.

독활과 두릅나무 새순은 모양이 흡사하나 땃두릅나무는 줄기 끝에 단풍잎처럼 생긴 큰 잎이 하나씩 달려 확연히 구별된다. 독활은 털처럼 생긴 가시가 줄기에 달려 있지만 부드러워 찔려도 따갑지가 않다. 두릅나무와 땃두릅나무는 세밀하고 촘촘한 가시가 줄기에 달려 있는데 뾰족하고 날카로워 찔리면 따갑다.

독활은 두릅나무과의 여러해살이 초본식물로 중국, 일본, 러시아 등 전 세계적으로 30여 종이 분포한다. 우리나라에는 목본식물인 두릅나무와 초본식물인 독활 등 2종이 자생한다. 독활은 울릉도, 설악산, 지리산 등 전국 각지의 산기슭, 골짜기, 나무 숲속에 자생한다. 1~2m 정도로 자란다. 잎은 어긋나는데 가장자리에 톱니가 있으며 잎과 줄기를 자르면 진한 향이 난다.

줄기는 위로 뻗지만 가지가 엉성하게 달리는데 잎과 줄기의 무게에 의해 밑으로 축 처진다. 7~8월에 가지와 원줄기 끝 또는 윗부분의 잎겨드랑이에서 연한 녹색 꽃이 피고 지면 9~10월에 검은 열매

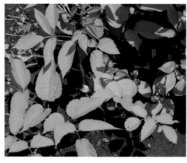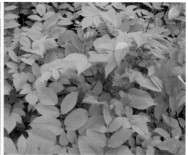

독활(봄)　　　　　　　　　　　독활(여름)

가 달린다. 뿌리는 섬유질이 많은 육질로 땅속 깊게 2m가량 뻗는
다. 독활은 홀로[독(獨)] 살다[활(活)]라는 뜻인데, 실제로 자생지에서
보면 무리 지어 있는 것보다 한 개가 땅속에 뿌리를 단단히 내리고
굵은 줄기를 위로 곧게 뻗어 올린 것이 많다.

　독활은 줄기가 곧고 바람에 잘 흔들리지 않아 독활(獨活), 바람이
없을 때 저절로 움직여 독요초(獨搖草), 줄기와 잎에서 향이 풍겨 향
독활(香獨活), 땅에서 자라는 두릅이라 하여 땅두릅, 따두릅, 땃두
릅, 뫼두릅, 멧두릅, 풀두릅, 강청(羌靑), 강활(羌活), 돌활, 구안독활
(九眼獨活), 장생초, 인가목(人伽木), 주마근, 통자, 어수리, 대활 등 다
양한 이름으로 불린다. 그러나 이러한 이명(異名) 중 구안독활은 뿌
리에 둥근 홈이 9개 정도 있어 9개의 눈을 가진 독활이라 해서 두릅
나무를 말한다. 땃두릅은 엄나무과의 목본식물, 강활과 어수리는
산형과의 초본식물을 말하는 것이므로 혼동하지 않도록 한다.

　《동의보감》에는 독활에 대해 "온갖 적풍(賊風)*과 뼈마디가 아픈
풍증(風證)*이 금방 생긴 것, 오래된 것을 다 치료한다. 중풍으로 목

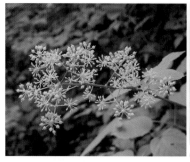

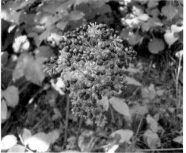

독활 꽃봉오리 　　　　　　　　　　　 독활 열매

이 쉬고 눈이 비뚤어지고 팔다리를 쓰지 못할 때, 온몸에 감각이 없고 힘줄과 뼈가 저리면서 아픈 것을 낫게 한다."라고 기록되어 있다. 《탕액》과 《본초강목》에는 "체내에 잠복된 풍을 치료한다. 한습(寒濕)으로 생긴 비증(痺證, 류머티즘관절염)은 이것이 아니면 치료할 수 없다."라고 기술되어 있다.

독활에는 스테아린산(stearic acid), 살리실산(salicylic acid), 아스파라긴산(aspartic acid), 쿠마린(coumarin), 사포닌(saponin), 콜린(choline), 단백질, 탄수화물, 무기질, 철, 포도당, 녹말, 망간, 니켈 등의 성분이 함유되어 있다.

＊적풍(賊風) : 몸이 허약한 틈을 타서 신체에 풍사(風邪)가 침입하여 건강에 해를 주고 병을 일으키는 사기(邪氣)를 말한다.

＊풍증(風證) : 내풍(內風)과 외풍(外風)에 의해 생긴 병증을 통틀어 말한다. 내풍은 갑자기 어지러우면서 의식을 잃고 넘어지며 떨리거나 경련이 일며 간혹 눈과 입이 한쪽으로 틀어지거나 언어 장애, 반신불수 등의 증상을 수반한다. 외풍은 열이 나고 팔다리가 저리고 아프며 아픈 부위가 고정되지 않고 이동하거나 피부에 발진이 생기고 가려우며 혀가 굳어지는 증상을 보인다.

독활은 풍습사를 제거하고 경락을 잘 통하게 하며 어혈을 풀어준다. 뼈와 근육을 튼튼하게 하고 연골세포 증식을 강화하여 연골을 보호한다. 활성산소 생성을 억제하고 항염증, 진통, 진정, 항천식작용을 한다.

동물실험에서 심장 수축의 진폭을 크게 하여 심장운동을 강화하고 간장 운동을 활발하게 할뿐만 아니라 성장호르몬 분비를 촉진하는 것이 입증되어 노화, 알츠하이머병*, 왜소증, 비만, 골다공증 예방과 치료에 관한 연구가 활발히 진행되고 있다. 독활은 중풍으로 손발이 마비되었거나 반신불수인 환자에게 좋고 일반인도 꾸준히 복용하면 중풍을 예방할 수 있다. 독활이 당뇨병과 여러 가지 암에 좋다고 기술해 놓은 책자를 보았는데 구안독활이라고 하는 두릅나무 뿌리는 당뇨병에, 땃두릅나무는 암에 사용할 수 있으나 독활은 당뇨병이나 항암효과가 아직까지 입증되지는 않았으므로 참고하기 바란다.

한방에서는 독활 뿌리[독활(獨活)]를 약재로 쓰고, 우리 몸의 풍사(風邪)와 습사(濕邪)를 제거해 주는 거풍습약(祛風濕藥) 중 거풍습지비통약(祛風濕止痹痛藥)으로 분류한다. 맛은 맵고 쓰며 성질은 따뜻하다. 우리 몸의 신장과 방광을 이롭게 하는 약재이다.

---

*알츠하이머病(alzheimer's disease) : 노인성치매라고도 하는데 원인을 알 수 없는 진행성 뇌질환으로 기억력과 언어력, 시간과 공간을 인식하는 능력이 점점 감소하여 스스로 자신을 돌볼 수 없는 상태를 말한다.

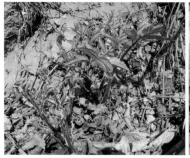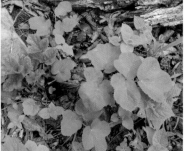

독활 어린잎   어수리

　독활은 뿌리 외에 잎, 줄기, 꽃, 열매도 약재로 쓸 수 있다. 어린잎과 줄기는 끓는 물에 데쳐 초고추장을 찍어 먹는다. 여러 가지 채소와 섞어 샐러드나 무침을 만들어 먹으면 아삭아삭 씹히는 식감, 강렬한 향과 독특한 맛이 일품이다. 잎과 줄기는 봄부터 가을까지 채취하여 묵나물, 튀김, 볶음, 부침, 절임을, 뿌리는 잘게 썰어 말려 달여 먹거나 가루 내어 환을 지어 먹는다. 꽃은 피기 전에 봉오리째 따서 살짝 쪄서 차로 달여 마셔도 된다. 열매는 익었을 때 따서 가루 내어 환을 지어 먹는다. 뿌리는 35도 술에 담가 마시거나 설탕과 1:1 비율로 재어 발효액을 만든다.

　독활은 돌이 많거나 척박한 땅에서도 굵은 뿌리를 잘 내리는데 땅속 깊게 2m 이상 뻗기도 해 실제로 산속에서 독활을 찾았더라도 여간해서 캐기 힘들다. 뿌리는 2~3개만 채취해도 10kg이 넘을 정도로 무겁다. 독활은 내한성이 강하고 어떤 토양이든 잘 적응하기 때문에 전국적으로 재배가 가능하다. 햇볕이 잘 드는 양지바른 곳으로 배수가 잘되고 부식질이 풍부한 비옥한 사질양토가 적지이다.

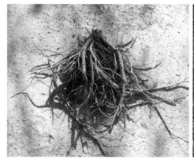
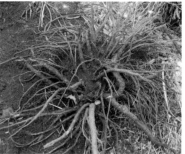

독활 뿌리   10㎏ 정도 되는 독활 뿌리

잎과 줄기를 채소로 활용하려면, 비닐하우스에서 재배를 하고, 뿌리를 약재로 쓰려면, 평지보다는 경사지에 심는 것이 수확 시 수월하다. 번식은 10월 하순경 잘 익은 열매를 채취하여 노지에 묻어 놓았다가 이듬해 3~4월에 파종하는데 발아율이 떨어진다. 봄에 새순이 붙어 있는 줄기를 잘라 모래흙에 묻고 물이 마르지 않도록 관수를 하면 발근과 발아가 이루어진다. 이른 봄 새순이 올라오기 전에 3년 이상 된 독활을 캐서 굵은 뿌리는 약재로 쓰고, 노두 부분의 뿌리와 줄기가 붙어 있는 충실한 싹을 여러 개로 나누어 심으면 죽지 않고 잘 산다.

독활은 생장이 빠르고 2m 정도로 자라기 때문에 어릴 때 한두 번 김매기 즉 잡초만 제거해 주면 크게 신경 쓸 필요 없다. 독활은 2년차 되는 해부터 새순을 나물로 먹을 수 있고 뿌리는 3년차 될 때부터 약재로 쓸 수 있다. 독활은 오래전부터 식용과 약용으로 활용해 왔으나 일반인에게 널리 알려진 식물이 아니었다. 최근 들어 다양한 효능이 알려져 재배 농가가 늘어나고 있다.

독활은 식용, 약용, 관상용으로도 손색이 없는 식물이다. 집 주변에 10여 포기만 심어놓으면 한 가족의 봄철 산채로도 좋고 건강을 지키는데 도움이 된다. 독활을 많이 복용하면 뿌리에 함유되어 있는 잔토톡신(xanthotoxin) 성분으로 인해 체질에 따라 피부염을 일으킬 수 있다는 보고가 있으나 복용을 중단하면 즉시 없어진다. 다만 신체허약자가 다량을 장복하면 정기(正氣)를 손상시킬 수 있으므로 유의한다.

■독활로 질병 치료하기

풍습사(風濕邪)로 생긴 반신불수 및 하반신마비

독활은 우리 몸의 풍습사(風濕邪)를 제거해 주는 효능이 탁월하다. 중풍으로 생긴 뼈마디 통증, 말을 못하고 눈과 입이 돌아가거나 반신불수, 하반신마비에 좋다. 1일 뿌리 3~9g을 달여 먹거나 환을 지어 1일 3회 20~30알을 복용한다.

《본초강목》에는 중풍으로 힘줄과 뼈가 오그라들거나 이를 악물고 정신을 차리지 못할 때, 독활 40g을 썰어서 술 2ℓ에 넣고 절반이 되게 달인 다음 검정콩 5홉(성인 손으로 다섯 번 분량)을 뜨겁게 볶아 독활 달인 술과 함께 다시 달여 절반이 되게 만들어 1일 3회 먹도록 기록되어 있다.

풍습성 및 류머티즘관절염

독활은 연골보호작용이 우수하고 근육과 뼈를 튼튼하게 한다. 허리와 무릎이 저리고 무겁거나 사지가 오그라들면서 아픈 풍습성관절염, 류머티즘관절염에 좋다. 1일 뿌리 3~9g을 달여 마시거나 환을 지어 1일 3회 20~30알을 복용한다. 뿌리로 발효액이나 감주, 식혜를 만들어 수시로 음용한다. 위령선(으아리 뿌리) 20g을 함께 달여 복용하면 더 좋다.

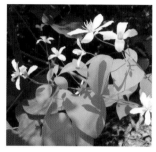

으아리

근육통 및 감기 몸살

독활은 경락을 잘 통하게 하고 진통작용이 강할 뿐만 아니라 우리 몸의 한사(寒邪)를 없애주고 열을 내려준다. 풍습으로 인해 허리와 대퇴부 등의 근골이 저리고 아픈 통증, 과다한 노동으로 인한 허리 근육통, 신경통, 온몸이 으슬으슬 춥고 열이나는 감기 몸살에 좋다. 1일 뿌리 3~9g을 달여 마시거나 환을 지어 1일 3회 20~30알을 복용한다.

늑막염 등 염증성질환

독활은 항염증작용이 강하므로 늑막염, 위염, 위·십이지장궤양 등 염증성질환에 좋다. 1일 뿌리 3~9g을 달여 마시거나 환을 지어 1일 3회 20~30알을 상복한다. 1일 느릅나무 뿌리껍질 20~30g을 달여 마시거나 환을 지어 1일 3회 30~40알을 복용하면 더 좋다.

원인을 알 수 없는 두통

독활은 머리가 어지럽거나 원인을 알 수 없는 두통, 편두통(偏頭痛,

발작성으로 좌우로 옮겨가거나 눈이 아프고

구토와 메스꺼움을 동반한 두통), 현기증

에 좋다. 1일 뿌리 3~9g을 달여 마

시거나 발효액을 만들어 상복한다.

천마로 환을 지어 1일 3회 20~30알

을 복용하면 더 좋다.

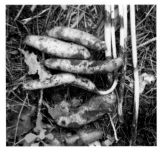

천마

습진 등 피부질환

독활은 습사로 인해 생긴 습진, 피부가려움증 등 피부질환에 좋다.
1일 뿌리 3~9g을 달여 마시거나 환을 지어 1일 3회 20~30알을 상
복한다.

기타

독활은 해수, 천식, 고혈압 등 혈관질환, 치통, 신경쇠약, 성기능쇠
약 등에 좋다.

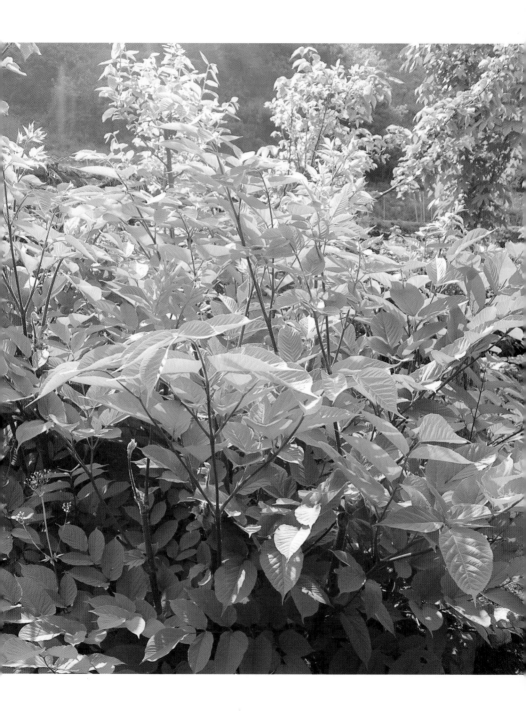

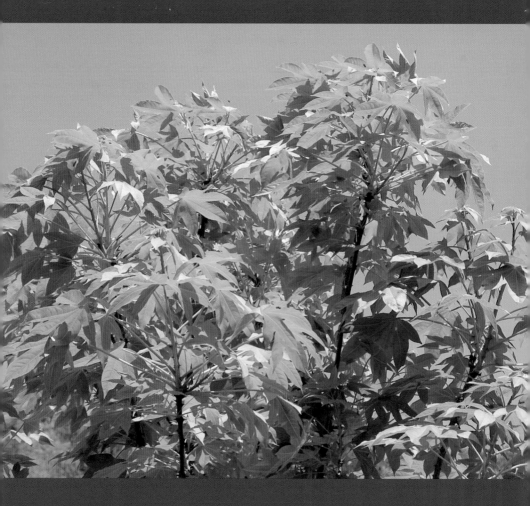

풍습사(風濕邪)를 제거하여
통풍을 치료하는

엄나무 海桐皮

오랜 옛날 산골 마을에 마음씨 착하고 얼굴이 예쁜 처녀가 살고 있었다. 어느 날 마을에 역병이 돌아 많은 사람들이 죽었는데, 불행하게 이 처녀도 역병에 걸려 고열과 구토, 두통에 시달렸다. 처녀의 부모는 온갖 약초를 캐서 달여 먹이고 용하다는 의원을 불러 치료도 해보았지만 회복은커녕 점점 탈진하여 죽음을 기다리는 마지막 날이 되었다. 그날 밤 저승사자가 처녀를 데려가기 위해 처녀의 집에 들어서다가 뜰 안에 심어져 있는 가시가 달린 굵은 나무에 도포 자락이 걸렸다.

나뭇잎마저 저승사자 몸에 착 달라붙어 발걸음을 움직일 수 없게 되었다. 새벽닭이 울자 저승사자는 처녀의 방으로 들어가는 것을 포기하고 저승으로 되돌아가고 말았다. 그날 이후 처녀는 서서히 기력을 회복하더니 역병을 물리치고 건강을 되찾아 행복하게 살았다고 한다. 이 일화에 등장하는 가시 달린 식물이 바로 엄나무이다.

엄나무는 우리 민족이 생활 속에 가까이 두고 아꼈던 나무이다. 선조들은 엄나무의 날카롭고 촘촘한 가시가 집 안으로 들어오는 악귀의 침입을 막아 줄 뿐만 아니라 부부의 금슬을 좋게 하는 길상 목(吉祥木)으로 믿었다. 그래서 마을 입구에 정자나무로 심거나 사찰의 대웅전 옆, 뜰 안에 심었다. 가시가 달린 가지를 대문이나 방문 위에 걸어 놓는 풍습도 있었다.

엄나무는 나무 전체에 위협적일 만큼 뾰족한 가시가 빈틈없이 밀집해 있고 손바닥을 편 것처럼 큼지막한 잎이 달려 있어 한눈에 알수 있다. 엄나무의 예리하고 날카로운 가시는 외부로부터 스스로

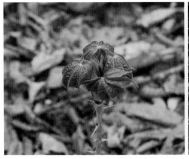
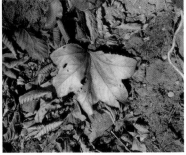

엄나무 어린잎   엄나무 잎(겨울)

를 보호하려는 생존전략이다. 고목은 가시가 점점 퇴화되어 부분적으로 없어진다.

만물이 푸른색으로 옷을 갈아입는 봄철, 엄나무 줄기 끝에서 여리고 보들보들한 새순이 서서히 얼굴을 드러낸다. 겨우내 딱딱한 눈 비늘 속에 갑갑하게 닫혀 있던 꾸깃꾸깃한 어린잎이 박차고 나오는 것이다. 엄나무 새순은 봄나물의 대명사인 두릅과 비교될 정도로 입맛을 돋우는 봄철 산나물이다. 두릅보다 쓴맛은 좀 더 강하지만 진한 향과 독특한 맛, 사박사박 씹히는 질감이 일품이어서 오래전부터 식용과 약용으로 애용해 왔다.

엄나무는 두릅나무과 여러해살이 목본식물로 음나무속 식물은 중국, 일본 등 전 세계적으로 1종이 분포한다. 중국에서는 음나무를 약재로 쓰지만 우리나라에는 자생하지 않기 때문에 엄나무를 대용품으로 쓰고 있다.

우리나라에는 잎 뒷면에 솜털이 밀생하는 털엄나무, 잎이 깊게 갈라지고 잎 뒷면에 털이 있는 가는잎엄나무, 전국의 숲속 깊은 곳에 자생하는 엄나무 등 1종 2변종이 자생한다. 엄나무는 민가 주변이나 해발 1,500m의 높은 산에서도 볼 수 있다. 10~25m 정도로 자란다. 잎은 줄기에 마주나는데 5~7개로 갈라져 손바닥 모양이다. 가지와 줄기에 날

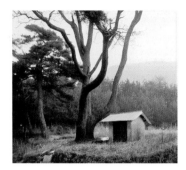

320년 된 늘재 엄나무

카롭고 예리한 가시가 전체에 달려 있다. 5~8월에 황록색의 꽃이 피고 지면 10월에 검은 열매가 달린다.

경북 상주시 화북면 늘재에는 320년 된 엄나무가 보호수로 지정(1982년 10월 26일)되어 관리되고 있다.

엄나무는 1610년 허준의 《동의보감(東醫寶鑑)》과 1820년 유희(柳僖)의 《물명유고(物名類考)》(다른 이름 《물명고(物名攷)》)에 엄나무를 가시가 엄하게[엄(嚴)] 붙어 있는 나무라 해서 엄나모로 기록해 놓았는데 엄나모가 엄나무가 된 것이다. 잎이 오동나무와 비슷한데 뾰족한 가시가 달려 자동(刺桐) 또는 자추(刺楸), 잡귀를 막아주는 나무라 하여 신목(神木), 가시가 날카롭고 엄하게 생겨 엄목(嚴木), 중국에서는 남쪽 해안가(南海) 산골에서 잘 자라고 품질이 좋아 남해동(南海桐) 또는 해동(海桐), 봄에 두릅처럼 생긴 새순을 먹을 수 있는데 두릅나무가 아니어서 개두릅나무 등 다양한 이름으로 불린다.

우리나라에는 두릅으로 불리는 식물이 4종류나 있다. 참두릅인 두릅나무, 땅두릅인 독활, 땃두릅인 땃두릅나무, 개두릅이라 부르

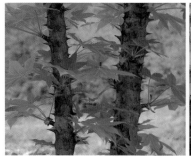
엄나무(봄)

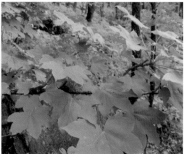
엄나무(여름)

는 엄나무 등이다. 독활은 줄기에 보송보송한 솜털이 달려 있는 초
본식물이다. 두릅나무, 땃두릅나무, 엄나무는 줄기에 날카롭고 단
단한 가시가 달려 있는 목본식물이다. 이 중에 땃두릅나무는 자
인삼, 천삼 등으로 불리기도 하는데 지리산이나 설악산 등 해발
1,500m 이상의 고산지대에만 분포하는 멸종 위기식물이다.

《동의보감》에는 엄나무에 대해 "맛은 쓰고 성질은 평하다. 다리
를 쓰지 못하는 것과 마비되고 아픈 것을 낫게 한다. 적백이질, 중
악곽란(中惡霍亂, 나쁜 기운이 몸속에 침범하여 생긴 질환으로 명치 아래가 아
프고 토하거나 설사를 하며, 속이 답답하고 불안하면서 정신이 흐려지는 증상이
나타남), 감닉(疳䘌, 주로 소아에게 생기는 잇몸이 헐고 붓는 치과 질환), 옴, 버
짐 치통 및 눈이 충혈된 것 등을 낫게 하며, 풍증을 없애준다."라고
기록되어 있다.

엄나무에는 칼로파낙스사포닌 A, B, G, K(kalopanaxsaponin A, B,
G, K), 헤데라게닌(hederagenin), 픽토사이드 A(pictoside A), 시린진
(syringin), 코니페린(coniferin), 플라보노이드(flavonoid), 탄닌(tannin),

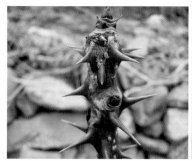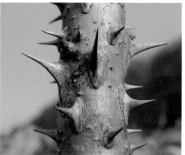

엄나무 가시

정유, 수지, 전분 등의 성분이 함유되어 있다.

엄나무는 혈중 콜레스테롤 수치를 낮추고 혈당을 떨어뜨린다. 항산화작용이 우수하고 항염, 항균, 진통작용을 한다. 간세포를 보호하고 암세포에 대한 세포독성을 나타내는 항암작용을 한다.

한방에서는 엄나무의 줄기껍질[해동피(海桐皮)]를 약재로 쓰고, 우리 몸의 풍사(風邪)와 습사(濕邪)를 제거해주는 거풍습약(祛風濕藥) 중 거풍습지비통약(祛風濕止痹痛藥)으로 분류한다. 맛은 쓰고 매우며 성질은 평하다. 우리 몸의 간장과 신장을 이롭게 하는 약재이다.

엄나무는 줄기 껍질 외에 잎과 꽃, 열매, 줄기, 뿌리껍질도 약재로 쓸 수 있다. 이른 봄 새순을 따서 끓는 물에 살짝 데쳐 갖은 양념을 한 초고추장에 찍어 먹거나 김치, 튀김, 부침, 장아찌 등 다양한 방법으로 요리를 해서 먹으면 쌉싸래한 맛과 향이 그만이다. 잎이 억세지면 그대로 잘라 말려 물에 달여 복용하거나 가루 내어 환을 지어 복용한다.

꽃은 피려고 할 때 따서 덖어서 차로 우려내어 먹고, 열매는 가을

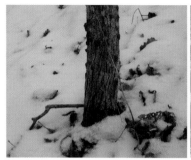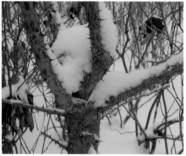

엄나무(겨울)

에 익었을 때 따서 35도 술에 담가 마신다. 어린 줄기는 그대로 잘라 달여 먹지만 굵은 줄기는 반드시 껍질을 벗겨 잘게 썰어 말려 달여 먹는다. 뿌리껍질은 잘게 썰어 말려 물에 달여 먹거나 즙을 내어 1일 소주잔으로 한 잔씩 음용하면 된다. 잎, 어린 가지와 줄기, 줄기 껍질을 오리나 닭과 함께 푹 고아 먹으면 여름철 보양식으로 손색이 없다. 피부가려움증에는 엄나무를 진하게 달여 환부에 발라도 되고 입욕제로 활용해도 된다.

엄나무는 독성이 없어 안심하고 사용할 수 있는데 큰 가지나 줄기를 사용할 시 겉껍질인 주피(코르크, 코르크형성층, 코르크피층) 즉 코르크층을 벗겨내고 내피만 약재로 써야 한다. 코르크층을 벗기지 않으면 소화 장애를 일으킬 수 있다. 또한 다른 약재와 함께 끓일 때 타 약재의 성분이 코르크층에 흡수되어 약효가 떨어진다거나 유효하지 않은 물질이 추출될 수 있다. 반드시 코르크층은 칼로 벗겨 낸 뒤 써야 한다.

엄나무는 식용이나 약용 등 활용 가치가 높다보니 오래전부터 재

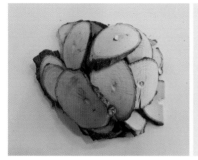
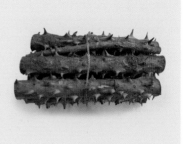

엄나무 절편   엄나무 약재

배해 온 약용식물 중의 하나이다. 엄나무는 내한성이 좋고 공해에
도 견디는 힘이 강해 전국 어디에서나 재배가 가능하다. 햇볕이 잘
들고 배수가 양호한 부식질의 풍부한 사질 양토가 적지이다.

가을에 잘 익은 씨앗을 채종하여 과육을 제거하거나 냉장 보관했
다가 이듬해 3월 중순부터 4월 상순 사이에 흐르는 물에 1~2일 정
도 담갔다가 파종하면 된다. 늦가을에 뿌리를 15~20cm정도로 잘
라 마르지 않게 가매장했다가 이듬해 3월 말경 10cm 깊이로 심은
다음 짚을 덮어 건조를 막아 주면 발근이 되면서 새순이 올라온다.

엄나무는 생장속도가 빠르고 줄기나 가지에 날카로운 가시가 달
려 있어 한 번 심어 놓은 다음에는 이식하기 어렵기 때문에 처음
부터 적절한 장소를 잘 선택해야 한다. 그대로 방치를 하면 금세
2~3m로 높게 자라 새순을 채취할 수 없으므로 1m 정도 자랐을 때
윗부분을 잘라 원줄기 옆에서 새가지가 많이 나오도록 유도하면
좋다.

엄나무 새순은 봄철 맛과 향이 좋은 산채로 손색이 없을 뿐만 아

니라 장마철 꿀이 부족할 시기에 꽃을 피우는 밀원식물이기 때문에 꿀벌을 키우는 분들에게 도움이 되는 식물이다. 최근에는 가시가 달리지 않는 새로운 품종이 개발되어 보급 중에 있으므로 새순 및 한약재 채취를 목적으로 엄나무 농사를 짓는 농가에서는 신품종을 심는 것도 좋다.

■ 엄나무로 질병 치료하기

풍습사로 인한 류머티즘관절염 및 반신불수

엄나무는 간장과 신장을 보하여 풍습사(風濕邪)를 제거하고 경락을 잘 통하게 한다. 풍습사로 팔다리가 쑤시고 아픈 류머티즘관절염, 신경통, 신허요통, 하반신마비에 좋다. 1일 줄기껍질 4~14g을 달여 복용한다. 신허요통에는 뿌리껍질을 생즙내어 1일 소주잔으로 1~2잔을 마신다.

극심한 통증을 동반한 통풍(痛風)*

엄나무는 경락을 잘 통하게 하고 진통을 줄여 주기 때문에 통풍(痛

---

*통풍(痛風) : 혈액 내에 요산의 농도가 높아지면서 요산염 결정이 관절의 연골, 힘줄, 주위 조직에 쌓이는 질병이다. 바람만 불어도 아픈 극심한 통증을 동반하거나 관절이 변형되어 굴신(屈伸)의 장애가 발생하기도 한다.

風, gout)에 좋다. 1일 줄기껍질 4~14g을 달여 마신다. 증기로 쪄서 말린 개다래덩굴 열매[증목천료(蒸木天蓼)] 10~20g을 함께 달여 마시거나 발효액을 꾸준히 음용하면 더 좋다.

가을에 개다래덩굴 열매[목천료(木天蓼)]를 깨끗이 씻어 설탕과 1 : 1 비율로 재어 6개월 이상 숙성시키면 발효액이 된다. 개다래덩굴 열매는 그냥 먹을 수 없으므로 한방에서는 증법(蒸法)이라는 포제법(炮製法)을 쓴다. 개다래덩굴 열매를 찜솥에 넣고 1시간 정도 찐 다음 솥뚜껑을 그대로 덮어 4~8시간 경과 후 꺼내 말린다. 이렇게 포제한 개다래덩굴 열매를 증목천료(蒸木天蓼)라고 한다.

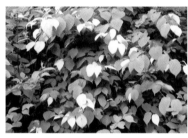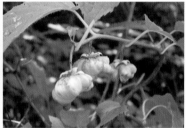

개다래덩굴(왼쪽)과 열매(오른쪽)

피부가려움증 등 피부질환

엄나무는 우리 몸의 습사를 제거하고 살균, 살충작용이 강해 버짐, 옴, 습진 등 피부질환에 좋다. 1일 줄기껍질 4~14g을 달여 음용한다. 1일 줄기껍질이나 뿌리껍질 20~40g을 진하게 달여 고운 천으로 걸러 환부에 바른다.

간암 등 암의 예방과 치료

엄나무는 간암 세포에 대한 세포독성을 나타내는 등 항암효과가 있으므로 암의 예방과 치료에 좋다. 1일 줄기껍질 4~14g을 달여 꾸준히 음용한다.

고혈압, 고지혈증 등 혈관질환

엄나무는 혈액순환을 좋게 하고 혈중 콜레스테롤 수치를 낮추어 준다. 고혈압, 고지혈증, 관상동맥경화증 등 혈관질환에 좋다. 1일 줄기껍질 4~14g을 달여 마신다.

당뇨병

엄나무는 췌장기능을 활성화하여 인슐린 분비를 촉진하므로 당뇨병에 좋다. 1일 줄기껍질 4~14g을 달여 꾸준히 복용한다.

기타

엄나무는 간염 등 염증성질환, 풍충아통(風蟲牙痛, 풍치와 충치로 이가 아픈 질환) 등에 좋다.

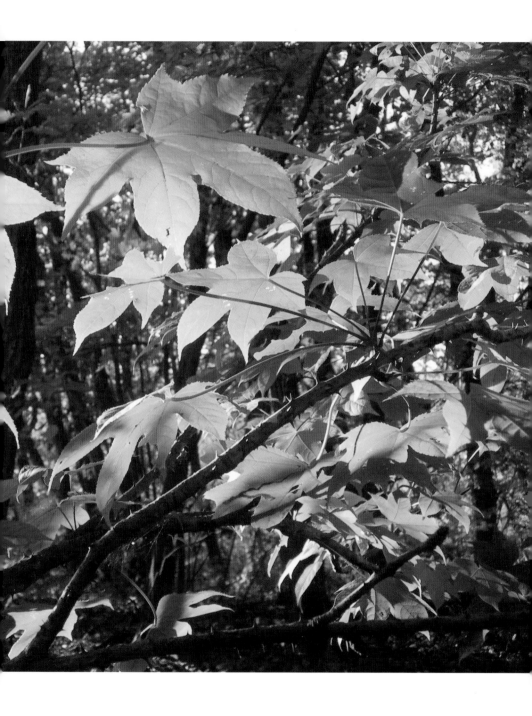

주요 참고 문헌 및 인용 서적

《본초학》, 전국한의과대학 본초학공동교재편집위원회, 영림사(2012)

《한약기초와 임상응용 본초학》, 권동렬 공저, 영림사(2015)

《한약 포제와 임상용용》, 강병수 공저, 영림사(2009)

《한약재 포제기술》, 박창호 공저, 청문각(2006)

《종합 약용식물학》, 한국약용식물학연구회, 학창사(2014)

《향약집성방 상 · 중 · 하, 세종임금편찬》, 민교 공저, 영림사(1998)

《생약학》, 생약학교재편찬위원회, 동명사(2003)

《생약학》, 지옥표, 성균관대학교출판부(2009)

《한의학 대사전》, 한의학대사전편찬위원회, 정담(2001)

《한국 본초도감》, 안덕균, 교학사(2000)

《한국 식물도감》, 이영노, 교학사(1996)

《우리 몸에 좋은 약용식물 활용법 1》, 배종진, 다차원북스(2018)

《누구나 손쉽게 찾아 쓸 수 있는 약초도감》, 배종진, H&book(2009)

《건강을 지키는 22가지 토종약초》, 배종진, H&book(2007)

《실생활에 유익한 토종약초활용법》, 배종진, 양지사(2006)

《백두대간 약초산행》, 배종진, H&book(2006)

《한국의 야생화》, 이유미, 다른 세상(2003)

《우리나무 백가지》, 이유미, 현암사(2005)

《건강약재》, 신재용, 삶과 꿈(2000)

《약이 되는 우리 풀 · 꽃 · 나무 1, 2》, 최진규, 한문화(2001)

《산야초 발효액요법》, 최양수, 하남출판사(2002)

《우리 약초로 지키는 생활한방 1, 2, 3》, 김태정 공저, 이유(2002)

《한방으로 풀어본 이야기 본초강목》, 이풍원, 유한문화사(2015)

《한국 식물명의 유래》, 이우철, 일조각(2005)

《한약명의 유래》, 서부일 공저, 벧엘기획(2003)

《재미있는 약초의 유래》, 안상득 공저(1996)

《신약》, 김일훈, 인산동천(1988)

《본초강목, 원저 이시진》, 북경작가출판사(2004)

《중약대사전》, 상해과학기술출판사(2000)

《동의비방전서》, 연변인민출판사(1995)

《신농본초경》, 하북과학기술출판사(2000)

《동의보감(원저 허준)》, 북한 과학백과사전출판사편, 여강출판사(2003)

《조선 동약총서》, 북한 과학백과사전출판사(1979)

《약초의 성분과 이용》, 북한 과학백과사전출판사(1984)

《고려 약용식물과 그 이용》, 북한 공업출판사(2005)

《100년 장수에로의 길》, 북한 의학과학출판사(2000)

《동약 처방집》, 북한 과학백과사전출판사(1980) 외 다수

339

우리나라에 자생하는 약용식물이야 말로
최고의 질병치료약!

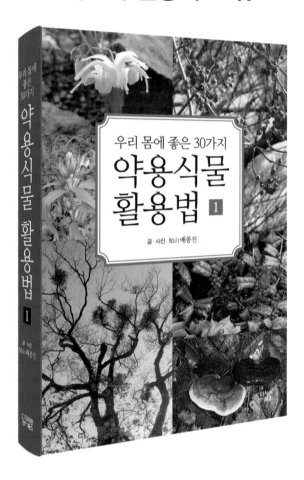

우리 몸에 좋은 30가지
약용식물
활용법 ①

글·사진 知山 배종진

사계절 변화무쌍한 모습의 약용식물 사진 360여 장 수록

1권 수록 약용식물

영지버섯 │ 복령 │ 당귀 │ 산사나무 │ 두충나무 │ 한삼덩굴 │ 진달래 │ 말벌집
부처손 │ 겨우살이 │ 구기자나무 │ 호랑가시나무 │ 쇠무릎 │ 누리장나무
삼지구엽초 │ 복분자딸기 │ 자귀나무 │ 민들레 │ 냉이 │ 질경이 │ 용담 │ 참마
둥굴레 │ 감나무 │ 청미래덩굴 │ 인동덩굴 │ 모과나무 │ 생강나무 │ 노박덩굴
오미자덩굴

신국판 양장 │ 전면원색 │ 344쪽 │ 값·19,800원

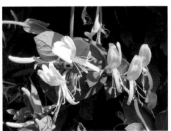
1권에 수록된 〈인동덩굴〉

우리 몸에 좋은 30가지

약용식물 활용법 2

지은이 | 배종진
편집위원 | 곽화선, 이청학, 이용석, 최봉석

펴낸이 | 황인원
펴낸곳 | 다차원북스

신고번호 | 제2017-000220호

초판 1쇄 인쇄 | 2018년 02월 15일
초판 1쇄 발행 | 2018년 02월 22일

우편번호 | 04083
주소 | 서울특별시 마포구 성지5길 19, 104호(합정동, 성우빌딩)
전화 | (02)333-0471(代)
팩시밀리 | (02)334-0471
E-mail | dachawon@daum.net

ISBN 979-11-88996-18-6 04510
ISBN 978-89-97659-82-1 (세트)

용지 | 엔페이퍼(031-948-2652)
인쇄 | (주)신화프린팅코아퍼레이션(031-905-2727)
제책 | 천일제책사(031-905-8181)
표지후가공 | 이레금박(031-903-2367)

값 · 19,800원

ⓒ 배종진, 2018, Printed in Korea

※ 잘못 만들어진 책은 구입하신 곳에서 교환해 드립니다.

이 도서의 국립중앙도서관 출판예정도서목록(CIP)은 서지정보유통지원시스템 홈페이지(http://seoji.nl.go.kr)와
국가자료공동목록시스템(http://www.nl.go.kr/kolisnet)에서 이용하실 수 있습니다.(CIP제어번호: CIP2018005045)